# What Einstein Told His Cook 2

[英] 罗伯特 · L. 沃尔克 著　刘晓懿 译

Further Adventures in Kitchen Science

# 厨房实验室

怎么煮最美味，如何吃更健康

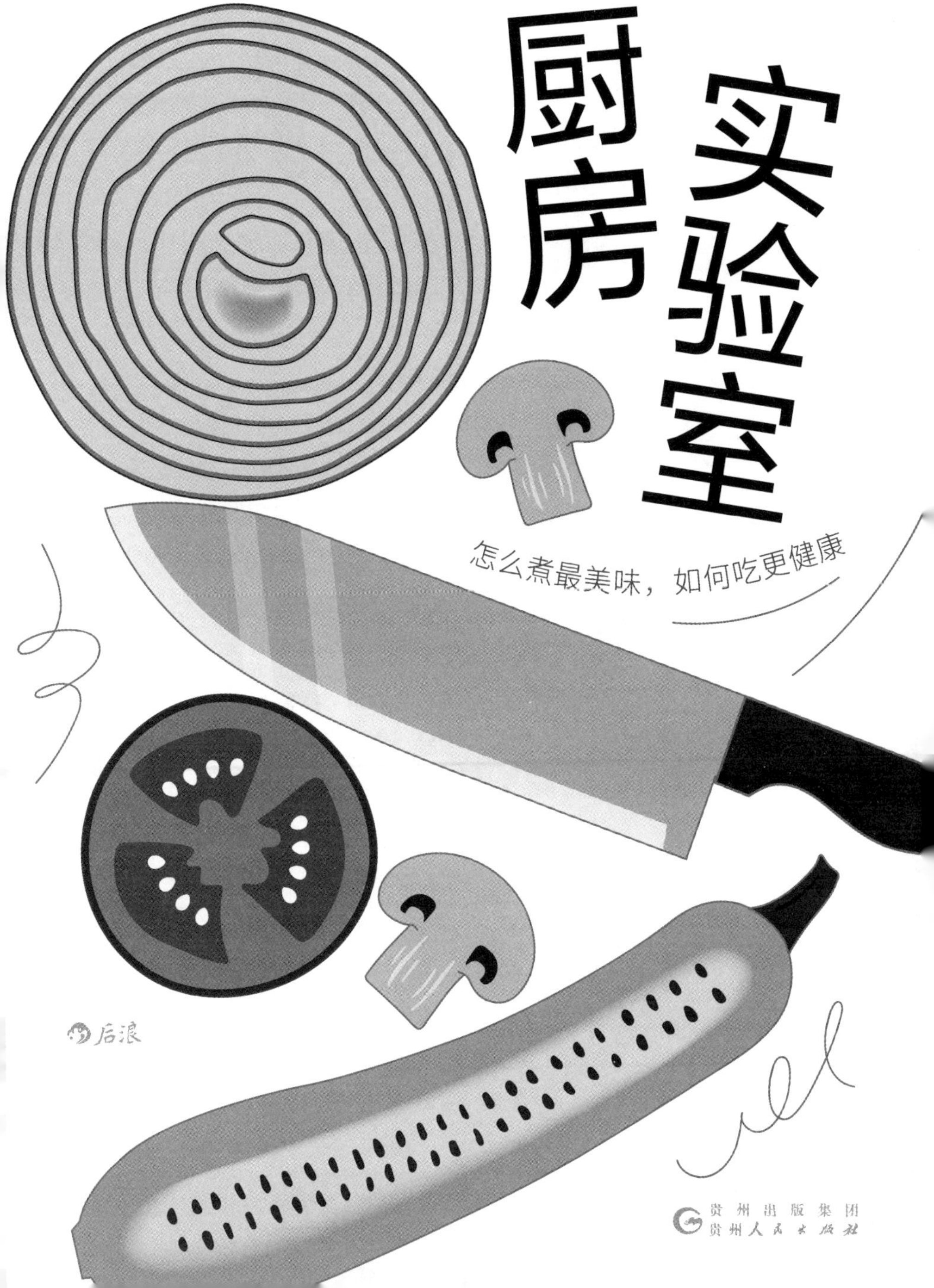

后浪

贵州出版集团
贵州人民出版社

献给伴我此生的妻子——马琳·帕里什。这名最可爱的批评家以爱因斯坦的厨师自诩，在此感谢她的相伴相知。

# 目 录

# 前　言

本书是《厨房实验室：食物的物理化学奥秘》续作，主要介绍了有关烹饪的科学奥秘。最初动笔时，我尚未规划过今后的职业生涯，而仅仅是听从了尤吉·贝拉（Yogi Berra，美国职业棒球大联盟捕手）的忠告。他说：“面对人生分岔路口，我的选择就是想到就去做。”于是我便开始动笔了。纷至沓来的选择最终引我离开化学教学和研究工作，开启了书写教科书和普及版图书的生涯，还加入了大学行政管理和新闻行业一列。正是这样的机缘巧合，让我能以作者身份在此与读者相遇。尽管我离开学术研究，转而全身心投入写作只有几年光景，但我对写作的热爱程度不亚于对科学和教学工作的热爱，亦是凭借着这份热爱而走到了今天。

那么，一名化学系教授为什么要写一本有关食物的书呢？自从我第一次与美食相遇的那一刻起（当然那时我已是20岁出头的大学毕业生，不再是坐在妈妈怀里的宝宝），我便开始为之着迷。这一切源于康奈尔大学家政学院（现已改为营养学系）举办过的一场自助餐宴会。那次宴会售卖了学生们在烹饪课上烹饪出炉的美食，价格合适，助教也能负担得起。菜单上标注的那些精致菜品，我从来都没听说过，都是些只有准一级水平的学生才能精心完成的料理。似乎缘分天注定，我势必会与科学、教学、写作和美食这四位“爱人”相知，在它们相关书籍的汪洋中洄游。然而幸运之神再次降临，我遇到了第五位爱人（按时间排序，绝非优先级别）——马琳·帕里什，并与这位志同道合的美食评论家和美食栏目记者步入了婚姻殿堂。

1935 年，住在新泽西州普林斯顿默瑟街 112 号的阿尔伯特·爱因斯坦初次走进他的厨房。首先映入爱因斯坦眼帘的是炉子。在爱因斯坦看来，炉子是一种设备，能将柴火或瓦斯的化学能量转换为热能，并输送给锅里的鸡肉。不过任何因素都不会破坏他随后享用这些鸡肉的好心情。这顿晚餐里可能还添加了一些香料，而任何缺少烹饪科学调教的聪慧之人，可能都难以察觉到这些香料。

科学是一种智慧香料，为人们的日常生活增添色彩，而食物更是如此。食物能够愉悦身心，在让你感到快乐的同时提供营养。但想要了解食物——比如食物打哪来？由什么构成？烹饪时会产生哪些反应？——就需要我们去了解构筑美食世界的各类经验和环境所处的大背景，也正是这些经验和环境滋养了人类的智慧，并为烹饪和饮食带来更多乐趣。

人们常说研究烹饪即在研究化学，虽然此话不假，但为了解释“厨房中到底发生了什么”这一问题，其他学科同等重要。其中包括物理学（热传导）、各类机制（搅打奶油和乳化）、微生物学（发酵）、解剖学（肉类）、工程学（厨房用具和设备）、生产和包装技术（预制食品），以及实现烹饪的前提条件——提供食材的农场会应用的农学和畜牧学。厨房科学并非仅仅围绕烹饪化学品，它涉及诸多方面，我将这一理念总结为“跳出锅外来思考”。

本书将在一名科学家（可以肯定的是，这名科学家并非爱因斯坦，而是一位天生对所见事物抱有好奇心，并迫切想与他人分享其探得究竟之喜悦的科学家）的带领下，开启一场追寻真理，探索农场、食品市场和厨房的旅程。

由于《厨房实验室：食物的物理化学奥秘》反响热烈，且在食物的世界中涌现出诸多可进行科学检验的机会，在此鞭策下，我完成了本续篇。与上部作品内容不同，续篇着重于特定食物，例如糖、盐、脂肪等。本书内容按 8 类主要食物划分，包括饮料、乳制品和鸡蛋、蔬菜、水果、谷物和碳水化合物、海鲜、肉类以及香草和香料。此外，本书还安排了一个章节介绍厨房用具和设备。终章另为读者附上一些“彩蛋”，当然只是为了满足读者的求索之心，并非为了满足味蕾。

同上部作品一样，我的妻子马琳依然将我作为“小白鼠”，以事无巨细的态度对 30 多个可在厨房这个家庭“实验室”里运用科学原理的简单可口的食谱进行了测试。

此外，本书沿用了上部作品的风格，书中所有问题都来自我在《华盛顿邮报》供稿专栏“食物 101”的读者。这些问题代表了真正的厨师和消费者的忧虑，他们常常会因五花八门的产品和广告标签而无从选择。对于作者而言，能够直接与读者群建立通信，并借此根据读者的特殊需求和疑问来增减内容，实属一项难得的特权。

创作一部受大众欢迎的科学读物，最难之处在于判断科学解释的难易程度。复杂的解释必定会让不太精通科学的读者望而却步。但在写作时，我并没有这样的顾虑，即便是那些未研习过大多数学校课程要求的最基础的科学知识的读者，也不会存在这样的问题。这部分读者也会欣然承认这一点，尽管有许多人“不会坚持读完”。而当一些科学家、工程师和主厨告诉我，他们读罢前一本书后颇有收获，我更不再为没有科学深度而苦恼。当然，对于这部分读者群，我倾尽了所有教学本领，运用了各种新颖的阐述方式来呈现新观点。

以写书来进行教学（也就是我正在做的）不同于在课堂授课。本书采用“一问一答”形式布局，各个篇章均可独立查阅，每一个新问题都有单独解释。但是科学具有连续统一性，它就像M&M 巧克力豆一样，需要大家整体品咂。因此，在解释一个概念时，我常常需要再次简短地重述先前已叙述过但却与当前内容紧密相关的概念，否则，该部分内容就会失去完整性。故而还请读者见谅，我并非有意为之，因为这也是我的教学方法之一。

在解释概念时，我并未使用专业性的语言，而是尽可能地运用直喻和暗喻来贴近大家的日常生活。尽管如此，本书还是涉及了一些合宜的科学术语，但均以黑体字表示，有些还佐以括号，以便读者在需要时能够关联其他书本内容或查阅更加专业的技术文献。

术语是种表达概念的符号，我认为在了解这些术语的源头之后，大家会更容易理解。为此，本书解释部分科学术语时，运用了词源学（且不时还会用到发音法），以免非专业读者望而生怯。

我发现无论是美食爱好者还是专业美食家，他们对科学的兴趣正日益浓厚，因此相较于上部作品，本书内容涉及的科学知识在一定程度上更深更广。本书特此安排了一个“科学边栏”，其中介绍了许多技术性信息，但读者可根据自己的喜好来选择阅读或忽略。当然，忽略这部分内容不会影响阅读连续性，而且“问答”内容均相互独立，读者可从任何一页读起。

塞万提斯在《堂吉诃德》中写道：“饥饿是世上最好的调料。”假如果真如此，那么幽默便是最好的餐后酒。依我之见，以幽默为佐料，烹饪出可口且易于消化的饭菜易如反掌。食物和烹饪不但可以妙趣横生，亦可具备科学的严谨性，并且应当如此。本着这一思路，在一些无须缩手缩脚的合适之处，我自由发挥了文笔，发表了一些揶揄之词。冒着会惹恼讨厌双关语的读者的风险，我在整本书穿插了数条“吃货字典”，它们就像是森林中散落各处的松露（更像不那么高级的荨麻）。

最后，简而言之就是“食不厌精，脍不厌细”。

**请读者注意**：本书作者崇尚自然，所有内容均未进行动物试验。

# 致　谢

借用约翰·多恩（John Donne）的名言“没有人是一座孤岛”，任何一位作家都不是一座孤岛，因为编辑会常伴他左右。

每本书或是每篇新闻稿件中的每一个词和每一句话，都会经由数人审阅。为了几个比喻，他们翻遍整本书稿，指纹随处可见，而人们常会忽略掉这一点。

在创作本书及其上部作品的过程中，诺顿出版社资深编辑玛丽亚·瓜尔纳斯凯利（Maria Guarnaschelli）对我帮助很大，她充满智慧地向我提出了宝贵的建议和善意的评价。作为一名严而有爱的编辑，玛丽亚不仅是在作品完成后提出见解，而且从我动笔开始到作品完成的整个过程中，都一直充当着我的良师益友。在划定全书范围及列出大纲时，若是没有她的指导，本书抑或无法在此亮相。

在此还要感谢玛丽亚能力超群且敏锐的助手埃里克·约翰逊（Erik Johnson），他为出版本书而协调着各类事项，包括“唠叨”作者注意截稿日期。

我的书稿最终由诺顿出版社出版。该出版社由社长德雷克·麦克菲利（Drake McFeely）、总编施塔尔·劳伦斯（Star Lawrence）

和主编南希·帕姆奎斯特（Nancy Palmquist）带领。在一干娴熟的专业人士中，还有设计师芭芭拉·巴赫曼（Barbara Bachman），以及负责封面设计的约翰·弗布罗克（John Fulbrook III）、美术编辑乔治亚·利布曼（Georgia Liebman）、出版总监让尼·卢西亚诺（Jeannie Luciano）、制作主管安迪·玛拉西亚（Andy Marasia）、生产经理安娜·奥莱（Anna Oler）、销售经理比尔·鲁辛（Bill Rusin）、项目编辑苏珊·桑弗莱（Susan Sanfrey）。书中插图均由卓有才华的自由艺术家艾伦·维申克（Alan Witschonke）以及罗德尼·迪朗（Rodney Duran）完成。我在此感谢以上所有人。

特别感谢一丝不苟的文字编辑卡佳·里瑟（Katya Rice），这位语言专家目光敏锐（只有他能以一整段话来向我说明更改一个逗号的必要性），总能保证文章语句通顺无误，并一针见血地点明差异之处。

我还要感谢我的著作代理人伊桑·埃伦贝格（Ethan Ellenberg），感谢他在最早的时候鼓励我创作。

迄今为止，我一直没能找到机会在所出版的图书中感谢长期以来促使我从一名化学家蜕变为作家的友人。因而，我要在此由衷感谢《大学时报》（匹兹堡大学的教职员报刊）编辑南希·布朗（Nancy Brown），最初是她激励了我迈入记者行业，一切都是从她请我负责一个专栏开始的，而当时我完全没有意识到自己还有能力完成供稿专栏这样的任务。

感谢匹兹堡大学法学院前院长马克·努登贝里（Mark Nordenberg），承蒙他的厚爱，他感知到了我成为作家的潜能，并要求我为法学院的校友杂志撰写杰出校友简介。

我将永远铭记匹兹堡大学已故校长韦斯利·波斯瓦（Wesley Posvar）的教导，他认识到大学里应当培养幽默的人文价值观，并鼓励我在学校年度行政管理会议上发表充满挖苦之词的长篇大论。过去7年多来，《华盛顿邮报》的美食栏目编辑南希·麦基翁（Nancy McKeown）、珍妮·麦克马纳斯（Jeanne McManus）以及朱迪·哈弗曼（Judy Havermann）一直给予我特权，允许我为这份严肃的报刊供稿。而《华盛顿邮报》聪慧的读者也为本书提供了诸多具有建设性的真知灼见。

当初坐在汉密尔顿堡高中新闻专业课堂，接受A. H. 拉斯（A. H. Lass）无人可比的教导的那一学期，我从未想到会有今天这样的收获。

我还要献给葆拉·沃尔弗特（Paula Wolfert）一个特殊的拥抱，感谢她相信我这只雏鸟能够成为美食作家，感谢她的鼓励，并向我提供宝贵的建议。

最后，当然还要感谢我的妻子及本书合著者——马琳·帕里什，我在此向她表示我的钦佩，不仅因为她为本书提供了食谱，还因在我数月久坐电脑前投入写作之时，对我未尽家庭之责的包容。

# 第一章

# 来杯饮料吗?

走进餐厅就座后，服务生会对你说如下两句话:“您好，我是您的服务生，我叫布鲁斯（男服务生）/ 艾米（女服务生）。”接着还会加上一句,“来杯饮料吗?”

迄今为止，我百试不厌且不失礼貌的拒绝用语是“很高兴你能为我服务，我叫鲍勃”,“谢谢你，不用饮品，我主要是来用餐的”。

我得承认，获知服务生的姓名，便于你在需要服务时隔着数张餐桌呼唤他 / 她,“嗨，布鲁斯 / 艾米，我需要你的服务!”但这样直呼姓名听起来会有些粗鲁。

（我在波多黎各生活期间，发现当地人会通过发出轻快的“嘶特”声来呼唤服务生，这种方式非常实用，大家都能接受。在餐厅的任何一处都可以听到这样的呼唤声，但却不会冒失地打扰到其他顾客，高效且毫无粗鄙之嫌。我高度推荐在征得“礼仪小姐”专栏的准许后，在本地也推广这样的习惯。）

我猜想，许多人在回应“要来杯饮料吗?”这样的问题时，为了满足服务生的期望，都会点一杯脑海里首先闪现出的饮料，例如餐前酒、鸡尾酒或冰红茶，或是随处可见的健怡可乐，但这并非你真心所想。可能有些人会害怕以“来杯水就可以了”作为回答，因为随之而来的问题就是“瓶装水还是自来水?”。而顾客为了避开吝啬鬼之嫌，大多会选择瓶装水。点了瓶装水，就像是神父举起了十字架，能吓退吸血鬼。

说到饮品，我们必须抛开人类社会中有关饮品的通俗定义。“去喝一杯吧”这种表达很少是在邀请别人喝一杯胡萝卜汁。大多数情况下，这句话都是在邀请别人去喝一杯含酒精的饮料。而形容别人“纵饮”时，肯定也不是在说这个人沉迷于奶昔。饮入液体这个动作，有着自己特定的用词——吸入（英文为 imbibe），而这个词实际上还有很多大家并不熟知的其他背景。

我无须向大家赘述进食和饮水之间的区别以及固体食物和流体饮料之间的区别，这是众所周知的常识。但是让我们在桌子上把它们铺开，客观地仔细查看，并假想自己是刚乘飞碟从其他星球降落到地球的外星人，而你的日常食物都是气态的，你得通过吸入来进食。

与食用固体和半固体不同，饮水机制是在摄入液体。对于固体食物，我们会用牙齿咬断或直接用餐具铲入口中（恕我用词直白）；对于液体饮料，我们会吸入口中，即使我们有时是用杯子（仔细回想一下，用杯子喝水时你也是在吸入）。在吞咽固体食物之前，必须经过咀嚼，并让食物与唾液充分混合，直到它们足够柔软，能够顺着食道这个“人体传菜通道”滑入胃部。但是液体无须任何预处理便能够直接滑入食道。

饮料的主角是水。我们消费的所有饮料中，大约 90% 都是水。如果地球上没有充沛的水资源，人类就无法生存。

可口可乐和百事可乐中，有 89% 是水；牛奶和橙汁中有 88% 是水；咖啡和茶中，水的比例更是高达 99%；红酒饮品中的水含量大约为 87%；酒精浓度达到 80% 的威士忌，由于其成分中乙醇占到大部分，水含量仅 67% 左右。

那么，从生理机能角度来说，人体是如何摄入这些液体的呢？

人体口腔后有个区域叫作咽喉，位于呼吸气管以及食道（亦称作食管）两个腔道开口之处。无论液体还是半固体食物，人们在吞咽时都存在一定风险，因为一旦它们进入“错误的管道”就会引起窒息。但是大自然赋予了人类复杂的肌肉反射机制，人体设有能够开合的气门或括约肌，可以将食物和饮水驱逐入食管，并最终流入胃部，而不是进入气管，然后向上进入鼻腔（当然不包括儿童在喝牛奶时因突然大笑导致牛奶从鼻腔喷涌而出，那是意外）。

对着所有来到地球的外星观察员啰唆一番显而易见的道理之后，让我们以一系列的饮料步入正文。

## 为什么冷冻后的可乐不再是褐色？

我家里有人在冰箱冷冻室放了半瓶可乐，等我发现时已过了好几天。让人意外的是，半瓶可乐已变成晶体般的白冰，并衬托着部分未冻结的褐色液体。那么，为什么结冰的可乐不再是冷冻前液态的褐色？

让我们来探究一番这瓶碳酸饮料都经历了什么，就从家里那个淘气包把可乐放进冷冻室（可能误以为放入冷冻室能够保持口感和气泡，以便下次口干舌燥时畅饮）的那一刻开始。

在足够低的温度下 —— 即经过冷冻 —— 所有液体都会变为

固态。纯水的结冰点在 32℉（0℃）。但碳酸饮料并非纯水，而且二者相去甚远。碳酸饮料含有调味剂、食用磷酸、食用色素和甜味剂（包括糖、玉米糖浆或人造调味剂）。

不过，饮料中的大多数分子仍然是地球上古老且最好的饮品——水（$H_2O$）。当温度降低至结冰点，水分子会互相结合，形成坚硬的网络组织——即水分子的几何正则和三维排布，我们称之为冰。结冰后的水分子实际上会固若金汤地守在自己的位置上，很难彼此分离，故而成为这种较液态水要坚硬得多的物质（这就是意外的开始）。

由于其他非水分子掺杂其中，为了结合形成冰晶体，水分子就需要费些力气来寻找彼此。因此碳酸饮料的温度就必须降至 32℉（0℃）以下才能结冰成固态。

然而冷冻过程最终还是完成了。水分子最后会减慢流动速度，直至找到合适的位置安定下来。在这一过程中，水分子会推搡挤走所有其他异质分子，以便形成较为纯洁的冰块。这部分就是大家能看到的白色的冰块，而被排挤掉的部分就是“褐色分子”。

同理的还有北极冰川。尽管浮冰都是由咸咸的海水结冰而成，但相对而言，其均属于无盐浮冰。

## 为什么茶水会变浑浊?

刚沏的茶水清澈透亮，可是一旦放进冰箱，就会变得浑浊，光彩不再。这是什么原因造成的呢？又该如何避免呢？

茶叶含有单宁酸。正是这种结构松散的化合物，使茶饮更具风味和醇香，尤其是会为口腔带来收缩和起皱的特殊口感。单宁酸溶于水后清澈透亮，但前提是水温不能过低，水质不能呈弱碱性（alkaline）[1]。热茶中未被溶解的单宁酸呈微小的颗粒物状（沉淀物），当茶水冷却时，就会引起茶水浑浊。部分单宁酸与咖啡因发生反应，也会让茶水变得浑浊。

大多数植物原料都含有一定量的单宁酸，例如一些树皮、树干、根部以及坚果壳，但栎瘿（栎属植物常见的异常增生）中的单宁酸含量尤为丰富。

所有单宁酸均可溶于水，但对于特定水量的可溶解量具体取决于水温和水质的酸碱度。用热水沏浓茶（通常这是冲泡冰红茶的第一步）能够“泡”（即提取）出茶叶中的大部分单宁酸。放入冰块冷却茶水后，所有被泡出的单宁酸便不会再保持溶解状态，此时它们会从水分子中抽身，变为细小的悬浮颗粒，茶水也就会变得浑浊。

在酸性水质中，单宁酸更易于溶解。因此，在茶水中添加柠檬汁一类的酸性液体后，变为固体颗粒的单宁酸便会溶解其中，浑浊的茶水会再次变得清澈透亮。

此外，如果沏茶时选用了水质较硬的水，那么此类水中的已溶钙盐或镁盐物质便会与单宁酸发生反应，形成相对不可溶解的复杂化学物质。这些物质会像沉船后的残骸和弃货一样，漂浮于杯子里的水面上。

为了让茶水不再浑浊，恢复透亮，可添加少量柠檬汁来中和

---

① 化学中的酸性与碱性相对应。酸碱可互相中和。由于英语中的 base 一词具有诸多常用含义（十多个名词性及形容词性含义），故而作者使用了 alkali 一词予以替代。但 alkali 实际上应指代氢氧化钠（碱液）和氢氧化钾。——译注

较硬的水质。此外，我们还可以选择更合适的茶叶品种，例如阿萨姆和大吉岭红茶富含单宁酸，因此沏出的茶水更易变混浊，故而可以选择锡兰茶等来替代。

## 科学边栏：用我来制革吧！

**单宁酸**（tannin）和**鞣酸**（tannic）这两个词语常会互换使用，但化学家或是严谨的人士不会这样用。**鞣酸**是一种特殊的化合物，这种高分子量5-羟基葡萄糖又名五倍子酸（gallotannic acid），化学分子式为$C_{76}H_{52}O_{46}$。**鞣酸类物质**（tannins）是一个统称名词，指代所有含有鞣酸的植物化合物。将这些植物化合物划为一类，不仅仅是因为它们在化学方面有着相似性（尽管其中大多数以葡萄多酚而为人所知），还因为自史前时代开始，人类便已利用它们来鞣革（将动物生皮处理为皮革），以此改善皮革的耐用度和耐热性，提升其防水性能，从而最大限度地抵御细菌和真菌的侵袭。

鞣质多酚会与生皮中的蛋白质发生反应，形成一种不可溶解的胶黏状物质，以此将蛋白纤维紧密地黏合在一起，从而优化兽皮的性能。经过紧致和干燥的兽皮较生皮更为耐用。

给人类自己的皮肤来些“鞣酸”就另当别论了。将身体浸泡在浓茶或煮熟的栎瘿中并不可取，而在阳光下暴晒亦会导致皮肤黑色素沉着。一些所谓的自晒霜（不是产品自黑，而是会晒黑你的皮肤）通常含有二羟基丙酮或DHA（鱼油），这类无色化学品其实会和表皮最外层（角质层）细胞中的氨基酸起反应，生成一系列暗反应物。

## 来杯“柴”(chai)?

亚洲是茶的发源地。在这片大陆上，许多地区会以“柴”的发音（与“派”押韵）来称呼茶。茶叶通过陆路贸易通道在亚洲流转，而后又通过海上之路传播到欧洲，并由此征服了英格兰。

17世纪，荷兰东印度公司的商船将茶叶从中国带到欧洲。荷兰人将中国厦门当时的方言发音Tay，以拉丁文译成Tee。随后，英国人又更改了荷兰人的拼写方式，将Tee改为了Tea。早先在亚洲大陆流转时，茶叶是通过陆路运输的，沿途地区都将茶叶称为“茶”(标准普通话)或念“柴”。保罗·里维尔(Paul Revere)总结道,“‘柴’来自陆路，Tea来自海路”，也就是说到了几千年后的今天，如果茶叶在当地的发音为“柴”，那就说明当地人最初是通过陆路贸易获得茶叶的；如果按英语称之为Tea，则最初茶叶就是来自海路。

印度版本的“柴”是一种甜奶茶，加有香料，受到全世界的广泛欢迎。在美国，茶饮已成为主流文化，不但星巴克咖啡店里会供应茶饮，还有许多超市也供有无菌包装的茶包。

- 2杯[①]清水
- 2茶匙[②]红茶或2个茶包
- 1小根肉桂条(约长50厘米)
- 1颗豆蔻(轻轻压碎)
- 1小朵丁香

① 1杯的常用量为250毫升。——译注
② 1茶匙的常用量为5毫升。——译注

- 1 片生姜（取硬币大小，去皮）
- 2 杯全脂牛奶，也可以是豆浆或米浆
- 蜂蜜，用来调味

1. 将除蜂蜜外的所有配料倒入平底锅中，小火煮开，搅动 3 分钟左右，或直至达到预期的浓度且香料溢出芳香。
2. 将滤去配料的茶水倒入茶杯，添加蜂蜜调味。这种奶茶的浓度和甜度非常高，但口味极佳。有些人喜欢茶加浓加甜后再倒入牛奶。

**本食谱可供 4 人享用**

## 绿茶比其他茶叶健康吗？

我对绿茶疑问丛生。是不是所有的茶叶最初都是绿色的呢？是否还有其他品种长着其他颜色的叶子呢？或者有没有其他品种是在褪去绿衣之后才采摘的呢？某天我购买了一些绿茶，但在我看来，它们颜色乌黑，一点儿也不绿。

所有茶叶都来自同一种植物——茶树，且可以肯定的是，活树的叶子会发出叶绿素般的绿色。但由于加工方法不同，茶叶被分为三种类型：绿茶（主要消费地区在东亚）、红茶（英国和其他西方人的挚爱），以及乌龙（字面意思就是“黑色的龙”）茶，其口味介于绿茶和红茶之间。

此外，还有数十种花哨的名称，但大多基于不同产地、不同叶片大小而得来，或者是得名于增添的茉莉花、佛手柑（格雷伯爵茶）以及橙花香味。

无论哪一种茶叶都要先进行采摘，再通过常用的热风或更为传统的日晒方式去除水分，使其枯萎干燥。在经历了这一系列过程后，才会再分门别类以绿茶、红茶和乌龙茶进行炮制。

将以绿茶身份面世的茶树叶，炮制时会用蒸气烘蒸或用铁锅烘烤，以此分解植物细胞中的酶（参见第 10 页“科学边栏：什么是酶?”），从而避免了红茶和乌龙茶才会经历的所谓的“发酵过程”。在将绿茶的茶树叶碾碎或打成粉末装成茶叶包之前，要先进行干燥，将叶中水分降到 3% 左右。

对于红茶和乌龙茶，炮制时会用大型的卷叶机器将枯萎后的茶树叶搓捻卷曲，并破坏茶树叶的细胞。这一过程会同时将茶树叶的内部成分暴露于空气中，并释放能够氧化茶树叶中多酚的酶（多酚氧化酶）。氧化反应产生的副产品有橙色、红色和黄色化合物，即茶黄素和茶红素，正是这些物质造就了颜色鲜明的茶叶。

此类氧化过程很常见，但却被误当作发酵，而酵母菌和细菌完全与茶叶炮制过程搭不上关系。这是一种纯粹的化学反应，并非生物反应。乌龙茶和红茶的不同之处在于所允许的氧化时间长短，红茶会进行数个小时的氧化，而乌龙茶的氧化过程只有半小时。为了炮制出口感极致的茶叶，时间和温度必须受到严格控制。而在炮制绿茶时使用的热风能抑制辅助酶，从而阻断氧化过程。与红茶相比，由于茶黄素和茶红素更少，绿茶的颜色也更浅。

最终定调茶叶风味的因素，不只是茶叶的处理过程，还有茶树的产地和生长方式、茶园的环境气候、采摘节气以及茶树叶生长的具体部位。

顺便提一句，对于饮用绿茶能为人体带来哪些益处这一点，我不得不让大家扫兴了，因为所有我已知的信息均来自我读到的信息。不过尽管众说纷纭，大家对绿茶的判定意见并不统一，但基于已知的信息，我仍认为绿茶大有可为。绿茶能够带来的所有健康益处，大概都与其中含有的多酚未被氧化这一事实有关，而多酚是一种抗氧化剂，能够抵抗人体内产生的自由基，延缓衰老并预防疾病。

不管怎样，每天早上，我都会以绿茶代替咖啡。

## 科学边栏：什么是酶？

酶如同录像机说明书一样，一直受到人们的误解。众所周知，酶对于所有生物的作用不同凡响，但它到底是什么呢？

酶像细菌一样有生命吗？酶没有生命，它属于化学物质，基本上所有酶都是蛋白质，它们能够加速对生物（包括植物和动物）至关重要的化合物反应。换句话说，酶是一种**催化剂**，能够帮助化学反应加速，且在反应过程中不会消失。没有酶的帮助，生物的化学反应就会变慢。当然，前提是生物化学反应能在没有酶的情况下进行。

酶中一种名为**活性位点**的特殊部分，与名为**底物**的特定化学品发生反应后，酶的分子会完成催化任务，帮助底物在参与至关重要的化学反应过程中加速数万倍。每一类酶的分子都有着独特的形状，并与仅有的特定底物发生反应，因而它们仅能催化唯一的特定的化学反应。维系植物和动物生命的重要化学反应有成千上百种，而每一种单独的酶都与一种反应相对应。

例如，人体能够分解从其组织进入血液循环系统中的二氧化碳废气，并且能够不去分解将由肺部吐出的二氧化碳气体，这些功能对于生命进程而言绝对是无比重要的。而正是多亏了**碳酸酐酶**这种酶，这些过程的进展才不会变得异常缓慢，人类才能够得以生存。碳酸酐酶会以百万倍的速度加快人体化学反应，其中的所有分子，都能够在一秒钟的时间里对百万个二氧化碳分子执行加速。

人们在命名某种酶时，会在酶所作用的底物的简短说明词后面加上一个后缀“酶”。茶叶中的酶叫作多酚氧化酶，因为这种酶会氧化多酚。要是有一种酶能够加快陶器上釉的氧化速度，那人们很有可能会将这种酶称为花瓶酶。

## 为什么加入柠檬汁后茶的颜色会变浅？

为什么我添加了柠檬汁，茶的颜色就变浅了呢？我的祖母以前会在茶里加上一小撮食用小苏打，茶水的颜色会变得像白兰地一样深，她是如何知道这些我都无从知晓的小妙招的呢？

你确定那不是白兰地吗？也许祖母就是爱用茶杯来品烈酒呢！

不过，我暂且相信她是放了小苏打。下面我们来讨论看看，你和祖母杯子里的茶到底发生了什么。

不知大家可曾听人聊起过“石蕊试验”？这种试验用来确定某位人士与你为盟还是与你为敌。石蕊是一种染料，从地衣植物中提取而来。在酸性环境中，石蕊会呈粉色，而在碱性环境中，则会呈蓝色。当然，不像人类那样模棱两可，石蕊会在酸碱环境中直接给出“盟友”或“敌人”的回复。

化学家将石蕊称为酸碱指示剂。茶叶中有些单宁酸也是一种酸碱指示剂，在酸性环境中，它们会呈现出一种颜色，而到了碱性环境中，则会呈现出另一种颜色。你在茶水里添加的酸柠檬汁会让茶水中的单宁酸变黄，而祖母添加的小苏打属于碱性，会让茶水呈现棕红色。

紫甘蓝中的天然色素是另一种典型的酸碱指示剂。这种食物色素称为花青素，常见于花朵和水果（例如苹果、李子和葡萄），主要起到着色作用。

紫甘蓝中主要的花青素颜色会随着周围环境的酸碱度而变化。在强酸环境中，颜色呈红色；向中性环境（即非酸性亦非碱性的环境）过渡时会渐变为紫色；而在碱性环境中，随着碱度逐渐增加，颜色会从蓝色渐变为黄绿色。偏红色的紫甘蓝看起来更可口，所以厨师们通常会在紫甘蓝里拌上几片酸苹果，上菜前，还可以再加点儿醋来让它看起来更红。

## 科学边栏：石蕊指示的小秘密

酸碱指示剂何以会改变颜色呢？

让我们以单宁酸为例。单宁酸呈弱酸性，即意味着它没有那么的“酸”（看看化学能有多简单吧）。一个弱酸分子包括**氢离子**（一个带正电的氢原子）和**阴离子**（一个或一组带负电荷的原子）两个部分。我们将氢离子称为 H，将阴离子称为 A；在完整的酸性分子中结合在一起的氢离子和阴离子，即称为 HA。

单宁酸分子中的A部分带有颜色。祖母在茶杯里添加的那一撮小苏打，撵走了一部分发酸的H，剩下了过量的A自在地徜徉在茶杯里，从而导致茶水颜色变深。另一方面，添加酸柠檬汁就相当于添加了很多H，它们与大量A结合并侵夺A的空间，此时茶水自然就会变浅，从褐色变为黄色。

在很久之前，鞣酸类物就已被用作染色剂。我祖父（一位俄罗斯移民）的络腮胡就是最好的证明，由于爱喝茶，他花白的胡子上总是带着黄色茶渍。

## 用小杯子泡咖啡，能减少咖啡因的摄入吗？

我爱喝茶，但是我在试着戒除咖啡因，我是不是应该用更小的杯子？也就是说，要是我同时在小杯子和大杯子里放上一样的茶包，倒入开水浸泡5分钟，小杯子里的咖啡因会不会更少呢？

这个想法很有趣，但它是错的。

咖啡因极易溶于水，一杯开水可溶解150克咖啡因，但茶包的咖啡因含量远不到150克，通常还不到它的千分之一。

泡茶时，基本上在浸泡茶包的头一分钟，或在倒入开水的那一刻，茶包里的咖啡因便会完全释放。因此，不论用大杯子还是小杯子，茶水依然充盈着等量的咖啡因，用大杯子不会增加咖啡因含量，反而还能让你增加饮水量。

## 能用同一壶水冲咖啡和泡茶吗？

我爱喝茶，我的男朋友爱喝咖啡。每当烧水壶鸣哨示意，他就会立刻拿起水壶，架上咖啡滤纸冲上一杯，而我认为应该让开水加热更久，因为水温越高，泡出来的茶就口感更佳。但他却认为煮再久水温也只能达到这么高。我们俩到底谁是对的呢？

对于沏茶的水温，你的看法是正确的；而他认为的“煮再久水温也不会再升高”的看法既正确，也有错。我认为这个问题可以得到解决，且无须诉诸两个烧水壶。

为避免破坏红茶或乌龙茶的醇香，大多数品茶行家都会同意你的做法，水温必须尽可能高。但无论加热多久，水温的确不会高于 212℉（100℃）。不过在不同的海拔和天气条件下，在水分子获得了足够的能量来克服大气对水面施加的压力时，水分子会变为蒸汽逸散到空气中，从而导致开水温度偏低，但不超过 1℉到 2℉。如果水分子获得了多余能量，那它就会带着这部分能量一起飞出壶盖。因此，开水壶中的多余能量实际上会流失掉，并不会提升水温。据此，男朋友的看法正确，得 1 分。

但是会鸣哨的水壶并不可靠。这类水壶刚刚发出微弱的啾啾声时，只有少量较有活力的气泡能够成功地冒出水面，释放蒸汽来制造响动。这时候的水实际上还没有完全煮沸。为了冲泡出红茶和乌龙茶的醇厚口感，此刻必须继续加热，直到水沸腾不止，水壶以最高音量发出尖叫声，并持续数秒，直到你的厨房像挤满了吠叫的流浪狗。

不过绿茶就不同了，专家推荐应以 165℉ 至 189℉（74℃至

87℃）左右的水温冲泡绿茶。大概因为较高的水温会促使其宝贵的多酚被氧化（参见第 8 页“绿茶比其他茶叶健康吗?”）。

如果把咖啡也归为茶饮，那就应该把它视作一款异类。冲泡咖啡的水无须完全沸腾，因为水蒸气会裹挟走许多挥发性物质和香气成分。而相较于茶饮，咖啡含有更多此类物质，所以英语中才会以“醒来闻到咖啡香”的字面意义来叫人认清事实，而不是用闻到茶香。因此最简单且最正确的咖啡冲泡方法是等水壶底部沸腾即可冲泡，而且这样冲泡的咖啡非常适合坐在车内品尝。

我个人认为冲泡咖啡的最佳选择是滴滤法和使用法压壶或活塞缸类的咖啡机。滴滤是让热水浇透滤纸尖底部的咖啡粉，并借引力让咖啡液滴漏；法压壶则需要将热水浇入设备搭配的高容器，浇透位于底部的咖啡粉，并浸泡咖啡粉约 3 分钟，之后设备中的多孔活塞会向下推压，将咖啡浆液挤压至底部。

无论使用哪种方法冲泡咖啡，水温都需要足够热，否则无法完全萃取咖啡中已确定含有的上百种化学成分，而所有这些成分对高温、空气以及与其他成分发生的内部反应都很敏感。咖啡杯里的哪些成分会挥发及其挥发程度，具体取决于咖啡类型、水和咖啡粉的相对量、咖啡颗粒的细度、冲泡咖啡设备的混合过程、水温以及水与咖啡粉接触的时间。总体而言，冲泡咖啡的最佳水温范围在 190℉ 到 200℉（88℃到 93℃），或者刚刚烧开的水温就正合适。

为解决你的家庭矛盾，我建议你灌满水壶，烧开水，直到水壶咆哮鸣哨，然后关闭厨灶，先快速将开水倒入已预热过的茶杯，冲好茶，然后数到 10，这时水温已降至合适的温度，再交由男朋友，让他来冲咖啡。

恐怕智者所罗门出的主意也不过如此吧。

## 加奶油能让咖啡保温吗？

我喜欢在咖啡里加些奶油，同时我想让咖啡尽量保持较高的温度。可是加了奶油会让咖啡的温度降低，我应该在什么时候添加奶油呢？是在冲咖啡时添加？还是准备饮用的时候再添加？使用哪一种方法才能保证不会降低饮用咖啡时的温度呢？这种方法又会带来什么不同影响呢？

我猜就算是古希腊的哲学家，也不会花太多时间来考虑这些不痛不痒但却颇具挑战性的问题，尤其考虑到那个时候还没有咖啡。

你可以使用精确的温度计来确定温度，你还必须称量完全等量且初始温度也相同的咖啡和奶油，倒入完全相同的杯子，并满足诸如此类的其他条件。鉴于厨房有其自身局限性，难以实现受严格控制的科学实验，所以我们只有动脑子来思考了。

在其他条件均相等的情况下，你会得出两种方法制作的终极混合物温度也相等的结论，因为将咖啡中的热量 X，与奶油中的热量 Y 相加，得出混合后的总热量为 X+Y。（有关卡路里一词的用法，请参见第 19 页“此卡路里非彼卡路里”。）

然而不幸的是，根据本人自创的“沃尔克普遍悖理定律”，所有其他条件永远不会相等。无论是黑咖啡还是奶油咖啡，它们都得晾在那儿等着你端起杯子，而就在这期间，咖啡已经冷却。因为热量始终会从温度较高的物质流向温度较低的相邻物质，而空气温度较杯里的液体温度低，所以杯子里的热量便会飘向四周。

奶油咖啡和黑咖啡有两个至关重要的不同之处：（1）奶油咖啡中，由于添加了一定量的奶油，因此杯子里的液体较黑咖啡略多一些；（2）奶油咖啡的温度比黑咖啡的温度低。

第一个不同之处意味着奶油咖啡凭借较多的液体量，放慢了降温速度。即奶油咖啡杯子中有更多的热量可以飘散（就好比一浴缸的洗澡水和一桶洗澡水相比，前者总是需要更久的时间来冷却）。第二个不同之处与前一个的结果相同：相较于温度略高的黑咖啡，奶油咖啡降温更慢，因为热源与其周围环境的温度差越小，冷却速度越慢。所以得出的结论是，直接加奶油的方法更胜一筹。

我建议在咖啡冲好后立即加奶油，这样就能确保饮用时的温度能稍高一些。我打包票，这杯奶油咖啡一定会提升你的幸福指数。

有关奶油咖啡温度的这个问题，我有幸在此介绍一下，在校学生乔纳森·阿菲拉洛（Jonathan Afilalo）已进行了严谨的科学实验，实验结果发布在《道森试验科学研究期刊》（*Dawson Research Journal of Experimental Science*）1999 年春季刊。该期刊可是道森学院（位于加拿大魁北克）本科生刊载其原创、专业级研究论文的不二选择。

## 科学边栏：给它降降温

根据斯特藩-玻尔兹曼定律，物体温度越高，其通过热辐射丢失热量的速度就越快。此外，两个相互接触的物体间温差越大

（例如咖啡和周围的空气），温度较高的物体丢失热量的速度越快，通过热传导将热量传递至温度较低的物质。这两条定律都有自己的精确数学公式，不过此处没必要进行详述，我将在第九章提到“牛顿定律”时加以说明。

学生的实验结果与我得出的结论相同，正如他们测得的冷却曲线图所示。曲线 1 中，奶油添加时间是在咖啡冲泡后 2 分钟，而曲线 2 中的添加时间则是在冲泡后 10 分钟。我们可以看到，从第 10 分钟开始，曲线 1 所示温度较曲线 2 所示温度始终高出

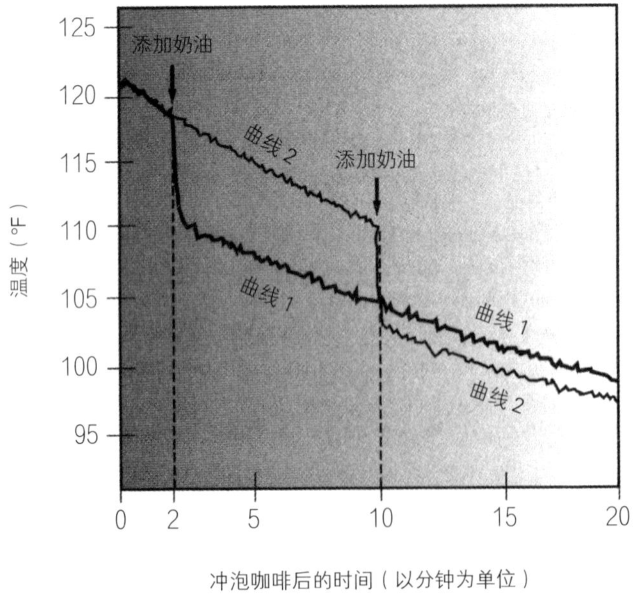


**在咖啡冲泡后 2 分钟添加奶油，咖啡开始冷却的曲线（曲线 1）；以及在冲泡后 10 分钟添加奶油，咖啡开始冷却的曲线（曲线 2）。越早添加奶油，饮用时的温度就会保持越高。**

1.5°F。所以越早添加奶油，饮用时的温度就会保持越高。

## 此“卡路里”非彼“卡路里”

化学家和营养学家对卡路里有不同的定义。化学家所谓的卡路里，是指用来将 1 克水的温度升高 1℃所需的热能，而营养学家所说的卡路里，即美食书籍和食物标签所标示的卡路里，则是指将 1 千克水的温度升高 1℃所需的热能。显而易见，在营养学家眼中，卡路里这个单位是化学家眼中的卡路里的 1 000 倍，而化学家对于这种 1 000 倍的卡路里也有专称——大卡（缩写为 kcal）。

本书读者中有美食家也有化学家，而作为一名创作美食图书的化学家，我的处境略显尴尬。为保持一致性，除另有标注外，本书均以营养学界的**卡路里单位**为准，还请化学界的同人见谅。但大多数情况中所使用的**卡路里**仅意指非具体的热能量，对于这种情况，化学家和营养学家也就都不必在意了。

要是身为化学家的你仍不愿妥协，那就请在读到卡路里时，在它的前面加上一个“千”字，在此先奉上若干个“千”：千、千、千……

以国际单位制计量的读者请注意：营养学中的 1 大卡热量单位，等于 4.19 千焦（缩写为 KJ）。

## 酒精到底是什么？

我知道的酒精物质有乙醇、甲醇以及外用酒精。那么可食用

*的是哪一种呢？所有酒精物质经过任何改变或添加任何物质之前是否都是一样的呢？*

当然不是。尽管这三种酒精物质都属于同类化学物质，但它们之间有着天壤之别，而且事关生死，切不可误用。

酒精类物质是一个有机化合物（含碳化合物）的大家族。这个家族中的成员在两个方面维系着亲戚关系：一是它们的分子都含有一个或多个羟基（—OH）；二是它们都会与有机酸发生反应，生成酯类化合物。

从动物到化合物，科学家都会按其共有的特征进行分类，但非科学协会的成员可能对这些特征并没有实际兴趣，而且有些特征甚至彻头彻尾地带有误导性。因此大家不必忧心，在植物学家眼里，茄子（拉丁语学名 *Solanum melongena*）和马铃薯（拉丁语学名 *Solanum tuberosum*）之所以会被归为一类，是因为它们都为茄属（拉丁语学名 *Solanum*）植物，类似的例子还有同属甲壳纲的龙虾和土鳖虫。而且我们自己不也有一些奇怪的亲戚吗？（我的叔叔利昂就是典型例子。还请他原谅我这样举例）。

同理，酒精类物质包括毒性很强的甲醇（$CH_3OH$①，又名羟基甲烷或木醇）、毒性不那么强的异丙醇（$C_3H_7OH$，又名丙醇或外用酒精），以及毒性非常小但仍然具有烈性的乙醇（$C_2H_5OH$，又名酒精或谷物酒精），啤酒、红酒和烈酒等含有的酒精就是乙醇。还有一些我们从未将其视作酒精的酒精类物质，例如胆固醇（$C_{27}H_{45}OH$），以及丙三醇［或称甘油，$C_3H_5(OH)_3$］。你是否注

① 本页的 $CH_3OH$ 及 $C_3H_7OH$、$C_2H_5OH$、$C_{27}H_{45}OH$、$C_3H_5(OH)_3$ 均为化学分子式。——编注

意到，化学家在命名所有酒精类物质时都会加上“醇”这个字？

所以，不要以为标有“酒”字的酒精物质就是一种相对无害的化学物质。丢掉生命可比今朝有酒今朝醉糟糕多了。

**吃货字典：**舌尖上的花蕾——一小口啤酒。

## 忽布是什么？

我买了些啤酒，包装标签上写着“选用优质忽布酿造”。什么是忽布？

忽布，也就是酒花，是一种干花，生长在酒花树上，植物学家将这种植物称为蛇麻。酒花是一种攀缘藤本植物，属大麻亚科，能生长得很高。啤酒和麦芽酒正是承继了酒花的醇香和苦味，并借其来平衡麦芽的甜度。酿啤酒时，人们会在麦芽汁（发酵中的粮食混合物）中添加酒花，根据添加时间的不同，啤酒也会带有不同程度的草香和令人愉悦的芬芳。

比利时人喜欢将初春时节抽枝发芽的酒花做成一道盘中美味（成品像一盘龙须菜）。

酒花还有一些自己的趣事，例如它们还分“男女”。一千年以来，成熟的雌性酒花凭借其独有的苦味树脂，一直作为人类的风味剂和汤力水[①]。即便周围偶然没有雄性陪伴，雌性酒花仍然可以悠然自得，它们的花朵可以无籽生长，也无须繁殖。大多数酿

---

① 汤力水一般指奎宁水，是一种由苏打水、糖、水果提取物以及奎宁调配而成的液体，是一种汽水类的软性气泡饮料。——编注

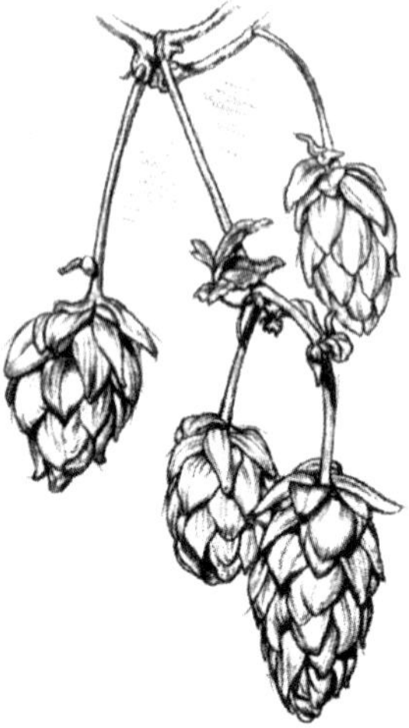

**酒花树（蛇麻）花蕾。**
**酒花是啤酒中的重要成分。**

酒公司都喜欢无籽酒花，因此很少会栽培雄性酒花（但并不针对其他雄性物种）。

从镇静剂到利尿剂，再到催情剂，几乎都曾被归入雌性酒花的功效列表中。从历史记录来看，酒花在长生不老药中出现过，是几乎所有用途都会使用的调配品之一。发苦的酒花能如此受欢迎，大概或多或少地受到了“良药苦口”这一传统观念的影响。

既然酒花的镇静特性久负盛名，那么喝一杯啤酒，是不是就有助于某人安然入睡？目前，还没人知道确切答案。1加仑[①]啤酒添加有1盎司[②]或2盎司的酒花，但它可能还含有4倍或5倍的酒精，而酒精可是放松良剂。因此，在有人针对含有酒花的等量的

---

① 1加仑约等于3.8升。——编注
② 1盎司约等于28.3克。——编注

含酒精啤酒和不含酒精啤酒进行实验之前，我们永远无法确认酒花的安眠作用。（有没有满心期待学生们就此来一次科学实验？）

酒花能作为啤酒的基本成分，不仅仅是因为其芳香和苦味，还因为它可以让麦芽汁中的蛋白质沉淀，以此澄清啤酒液体。此外，酒花的抗菌性能也有助于啤酒的保存。酒花精油已确定含有的化合物多达 150 余种，它们统称为异葎草酮。这类萜烯属于光敏化学物质，在可见光和紫外线照射下，会分解为非常活跃的自由基（参见第 170 页“科学边栏：家庭中的破坏分子”），与啤酒蛋白中的硫黄发生反应，生成一种名为“臭鼬硫醇”的奇臭化合物，以人类的嗅觉和味觉能力，只消万分之几的浓度便可察觉。从化学分析结果来看，臭鼬硫醇与臭鼬腺体内为其赢得“臭名声”的硫醇化合物相近。

据说啤酒在暴露于光下 20 分钟之后，便足以发出臭鼬般的气味。这就是为什么啤酒包装都是易拉罐或是遮光棕色玻璃瓶。为安全起见，我建议大家在细品啤酒时，不要用玻璃杯，而且要尽快喝完。

**吃货字典：**忽布——没有意外之意，也没有事先布局之意。

---

## 啤酒面包

啤酒远不只是一款饮品，它还能做出美味的吐司和美妙的烤奶酪三明治。使用不同款啤酒，烤出的面包风味亦不同。我在制作本食谱时，使用的是匹兹堡当地精酿——宾州比尔森黑啤酒。现烤现吃，风味最佳。

- 3 杯自发面粉
- 3 大匙[①] 白糖
- 1 罐或 1 瓶（355 毫升）啤酒（最好不要选淡啤酒）

1. 在烤箱内支起烤架，底部最高应位于烤箱整体高度的三分之一处。预热烤箱至 180℃。在尺寸为 9 英寸[②]×5 英寸 ×3 英寸的面包烤盘中喷上一层防粘锅喷雾油。
2. 在大碗内充分搅拌面粉和白糖。一点点加入啤酒，并以木勺搅拌，直到无可见干面粉块（请勿过度搅拌，否则面包会发硬）。将发黏的面糊移至面包盘并铺平。
3. 烘烤 50 分钟至 60 分钟，或直到插在面包中间的烤杆或蛋糕测试棒能不沾有任何面糊地拔出为止。面包顶部会呈鹅卵石状。
4. 将烤盘里的面包翻过来，晾置在架子上，冷却至少 1 小时，然后用锋利的锯齿刀切成片。此时的面包外脆里嫩。

**本食谱可制作 1 条面包**

---

**吃货字典：**酸面团——赌输钱之后五味杂陈的内心。

## 红酒里怎么会含有硫化物?

为什么许多红酒标签会标注“含有亚硫酸盐”？我的丈夫对亚硫酸盐过敏，我们在购买红酒时提出这一问题，店员告诉我们所

① 1 大匙的常用量为 15 毫升。——译注
② 1 英寸等于 2.54 厘米。——编注

有红酒都含有天然亚硫酸盐，那么为什么要这样标注警告呢？咖啡就不会标注“含有咖啡因”。

亚硫酸盐（请勿与硫酸混淆）是一种源自二氧化硫（$SO_2$）的化学盐。葡萄中与生俱来的硫化合物，在红酒发酵过程中会形成亚硫酸盐。因此，红酒不可避免地会自然形成少量亚硫酸盐。

此外，数千年以来，人们为了防止红酒氧化和变色，会主动在红酒中添加亚硫酸盐（或燃烧的硫黄产生的二氧化硫气体）。亚硫酸盐可以杀死葡萄压榨过程中的有害细菌和野生酵母细胞，从而“驯化”发酵中的有机物，从一开始便营造出一个纯净的生物环境。若没有亚硫酸盐的防腐剂功效，搁置一两年后的红酒就无法再饮用了，对于应在新鲜期开瓶享用的博若莱红酒来说，这不成问题，但对于那些需要陈年的波尔多红酒而言，这可谓是“灭顶之灾”了。

大约一百个人当中会有一个人对亚硫酸盐过敏，严重情况下甚至会导致哮喘病人发病。过敏人群应避免食用含有任何以下硫化合物的食物：二氧化硫、亚硫酸氢钾、焦亚硫酸钾、亚硫酸氢钠、焦亚硫酸钠和亚硫酸钠。（识别小诀窍：除二氧化硫之外，其他化合物名称中都带有“亚硫酸”。）

同所有可吞下肚的物质一样，亚硫酸盐也不能以好坏来定义。从根本上来讲，任何化学物质都不是完全安全或危险的，关键在于摄入量。美国对红酒中亚硫酸盐浓度的法定限值为350ppm（即0.35‰），不过大多数红酒添加的亚硫酸盐水平仅为25ppm至150ppm。根据美国联邦法律规定，如果红酒中含有的亚硫酸盐达到10ppm或更高，则标签中必须明示“含有亚硫酸盐”。

你可以让红酒店帮忙挑选几款标签明示“未添加亚硫酸盐”（须经美国食品药品监督管理局认证）的红酒，然后让你的丈夫品尝一下，看看含有少量天然亚硫酸盐的红酒是否会引起身体不适。

要是有人表示自己闻到了硫黄味，我猜他可能对化学一无所知。固体元素硫（《圣经》中将其称为硫黄石）完全无味。倒是许多硫化物会发出难闻的气味，二氧化硫即会发出燃烧硫黄的气味。

## 雪莉酒有什么特殊之处？

雪莉酒凭借何种特殊之处而被归类为红酒？是因为它是由葡萄酿造的吗？还是因为它的酿造地区和酿造方式？

这三项因素都是雪莉酒被归为红酒之列的原因，但主要在于它的酿造方式。

仅法国一地，可供近百个产区命名用的酿酒葡萄品种就有5 000多个，还没算上美国加利福尼亚的74个产区，更不用说澳大利亚、智利的产区，以及数十个位于其他国家的红酒产区。算上10年年份的红酒，称得上佳酿的红酒总数已多达约3 700万瓶，外加数不尽的廉价红酒。我常常好奇，一个人面对如此繁多的红酒种类——多到能放满一个南极洲大小的地窖——要如何挑选出能完美搭配晚餐的那一瓶？

好在我对雪莉酒多少有些了解。我曾经拜访过位于赫雷斯-德拉弗龙特拉市城镇（位于西班牙）附近的一个雪莉酒产区。该产区距西班牙加的斯南部的塞维利亚车程一到两个小时。我参观了位于当地的威廉姆斯–休伯特酒庄（Williams & Humbert，主要生产干型雪莉酒、潘多雪莉酒、篮子系列奶油雪莉酒等诸多类型的雪莉酒和白兰地）总部，其间我整个人简直就像泡在了雪莉酒桶中一样。

大家可能会好奇，为什么这家酒庄的名字未以西班牙语命名？“雪莉”（Sherry）这个英式名字又起源何处？这得从 19 世纪说起，当时英国企业家为将雪莉酒引进英格兰，在当地成立了多家雪莉酒公司。自那时起，干型雪莉酒便作为餐前酒而受到大家的青睐，甜型雪莉酒则成了餐后酒。“雪莉”一词是一个英语单词，源自西班牙语名字赫雷斯（Jerez），不过所有西班牙语国家依然称雪莉酒为“vino de jerez”。

那么，雪莉酒特殊何在呢？

雪莉酒的身份标识受雪莉酒管理委员会的严格控制。要想成为正宗的“赫雷斯–雪莉酒”一派，酿酒商必须选用帕罗米诺葡萄（Palomino），或者选用较为少见的佩德罗–希梅内斯葡萄（Pedro Ximénez）和麝香葡萄（Muscat），而且这些葡萄必须生长在由赫雷斯–德拉弗龙特拉市城镇、桑卢卡尔–德巴拉梅达以及圣玛丽亚港形成的三角区地带（雪莉酒管理委员会最热衷的事情就是排斥来自美国加州的葡萄）。受大西洋、瓜达尔基维尔河和瓜达莱特河，以及来自近邻北非的湿气和暖风影响，这一小片地区形成了自己独有的小气候。影响葡萄生长特性的最大因素可能是该地区的白垩质土壤，这种几近纯白的石灰质土壤具有一种不寻常的能力，能够吸收并保留空气和水分。

当然，许多红酒佳酿产区的微气候和土壤都非比寻常，但让雪莉酒与众不同的是其独特的混合和陈年流程。

经压榨后，葡萄压榨物——葡萄汁——将被放入巨大的不锈钢罐中，并以可控的温度条件发酵 40 至 50 天，这时酒精度将达到 11% 至 13%。发酵后的新酒随后会被倒入容积为 130 加仑的美国白橡木桶（大桶），并自此步入熟化之旅。

接下来就到了决定性的时刻。酒窖会根据所有红酒所适用的品类，按照干型菲诺雪莉酒（Fino）和较甜的欧罗索雪莉酒（Oloroso）这两大类进行划分。菲诺雪莉酒包括曼萨尼亚（Manzanillas）和阿蒙蒂亚（Amontillados）雪莉酒，欧罗索雪莉酒则包括科达多（Cortados）和混合了甜度很高的佩德罗-希梅内斯葡萄的各类雪莉酒。这些酒都会经历强化过程，最终会以菲诺雪莉酒面世的酒精度会强化至 15%，而会成为欧罗索雪莉酒的酒精度则会增加至 17%。

雪莉酒之所以不同，在于它独有的一种“开花”（flor）物质——即在酒液表面形成的一层本地特有的天然酵母膜。这层膜只能在酒精度低于 15% 的环境中存活。所有菲诺雪莉酒必须在“开花”的保护下完成陈酿，从而发展出自己独特的亮度和风味。欧罗索（字面意指芳香）雪莉酒进行陈酿时则无须“开花”，因为它的酒液需要空气氧化，形成较深的颜色，从而看起来更加丰满，闻起来味道更冲。阿蒙蒂亚也是在这层酵母膜的保护下开始进行陈酿的，并且直到“开花”被度数升高的酒精（高达 17%）杀死，陈酿才会结束。

在陈酿期间，雪莉酒还会进行一场错综复杂的独有混合流程——名为“索雷拉和克里亚德拉陈酿系统”（soleras y criaderas）。在此期间，酒窖会对层层堆叠的酒桶（装有陈酿时间递增的红酒）

进行操作。从最底层的老酒（即索雷拉）开始，会有三分之一的酒液被抽走进行灌装，然后由其上一层较新的酒液——即一级克里亚德拉——补充被抽走的酒液，以此类推，再由更上面的一层新酒——即二级克里亚德拉——对一级克里亚德拉进行补充，直到堆叠在最上层的最年轻的酒桶“更新”或填满新榨的葡萄汁（克里亚德拉一词源自有苗圃之意的西班牙语单词，此处系指培养有年轻酒液且放置在较上层的酒桶；索雷拉系放置在下方的基层酒桶，装有待装瓶的熟化红酒）。

这样一次完整的循环需要数年才能完成，而且在相继装瓶索雷拉期间，还需要经历数月的陈酿时间。通过这样的方法，新酒能够逐步继承老酒的特性，从而保持了产品的一致性和雪莉酒数十年来独具一格的品质。

这就是雪莉酒的独到所在。

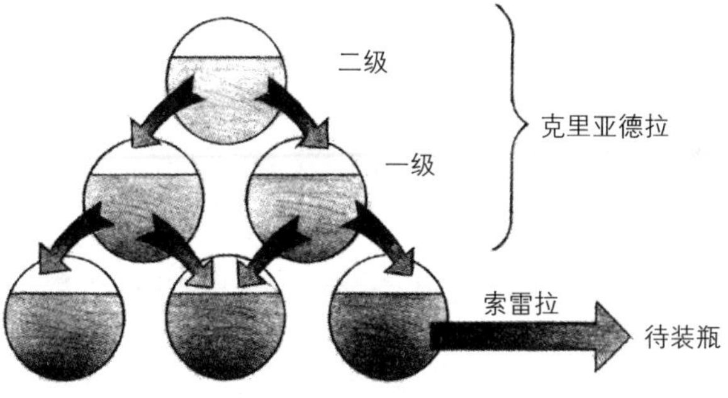


**雪莉酒的混合和陈年流程图。在较上层（克里亚德拉）的部分是较新的酒液，会被依次引入底层较老的酒桶中。放在最底层的最后一桶（索雷拉）酒液将进行灌装。**

**吃货字典：** 意大利杏仁酒——一出唱尽人生冷暖的威尔第歌剧。

## 雪莉焦黄蒜香鸡

我和罗伯特去拜访我们住在西班牙南部的一位朋友——美食作家珍妮特·芒代尔（Janet Mendel），她用以下这道美味招待了我们。

我在烹饪这道菜时，选用了口径为 12 英寸的铸铁长柄煎锅，便于将鸡肉炒至金黄。雪莉酒则选用了欧罗索半干型雪莉酒，它能为鸡肉覆上一层柔亮的焦褐色。不要惊讶食谱用了那么多的大蒜，请放心地按食谱准备。食材入锅后，就会飘出柔和的甜美，最后还要在鸡肉上淋浇以橄榄油、雪莉酒和大蒜调配的足量酱汁。

- 900 克鸡腿肉（约 4 只鸡大腿和 3 只鸡小腿，大小应能放进 12 英寸的平底锅）
- 粗盐（Kosher salt）和新鲜的胡椒粉
- 1 头大蒜（约 15 个蒜瓣）
- ⅓ 杯特级初榨橄榄油（优选西班牙橄榄油）
- ½ 杯半干型雪莉酒，阿蒙蒂亚或欧罗索半干型雪莉酒
- 2 大匙西班牙白兰地或科尼亚克白兰地（均可）

1. 用凉水洗净鸡腿肉，并用厨房纸巾吸干水分。正反两面涂上盐和胡椒粉。
2. 用刀背面轻拍蒜瓣，至蒜皮开裂。留 8 瓣未去皮的大蒜待用，将剩余大蒜瓣去皮，均匀切片。

3. 在较深的厚底煎锅中倒入橄榄油，以中火加热，倒入蒜片翻炒一两分钟，或直至呈金黄色。用漏勺捞出蒜片，并用厨房纸巾吸油待用。
4. 调中火为大火，倒入鸡腿肉煎炸约 15 分钟（请使用防溅挡板，如有），在需要时翻动一下，直到所有面均呈焦褐色。
5. 倒入未去皮大蒜瓣、雪莉酒和白兰地，继续以中火至大火烹炒，每 8 分钟至 10 分钟翻面一次，直到锅中汁液变稠，鸡肉再次开始嗞嗞作响。
6. 将鸡肉和蒜瓣盛入预热的餐盘，并淋浇锅中的酱汁。用预留的已炸熟的大蒜片装饰餐盘。

**本食谱可供 4 人享用**

## 给香槟瓶口挂一把勺子会防止跑气吗？

最近，一位女性朋友来看望我，我们开了一瓶香槟，但是没有喝完。她建议我顺瓶口塞一把银勺子，勺柄挂在瓶口，然后再放进冰箱里（她在老家的电视上学到的这种方法）。信不信由你，第二天香槟的口感丝毫没有变。我想知道这到底是怎么一回事呢？要是放一把银叉子，效果还会一样吗？

换作叉子也会一样有效，哪怕是根铁道钉子，或是魔术棒，都会有效。因为这跟勺子无关。勺子伎俩纯粹是在故弄玄虚，或是你的朋友喜欢满嘴跑火车。

香槟不会像啤酒和苏打水那样快速失去口感。即便没有勺子，第二天它也会充盈着气泡，而且所有功劳要归你的冰箱，因为二氧化碳像所有气体一样可溶于冷却的液体中，并且会一直保持分解，产出更多的气体。

为了让溶解后的气体从液体中逃逸，气体分子必须具有一个实际存在的微点——即**成核位点**，在成核位点上，气体会进行聚合，直到数量足够形成气泡。正宗的香槟能够长期保持气泡充盈的主要原因在于其液体极其清澈，故而没有成核位点供气体聚合。如果香槟标有“**香槟酿造法**”（méthode champenoise）字样，则说明已经过**除渣处理**（dégorgement）。在除渣时，香槟中的所有沉淀物都会沉积在倒置瓶的瓶颈处，然后瓶颈会经过冷冻，而被困在内的沉淀物便冻成了冰塞子，最后将被移除。啤酒很少会进行香槟这样的过滤，因此也就会更快地失去气泡。

为了挽救隔夜香槟，应该用密封瓶塞，而不是用餐具来塞住放进冰箱里的香槟。谁知道明天早上会不会发生一件更值得庆祝的事情呢？

有关密封瓶塞的建议：你可以在那种招待红酒“酒鬼”（爱好者）的商店，花上 20 美元购买一款高级“香槟瓶塞”。这种瓶塞能够牢牢地箍住瓶口唇边，因为它带有缠绕瓶口的铁箍，然后你可以按住顶部把软木塞拧进瓶口。当你想要摇一摇香槟瓶子时，这种塞子能够很好地承受气体压力。但气压没那么强的话，这种瓶塞也就大材小用了。瓶口的唇边和原装铁箍专用于承受瓶内发酵期间的高压气体，在你拉出软木塞时，这种设计能制造出“啵”的爆破声效。不过瓶口打开后，气体压力就随即消失了。任何软木塞或瓶塞都能防止剩余的气体从剩下的香槟中逃走，当然前提是要保持冷却，而且不能摇动。

（附注：有报告称1994年有数名斯坦福大学的科学家发现相较于重新塞一个软木塞，让气泡酒瓶口敞开能更久地保持气泡。但在进行这个持久的实验期间，这些科学家需要进行很多实验——即品尝很多酒。因此我们可以判定他们的观察结果并不严谨。）

## 科学边栏：塞上一个软木塞

为什么香槟软木塞会有一个铁箍呢？就好像一个蘑菇穿了一件紧身连衣裙。

在装瓶时，这些软木塞还保持着圆柱状，就像非发泡型红酒的软木塞一样，只是比后者稍大一些。正常尺寸的红酒软木塞直径为24毫米，由瓶塞机塞入内径为18毫米的瓶口。而香槟软木塞直径为31毫米，需要挤进内径为17.5毫米的瓶口，顶部的三分之一还要突在外面作为“帽”，以便人们抓着它开瓶。一旦软木塞脱离了瓶口的限制，因潮湿而发软的底部就会膨胀，恢复到原先的直径大小（软木塞弹性很大）。

大家可以将用过的香槟软木塞在水中浸泡几天进行软化，然后我们将看到软木塞整体会膨胀，回到最初的圆柱状；用微波炉加热几分钟进行软化，它也能恢复为最初的形状，因此不难看出软木塞的可压缩性和弹性极高。

（注意：微波炉不可空转或者近乎空转。微波炉膛内的辐射如果没有食物或者水来吸收，就会反弹到微波发生器——磁控管，并损坏该设备。在微波炉内放入软木塞时，请同时放入一杯水。）

## 是什么造就了波本威士忌的气质？

对于肯塔基州的波本威士忌和田纳西州的酸醪威士忌，我一直都有一些疑问。美国其他州好像都没有自己固定风格的烈酒，那么是什么促使这两个地区的威士忌出类拔萃呢？为什么美国其他地区不能生产同款产品呢？

这两款烈酒之所以能名声大噪，很大程度上要归功于当地民众的自豪感。实际上，美国各州都能生产出可与之比肩的威士忌。只是能生产出烈酒的其他地区不被允许使用这两个州的名字而已（例如远在北方的北达科他州）。

首先，是什么造就了波本威士忌的气质呢？官方上，波本酒由美国联邦政府的烟酒税收和贸易局（Alcohol and Tobacco Tax and Trade Bureau，简称 TTB）界定，该局原属成立原因令人匪夷所思的美国烟酒枪炮及爆裂物管理局（Bureau of Alcohol, Tobacco and Firearms，简称 ATF），但根据 2002 年《美国国土安全法》规定，TTB 成为独立部门。波本被界定为纯威士忌（未调和），并用发酵醪（至少含有 51% 的玉米）以 80% 的最大酒精度（按体积计算）酿制而成，随后在经烘炙的全新橡木桶内，以 62.5% 的酒精度进行陈酿。但实际上，大多数波本威士忌都会经过蒸馏，将酒精度降至 60%，而且装瓶时的酒精度已达到 40% 至 50%。此外，发酵醪中通常含有 65% 至 75% 的玉米，以及少量的大麦、裸麦和小麦等其他谷物。

根据 TTB 的规定，任何在美国之外的地区生产的蒸馏烈酒均不得使用波本这一名称，但对于名字是否能使用州名称，除了一条完全合理的裁定——即并非在肯塔基州酿造的波本酒不得标示“肯塔基州波本威士忌”字样之外，该局未做其他规定。美国大约有162家蒸馏酿酒商在生产正宗的波本威士忌，其中大多数都位于肯塔基州。

那么，杰克丹尼生产的田纳西威士忌又有哪些说法呢？它属于波本酒吗？严格来说（此处最好用词严谨，因为有关这一话题的讨论可谓剑拔弩张），田纳西威士忌并不属于波本威士忌。尽管这种威士忌符合所有和波本威士忌相关的法律定义，例如主要以玉米酿造，在经烘炙的全新橡木桶内陈年，符合酒精浓度规范等，但有一点，田纳西威士忌会经过一个添加步骤。在蒸馏结束后以及开始陈酿之前的这段时间，每一滴田纳西威士忌都会穿过10英尺厚的糖枫木炭层，杰克丹尼公司将这一流程宣传为“糖枫木炭层柔化”，其官方名称是“林肯郡流程”（Lincoln County Process）。这也是杰克丹尼威士忌与大多数被捧上天的波本威士忌之间唯一的程序差别。

杰克丹尼夸耀自己是一款酸醪威士忌。酸醪威士忌每次发酵时所使用的醪，都包括部分上次发酵剩下的残余醪，不过几乎所有波本威士忌以及其他品类的威士忌都会用到酸醪，所以波本威士忌的酿成禅机与这一点也就没什么关系了。

**吃货字典：**波本的大麦含量——少得可怜。

## 杰克丹尼乐乐排骨烤肉酱

杰克丹尼不仅可以作为一款酒精饮料，它还有妙用之处，能为以下食谱锦上添花。2条猪肋排大约需要1杯烤肉酱，余下1

杯可以留给本周的烤鸡，够给它涂上厚厚一层了。这份食谱值得收录为你的最佳 BBQ 秘方。

- 1 杯番茄酱
- ¼ 杯杰克丹尼黑标威士忌
- ¼ 杯黑糖蜜
- ¼ 杯苹果醋
- 1 大匙伍斯特沙司
- 1 大匙鲜榨柠檬汁
- 1 大匙酱油
- ½ 茶匙现磨胡椒粉
- ½ 茶匙干芥末
- 1 瓣大蒜（捣碎）

在小号炖锅中将所有配料混合在一起。开中火煮至锅开，再以小火慢炖 10 分钟，其间不时搅拌即可。

**本食谱可制作 2 杯酱料**

## 薄荷酒的酒杯为什么会起霜?

在肯塔基州的德比派对（Derby Day party）上，我的朋友们准备了一些薄荷酒。我发现就在派对主人兑好调饮不久，杯子外壁形成了一层霜衣。我知道一大杯汤姆柯林斯（Tom Collins）之

*类的酒会让杯子外壁变湿，但我从未见过这种甚至会结冰的效果，是薄荷酒有什么特别之处吗？*

在任何一位纯美国南方人看来，这个问题的答案都会是“太多特别之处了”。

美国南方的仲夏之夜，空气中飘散着木兰花的芳香，晚风吹拂着你的脸庞，在南方人懒洋洋的语速包围中，没什么饮料比薄荷酒更能提神了，其独具魅力的甜味甚至让你察觉不到酒精的烈性，然而杯子里的却是纯波本威士忌。杯子结霜背后的科学原理也正是这些“不易察觉（对于部分人而言）的酒精”。

让我们追本溯源地来解析一下。在金属杯或高脚杯容器内放入捣碎的薄荷叶，加上糖和冰，再毫不吝啬地倒入波本酒，一杯薄荷酒即调配完成。如果我们以白水代替酒，冰块和水会很快达到相同的温度。在这种温度条件下，冰块和水会同时存在，冰块不会融化，水不会结冰（二者实现平衡）。正如你所想，这个温度就是 $H_2O$ 在通常情况下的结冰点 32℉（0℃）。

波本酒（它的本质值得称赞）含有酒精和水。在糖的助力下，酒精能够降低结冰点，如同防冻液会降低汽车散热器中冷却剂的结冰点一样。由于结冰点降低，冰水共存的温度也会降低，这两个温度是一样的。冰和液体要共存，就必须通过融化部分冰块来降低温度，这个过程会吸走热量，从而让混合液体降温。老式冰柜中的冰盐混合物之所以能够冷冻奶油，也是基于同样的原理。对于冰柜而言，是盐降低了结冰点，而薄荷酒中，则是酒精降低了结冰点。

空气潮湿的某天，在波本酒的作用下，高脚杯中的液体冷却下来，为空气中的水分在高脚杯外壁凝结甚至结冰而提供了便利，形成一层霜衣。汤姆柯林斯鸡尾酒的温度无法冷冻杯子外壁的水分，因为杯中可能只放了少量冰块，且酒精含量不足以冷却至结冰温度。但是薄荷酒不同，其中碎冰块形成较大的表面积，在这样的条件下，冰 / 水平衡能够开怀地扮演降温介质的角色。

大多数宏伟的演出场合都会用标准纯银（非镀银）高脚杯或是水杯（不能是玻璃杯）供应薄荷酒。因为玻璃杯导热（冷）不好，而纯银含银量为 92.5%，而且在所有金属中，银是最好的热导体。

鉴于生活在更温暖的南方的人民一直以来热衷于就薄荷酒的最佳配法进行激烈的争论，我这名地道的北方人就不在此冒昧地介绍薄荷酒配方了，你可以揪住一位肯塔基上校（别误会，不是肯德基上校，那位已经不在人世了）来征询意见。

## 加冰块冰镇时如何才能使饮料不变淡？

我和朋友们常常就如何冰镇饮料——即在饮料中加上小冰块，然后搅一搅或者摇一摇——而展开讨论，例如到底该放多少冰块？饮料的浓度会被稀释多少？有位朋友说他会放很多冰块，不但能迅速达到冰镇效果，而且稀释程度更低。我对此不敢苟同，饮料可能会更快地冷却，但稀释程度应该是一样的，就算所有冰块冷冻时的用水量可能少一些，但冰块融化后的总量是一样的。烦请揭示一下其中的原理，不胜感激。

我认同你那位朋友的看法。

首先，最好选用温度更低的冰块，因为它们同温度更低的石块一样，能够更快地冷却液体。融化并非冷却饮料必要的因素，温度低的石块也能完成冷却。

如果两个物质相互接触，热量将自动从温度高的物质流向温度低的物质。就我们现在提出的问题而言，则是热量从液体流向冰块，或者可以说是冰块吸收了液体中的热能。放入的冰块温度越低，在其融化 / 达到结冰点（0℃）之前，甚至是在冰块开始认为自己该融化之前，所能吸收的热量就越多。所以说，如果冰块温度足够低（远低于 0℃），则冰块只会有些许融化，因此稀释程度也会更低。

其次，冰块越多越好。容器内放入大量冰块，会将液体挤进大块冰块之间的裂隙，形成能够与冰块表面有效进行热接触的液体薄层，相比较厚的液体层，这一液体薄层能够更快地降温。另一种解释是大冰块越多，冰的表面积就越大，也就更有利于与液体进行热交换。因此结论是，更多的大冰块能够快速冰镇饮料且发生较少的融化，当然前提是它们不能泡太久。所以最正确的冰镇箴言是：多放冰块，尽快饮用。

在此多做一些解释，小冰块与碎冰不同。碎冰的表面积太大，因此与液体之间的热交换过于有效，甚至在你尚未品尝出杯中物是杰克丹尼威士忌之前，它就已然开始融化并稀释饮料浓度了。

然而不幸的是，大多数调酒师使用的冰块温度都不够低。这些冰块大概在冰桶里已经待了很久，温度已经升高到融化的温度范围，因此它们还没开始融化和稀释饮料，就已经失去了冷却效力。

不过好在就算是达到了融化点，冰块也不会立即融化。每克冰都需要另外再吸收少量的卡路里（0.080 卡路里）——即融化热量——才能分解其固体结构变为液体。所以即使是温度没有那么低的冰块，仍能够出色地完成冷却任务，尽管这期间会有融化和稀释相伴。因此不要让调酒师过久地搅拌或摇动（老天也不会允许他这么干的）你的马提尼。

马提尼很烈，需要掺入 10% 左右的水，所以饮用者也确实想让马提尼中的冰块融化一部分，以此稀释酒精浓度，但调酒师必须在放入的冰块量、液体温度以及搅拌强度之间达到一种适当的平衡，这也就是为什么那么多人调不出好喝的马提尼，而按理来说，马提尼应该是全世界最易调配的一款酒精饮料。

## 有没有公式可以计算出醉酒阈值?

我会适量饮酒，会在晚餐或者社交场合来点儿红酒，通常不过一两杯。千真万确，平时只喝那么多。但是在假日派对上，大家进餐都很慢，还会聊天，这时候很容易放松警惕多喝几杯，所以时不时也会为了聊以自慰（恐怕也有为了迎合他人感受之意）而贪杯。我知道个体情况有所不同，但有没有通用的指南，能帮我了解不同饮酒量对人体所产生的影响呢?

在大学校园度过了数十年（不要误会，不是指我毕业花了那么久，而是我一直在教书），我对学生们所谓的“尽情派对”（就是豪饮）也有所耳闻。

但无论是故意还是意外地纵饮，喜欢狂欢作乐的并不只有学生。对于我们这些已从大学毕业的人来说，在假日期间偶然地过量饮酒更加危险，因为我们不是学生，不能蹒跚地走回宿舍酣然大睡。大多数情况下，我们都得开车回家。尽管当时脑子是清醒的，但开起车来思绪就会变成一团糨糊。

美国国家公路交通安全管理局（National Highway Traffic Safety Administration）于2000年进行的一项研究表明，血液中的酒精浓度只需达到0.02［是美国酒后驾车规定（Driving Under Influence，简称DUI）标准值0.08的四分之一］，就会让司机的驾车能力开始退化。

那么，我们该如何控制酒精摄入量，从而停止在第一阶段“陶醉”（放松且适意），而不会过量饮酒进入随后的七个阶段（第二阶段：喋喋不休且抑制力减弱；第三阶段：肢体失去协调性且吐字不清；第四阶段：失去控制或抑制能力；第五阶段：昏睡且神志不清；第六阶段：眩晕；第七阶段：昏迷；第八阶段：死亡）?

答案有些令人沮丧——我们无法控制，至少是不能精确控制。确定一个人对给定酒精摄入量的反应，不但受到诸多因素干扰，还有多项变量需要参照，包括基因、新陈代谢率（通常女性较男性高）、体重和个人饮酒史（通常酗酒者酒量更大）等。最重要的一项是给定酒精量的摄入方式，即酒精饮料是否经调酒师稀释、当时是否就餐以及饮用时长等。稀释比例越高、进食越多或是饮用时间越长，酒精对人体的影响也就越弱。

其中的关键因素是乙醇酒精的总摄入量。常听到有人说“我只喝了两杯”，但对于判断总摄入量而言，这“两杯”可以说是毫无意义。在英国，标准的“饮酒单位”是指任何含有8克纯酒精的饮料；在美国，“饮酒”是指摄入了12克至15克纯酒精；而在日本，这一数值则高达20克。但无论是啤酒、红酒或任何酒水，标签上从来没有标明“酒精克数”。

那么这些不同的酒精摄入量会对人体产生哪些影响呢？直到它们进入血液之前，不会有丝毫影响。所以公认的醉酒测量措施是检测血液酒精浓度（简称 BAC），即每 100 毫升血液中的酒精克数。BAC 不是直接进行血液测量（除非进行尸检），而是进行呼气测量，因为酒精会通过血液进入肺部，再随呼吸吐出。血液中的酒精浓度约为呼气中测出的酒精浓度的 2 100 倍，因此呼气酒精测试仪可以直接定标 BAC 的读数。

摄入体内的酒精将由人体水分均匀吸收，大约 80% 吸收过程由胃部完成，20% 的吸收过程由小肠完成。因此，BAC 还会受到个体体内的水分含量影响，血液中的水分越多，给定酒精量的浓度就越低，生理反应也就越小。尽管个体情况有所不同，但平均而言，男性体内的水分含量为 58%（按体重计算），女性体内的水分含量为 49%，而男性和女性血液中的水分含量都是 80.6%。

用这些数值做几道计算题：假设血液密度为每 100 毫升 1.06 克，则一位体重为 170 磅[①] 的男性，每摄入 10 克纯酒精，他的 BAC 值就会上升 0.019；体重为 120 磅的女性，每摄入 10 克纯酒精，她的 BAC 值就会上升 0.032。这意味着若要达到 DUI 规定的法定 0.080 这一 BAC 值，这位体重 170 磅的男性需要摄入 42 克纯酒精，而那位体重 120 磅的女性则仅需要摄入 25 克。

四舍五入后，转换得出醉酒阈值（请对号入座）：

- **标准酒精度达到 80 的烈酒（酒精度 40%）**：170 磅男性

---

① 1 磅约等于 453.6 克。——编注

为 5 盎司；120 磅女性为 3 盎司；

- **红酒（酒精度 13%）：** 170 磅男性为 14 盎司；120 磅女性为 8 盎司；
- **啤酒（酒精度 5%）：** 170 磅男性为 37 盎司；120 磅女性为 22 盎司。

因为个体差异很大，计算中假设饮酒者迅速和完全吸收了所摄入的酒精，且均未计入因饮酒时就餐而延迟的酒精吸收量、肝脏持续处理的酒精量或派对上通过排尿排出的酒精量，故而以上计算仅能得出粗略值。这是一套相当复杂的输入 / 输出体系。不过，尽管这一估计值极其保守，但还是贴近正确值的，你可以记录摄入的盎司量，并根据体重和饮食情况，对上述摄入量进行调整，就能够得出自身大概的“醉酒阈值”。

当然，大家都想在达到这一阈值之前就放下酒杯。不过，任何一个人在到了头顶着灯罩、把酒欢唱《友谊天长地久》的那一刻，大概早就把计数这回事儿抛诸脑后了。那么，我们应该怎么做呢？无论男女，无论胖瘦，无论是酗酒者还是因社交而不得不纵饮的人，都可以每半个小时来一场灵魂出窍的体验——让自己的思绪抽离身体，客观地观察一下自己的行为。如果你发现自己正在进入第二阶段，或几乎迈进第三阶段了，那就该从酒桌旁全身而退，吃点儿食物缓释一下体内的酒精浓度，然后不失风度地回家去。

## 一条中肯的意见

包括美国运输部（U.S. Department of Transportation）以及

美国国家公路交通安全管理局（简称 NHTSA）的美国执法机关所采用的血液酒精浓度数值为每 100 毫升血液中的酒精克数。该数值保留两位小数，即司机体内的最大法定酒精含量为 0.08，或每 100 毫升血液中含有 1 克的 80%。但许多人都很难解释清楚这些小数的意义，而且这些数字总是显得冗长复杂。所以与其将血液酒精浓度数值定义为每 100 毫升血液中的酒精克数，不如重新定义为每 100 毫升血液中的酒精毫克数，这样一来，数值就会是一个整数，酒驾限值就会表示为 80（未超 80 的数值以 70、60、50 递减），而不再是拖着小数尾巴的 0.08。

不知道相关部门能否采纳我的提议。

（估计不乏一些醉酒之人看到自己血液酒精浓度登记为 100，会认为自己考试喜得 100 分。）

## 怎样去除桌布上的红酒污渍？

我找到了几乎所有去除桌布和衣物上红酒污渍的处理办法。最常见的方法是用苏打水和盐水，这两种方式我都试过了，并不成功。你可以介绍一种能奏效的方法吗？

在得知我拥有化学博士学位之后，就有无数人针对这些深刻的科学疑问（例如上述问题）向我征询过专业见解（难道我上了 20 年的学就是为了解答这样的问题？）。

不过我愿意先丢掉作家的身份，暂停介绍有关要进肚子的食物和饮料，来说说那些从你嘴边滑走的、无意搞破坏的分子。

笨手笨脚的客人打翻了红酒，弄脏了主人的桌布，然后不可避免地，大家会七嘴八舌地提议："快拿苏打水来！""倒些白葡萄酒上去！""用白醋！""在上面撒盐！"只不过，这些善意都不会起到作用。碰到这种情况，盐唯一的用处就是通过毛细作用吸收多余的液体（多亏它是沙状物），但如果你采用了处理污渍的第一个关键步骤——立即用干布或纸巾擦干洒出的酒液，恐怕也就没什么多余的液体能供它吸收了。

讽刺的是，苏打水、白葡萄酒和白醋这三种受众人称许的液体都呈酸性，反而可能会加深污渍。下面让我们来一探究竟。

葡萄皮中的色素属于可食用的着色剂——即花青素，可充当酸碱指示剂（参见第 12 页"科学边栏：石蕊指示的小秘密"），也就是说，它遇到酸性介质就会呈现红色，遇到碱性介质就会呈淡紫色。往酸性的红酒污渍上洒一些酸性液体，可能除了冲淡污渍外（白水也能做到），什么忙也帮不上。

我一直觉得倒苏打水这种最为人称道的处理方法不可靠。我没有找到任何化学原理来支撑苏打水能够去除污渍的说法，所以我亲自做了测试（问题在于人类总会奔走相告一些未经过任何谨慎验证的信息）。

首先，我用白棉花沾上含有二氧化碳的清水（或塞尔兹含气矿泉水，在化学家眼里它就是碳酸液体），处理刚刚溅上的红酒污渍。作为酸性物质，它没能处理掉任何红酒污渍。

然后我测试了神奇的苏打水。苏打水实际上是在含有二氧化碳的清水中添加了少量碳酸氢钠（小苏打），有时是添加了少量的柠檬酸钠。无论是添加了碳酸氢钠还是柠檬酸钠，两种化学物质都能弱化酸性，但是我发现苏打水仍呈弱酸性，并不能去除红葡萄酒污渍，它毫无效果。苏打水的一干信徒要失望了。

那么，什么物质能去除红酒污渍呢？几年前，加州大学戴维斯分校的研究人员——专攻葡萄酿酒学（葡萄酒化学）的安德鲁·沃特豪斯（Andrew L. Waterhouse）教授及其学生纳塔莉·拉米雷（Natalie Ramirez），针对一系列市售配方和自制配方进行了测试。然而，许多“红酒污渍去污剂”产品都未能起效。但在一般情况下，将3%的过氧化氢溶液和某特定品牌的洗洁精对半混合后，能取得不错的去渍效果，具体取决于布料类型和污渍的残留时间。

不过我们没必要提前调配这种混合物，平时备好配料以防不时之需即可，而且这种混合物也无法长期保存。不过，戴维斯使用的过氧化氢点醒了我，让我注意到过氧化物是一种漂白剂。尽管过氧化物的去污效力不如含氯漂白剂，但后者不仅会清除污渍，还会顺带去掉布料自有的颜色。过氧化物被洗涤剂制造商宣传为“护色漂白剂”，它能够对带颜色的化学物质进行氧化，使之变为无色。

我决意对多个含有过碳酸钠的新产品——即所谓的碳酸钠（洗用碱）与过氧化氢的加成产物，自戴维斯完成他的试验之后，这种混合物已成为商品上市销售——进行一番测试，测试结果是，它们对红酒污渍奇迹般地奏效！

我在附近的超市买来三种过碳酸钠类产品——分别为奥克洗清洁剂（Oxi Clean）、去渍有氧清洁剂（Clorox Oxygen Action）以及舒特有氧清洁粉（Shout Oxy Power），并对三款产品进行了测试。我在被红酒弄脏的白色棉布上撒上了这些产品（三款产品均为白色粉末状），并随意喷洒清水，让粉末湿润，然后静待10

分钟。

我观察到的结果是，强碱性的碳酸钠会先将污渍变成蓝色，然后过氧化氢再来发挥作用，几乎能完全漂白蓝色（相较于其他二者，舒特有氧清洁粉这款产品起效更快）。然后我把棉布扔进洗衣机，倒入过碳酸钠，倒入洗涤剂，启动洗衣机。最后，污渍全都不见了！

## 科学边栏：被绑架的电子

化学中的“氧化作用”涉及更为宽泛的反应类别，不只局限于物质与氧气的简单相互作用。广义上讲，氧化作用可以指一个原子或分子损失了电子的任何反应。过氧化氢以及其他过氧化物都属于氧化剂，能够捋走许多其他化合物分子中的电子。

有颜色的化合物之所以会五颜六色，是因为它们的电子吸收了遇到的特定波长或日光（所有可见波长的集合体）中的颜色，并将所有残余的波长反射回人类眼中。我们看到的颜色是已经缺失了一些入射角颜色的反射光。例如，水仙花的花瓣吸收了日光中的一些蓝色波长，因此反射回人类眼中的就是一种缺少蓝色的光，所以我们看到的水仙花会是黄色，水仙花也就被断定为黄色。但如果氧化剂捋走的是吸收蓝光的电子，水仙花就会被“漂白”，人类就不会看到黄色。

所以我们在超市购买洗涤剂时，应检查这类产品的成分标签，要是含有“过碳酸钠”，就买回家备用。对于其他类型的污渍，这类产品同样有效。

苏打水还是留着勾兑苏格兰威士忌吧。

特此谨慎地声明：去除污渍是一项难活儿，成效难以预料，取决于污渍的具体性质、残留时间以及布料的类型和颜色。本人仅针对刚刚洒到白色棉布上的梅洛红酒污渍进行了测试。使用任何污渍去除方法（包括上述方法）之前，请事先在桌布或衣物不显眼的部位进行验证。

---

## 如何去除刚洒上的红酒污渍

准备工作：在厨房备置一款含有过碳酸钠的清洁产品（例如奥克洗清洁剂、去渍有氧清洁剂以及舒特有氧清洁粉，三款产品均为白色粉末状）。

实施步骤：

1. 倒上红酒，上菜；享用美食和红酒；与宾客把酒言欢。
2. 看到客人把红酒洒到桌布上，你虽惊慌失措，但还请保持镇静。
3. 说时迟那时快，拿起干抹布或纸巾擦拭洒出的红酒，并好言相劝“肇事者”不要担心，同时在心里默默诅咒客人下地狱。
4. 在污渍上撒上一些白色的过碳酸钠粉末。
5. 让家里的男士弄来一些清水，随意喷洒在粉末上，以便让粉末湿润并呈糊状。
6. 让糊状物保持十分钟，其间与客人寒暄几句，但仍然在心里诅咒客人。

7. 随即将桌布放入洗衣机，保留过碳酸钠糊状物。

8. 按平常量倒入洗涤剂，启动洗衣机。

9. 最后，为自己刚才内心中的小肚鸡肠行为而忏悔。

# 第二章

# 欢迎来到农场

农场是美食的源头，像地球母亲，它是大地，是土壤。

9 000 多年前，人类开始驯化动物并发展农业，以此来解决狩猎和群居生活面临的食物不足，那时的人类已然撒下了现代农业的种子（真实的写照）。尽管我们还会傍海捕鱼（参见第六章），但人类所有食物的主要来源依然是农业，农民会耕作良田，收割庄稼，并饲养牲畜。

农场分为很多类型。迄今数量最多的农场主要从事粮食种植（参见第五章），包括大米、玉米和小麦，且几乎提供了全世界人类的口粮。此外，还有种植水果（参见第四章）以及品类繁多的蔬菜（参见第三章）的农场，以及养育牲畜的牧场，以便人们能够获取动物的肉、蛋、奶。

本章着重于牧场，那里有两类动物生存的基本要素：生命的起源要素——鸡蛋，以及维持生命的要素——母乳，它们都获取自经驯化的动物。人类要么直接食用它们，要么以机械、化学或生物方式先将其转换为黄油、乳酪[1]等食物，然后再将这些产

---

① 原文英文单词为 cheese，有乳酪、奶酪、干酪、芝士等含义；翻译时，均根据日常生活中常用名称处理；乳酪、奶酪、干酪、芝士均可互换使用。——译注

品融会贯通于全世界千百道菜肴之中。

本章内容仍没有解开困惑了我数年的问题：提到鸡蛋和牛奶，人们会连起来称为蛋奶，似乎二者之间总有着明显的联系？还有果、蔬和鱼、肉也是如此。我至今都没有找到答案。只消瞥上一眼母鸡和奶牛，即便是最漫不经心的观察者，也应能看出二者之间毫无共同点。在这个世界上，还没有大清早起来去收奶牛的蛋、揪住母鸡挤奶的农民呢。

但不管怎样，在同一章节中，我仍会继续以紧密的关系来提及鸡蛋和牛奶。

## 去脂牛奶怎么不见了？

我一直都购买去脂牛奶，直到最近脱脂牛奶产品霸占了整个货架。其实我不怎么爱喝脱脂牛奶，假期住在我这儿的外孙甚至完全拒绝脱脂牛奶。所以我买了一些低脂牛奶。这让我感到疑惑：去脂牛奶和脱脂牛奶之间有什么区别呢？真正的去脂牛奶会发蓝白色，倒入杯中后，挨着玻璃杯边缘的那一圈液体呈半透明状。为什么我买不到之前那种去脂牛奶了呢？

公告牌标示着“要选购乳制品吗？”，从而引来了购物者更多疑问：“能具体一些吗？你是卖生鲜奶、巴氏杀菌牛奶、均质牛奶、无菌包装牛奶、全脂牛奶、去脂牛奶、2% 乳脂牛奶、1% 乳脂牛奶、脱脂牛奶、无糖炼乳、炼乳还是酪乳？”

要是奶牛知道我们这些人猿动物围着它们托上帝之福才有的自然产物能搞出这么多花样来，它们得高兴到跳脚。

但是首先，你认为你了解乳制品吗？根据《美国联邦法规》第二十一编卷八第一章 1240 条 A 节第 1240.3（j）款（13 版）规定，乳制品系指“从一头或多头健康的产奶动物，例如奶牛、山羊、绵羊和水牛等动物获取的乳汁分泌物，包括但不限于低脂奶、去脂奶、奶油、半奶油半鲜奶、奶粉、脱脂奶粉、干奶油、炼乳产品或浓缩乳制品、发酵奶或酸化奶及其乳制品……”。完整的条款还有 80 余字（一堆冠冕堂皇的官僚用语！），在此不多做赘述。

现在，我们已知晓了要讨论的主题（永远是正确的第一步），接下来就让我们讨论一下乳脂。我在下文中提到的乳制品等，均指代来自奶牛（牛属动物）的“乳汁分泌物”，而且我假设大家无须动物学家或是《美国联邦法规》的解释，就已对它们的含义了然于胸。

当代美国社会似乎已有定论：一 8 盎司容量玻璃杯的普通全脂牛奶中含有 8 克乳脂，而这 8 克乳脂对我们文明的存续构成了严重威胁。因此，我们的市场开始供应数不清的乳脂含量不断缩减的乳制品。

过去，人们可以通过将全脂非均质牛奶中的大多数脂肪球提炼至奶液表面，并撇去这部分我们所谓的“奶油”，来获得这种“撇去乳脂的牛奶”或“去脂牛奶”，好像牛奶和奶油完全是两类食品，两者之间没什么瓜葛。但如今，人们发现即便是进行了这样的处理，牛奶和奶油仍都含有不同量的脂肪。

超市里，乳制品货架上为人们提供五花八门的选择。根据《美国联邦法规》第二十一编卷八某条某节某款规定（使用酶、溶剂，或通过加热、压缩、冷却、真空、基因工程、分馏法或其他类似程序，或添加、减少乳脂，或为增加产品蛋白质、维生素或矿物质而添加安全适用的可选成分，而改变奶液、奶油或乳清的化学特性或物理特性），一系列不同脂肪含量的乳制品应时而生。现在你知道为什么会有这么多产品了吧？

那么，消费者要怎么选择呢？

幸运的是，乳制品行业生产什么产品，政府就会针对这些产品制定规则。美国食品药品监督管理局（U.S. Food and Drug Administration，简称 FDA）已按脂肪含量将牛奶归为四类，将奶油归为六类，其中包括两类酸奶油。第 54 页表 1按美国食品药品监督管理局允许生产商使用的标签名称列明了此类产品（根据 1998 年 1 月的规定），另以括号标示了相应的惯用名称。

表中所示乳脂克数和卡路里数值均取自美国农业部（简称 USDA）标准参考营养数据库（USDA's Nutrient Database for Standard Reference，该数据库几乎汇编了所有食物的平均成分）。当然，确切的数值取决于具体品牌。

不过尽管 1 克乳脂含有 9 卡路里，但对于给定的牛奶产品，其卡路里数值并不一定就是乳脂克数的九倍，因为牛奶中的蛋白质和碳水化合物同样也有卡路里。此外，相较于乳脂含量，牛奶种类之间的差异更大，因此，每杯牛奶的卡路里数值不一定会随着乳脂含量的高低而增减。

通过表 1 能看出，即便是去除了全脂牛奶中的所有乳脂，也只是将每杯牛奶的卡路里数值从 149 降至 86，仅帮你减少摄入 63 卡路里。而另一方面，奶油之间的卡路里差值则高达近 500。

插一句题外话，一杯打发用重奶油能制作两杯打发奶油，能够减半因贪嘴而产生的愧疚感。相当于第二杯纯奶油不存在卡路里哟。

除减少了牛奶乳脂带来的“丰富口感”，就牛奶而言，人类还犯下了许多其他错误。例如，我们蒸发了全脂牛奶中约 60% 的水分，并将之装入罐头，给它起名为无糖炼乳（乳脂高达 19.1 克，每杯卡路里为 338），却保留了牛奶中的所有乳脂（当然，不包括低脂和无脂炼乳）。去脂无糖炼乳（是不是也可以称作无糖去脂炼乳？）也是例子，其乳脂含量为 0.5 克，每杯卡路里为 200；加糖炼乳（乳脂为 26.6 克，每杯卡路里为 982）则是以无糖炼乳混合约 45% 糖分调配而成。

**表 1　各类牛奶和奶油产品**

| 牛奶 | 乳脂（克）/ 杯 | 卡路里 / 杯 |
|---|---|---|
| 全脂奶 | 8.15 | 149 |
| 减脂、少脂（2% 乳脂）奶<br>低脂奶（1% 乳脂） | 4.69<br>2.59 | 122<br>102 |
| 非脂性、脱脂、去脂、零脂、无脂奶（即去脂奶） | 0.4 | 86 |
| **奶油** | | |
| 打发用重奶油（未稀释） | 88.1 | 821 |
| 打发用淡奶油 | 73.9 | 698 |
| 淡奶油、咖啡奶油、餐桌稀奶油 | 46.3 | 468 |
| 半奶油半鲜奶 | 27.8 | 315 |
| **发酵酸奶油** | | |
| 普通类 | 48.2 | 492 |
| 减脂类 | 29.0 | 327 |

这就是事实情况，你珍爱的去脂牛奶依然存在，只不过换了一个现代名称，隐藏了原来的身份。

## 市售的各种奶油产品有什么区别?

我看到食品商店的乳制品货架上售有重奶油、打发用奶油、淡奶油、半奶油半鲜奶，等等。那这些奶油类型之间都有哪些区别呢?

奶油是通过提高牛奶中的乳脂（还可以用来制作黄油，因此亦称作黄油脂）比例提炼而来，提炼后的比例超出了牛奶原液中的乳脂比例。也就是说，原奶中的部分水分和非脂性部分被剔除了，以此增加它的“丰富口感”——即它的顺滑和油腻口感。

这是怎么做到的呢？地球重力会帮忙。不过我们需要把全脂奶、非均质牛奶搁置一段时间。由于乳脂（密度低）轻于水，所以它会漂起来浮在表面，从而便于我们分离出富含乳脂的奶油。

乳品厂为了将剩余牛奶中的乳脂球分离出来，会使用一些更快且更有效的设备——离心机和奶油分离器，这类机器能够以每分钟千次转数的速度旋转全脂牛奶，就像是发了疯的洗衣机在搅动衣服一样。相较于乳脂，较重（密度更高）的水性去脂乳会受到更强烈的离心力，被甩至设备碗状容器的外沿，密度较低的乳脂球则在容器的中心徘徊。机器搭配的一摞锥形叶片能收集各种密度（即各种比例）的乳脂。

美国农业部对不同乳脂含量的奶油标签均有所规定。重奶油（有时称为打发用重奶油）含有的乳脂比例最高（36% 至 40%），因此也被视为奶油中的极品。打发用淡奶油的乳脂比例为 30% 至 36%。任何低于 30% 的淡奶油均不能用于打发，例如亦称为咖啡奶油的淡奶油，其乳脂比例仅为 18% 至 30%。

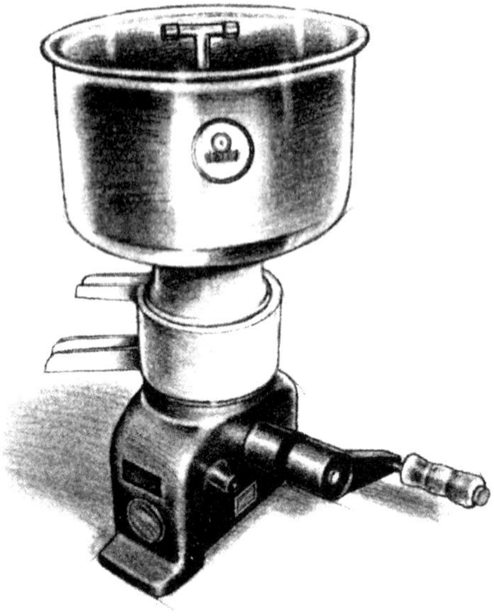

**一款小型手摇式奶油分离器。左侧两个喷口会分别流出奶油和奶液（本款设备品牌为 Courtesy Hoegger Goat Supply）。**

对于半奶油半鲜奶的乳脂含量，我们不能从字面意义来判断，其乳脂含量具体取决于那一半“奶油”的密度（即重奶油还是淡奶油）。半奶油半鲜奶的乳脂比例介于 10.5% 至 18%。

乳制品包装标签上的措辞会在符合农业部规定的情况下而有所差异，所以在选购奶油时，大家只看包装上印有的乳脂含量即可。

## 枕边牛奶糖

本食谱改编自美国画家玛丽·卡萨特（Mary Cassatt，1844—1926）的手写食谱，她在巴黎与印象派画家埃德加·德加共度美好时光时，为同伴制作了这些软软的牛奶糖。卡萨特记录食谱的本子已遗失，这是她留下来的唯一一道食谱。匹兹堡万丽酒店正式开业那天，酒店在夜床服务期间，将这些形似乖巧枕头的自制可可牛奶糖摆放在了客人的枕边（卡萨特出生在美国宾夕法尼亚州的阿勒格尼郡，目前该地区已划归匹兹堡）。

请一定要按照食谱制作。如果厨房温度过高，糖果会变软并摊开，较低的室温有利于糖果定形。如果你喜欢吃软糖，那你肯定会爱上这款枕边牛奶糖的。

- 170 克半甜巧克力
- 1½ 杯糖粉
- 6 大匙无盐黄油
- 1 杯蜂蜜
- 1 杯重奶油
- ¼ 杯无糖可可粉，供裹粉用

1. 在大理石或花岗岩表面或烘烤板上涂抹少许油（请勿使用铁氟龙或类似涂层的烘烤盘），搁置一边待用。
2. 以手持研磨机的大孔径磨碎巧克力，用中号碗或馅饼盘盛装。
3. 将巧克力碎和所有其他食材（除了可可粉以外）倒入中号厚底炖锅，并用木勺搅拌。
4. 以中火至大火煮至锅开，不时搅动，并继续加热，直至锅内液体温度达到 115℃（请用糖果用温度计测温），升温过程约需 10 分钟。
5. 小心地将滚烫的混合物倒在涂过油的岩石或烘烤板表面（请勿

使其摊开），让其冷却。

6. 使用刮刀将糖聚集成4个球体，并撒上一些可可粉。搓成直径约为2.5厘米的长柱体。再次撒上可可粉，放上烘烤板，覆上保鲜膜。放入冰箱冷藏数小时直到质地变硬或隔夜。
7. 揭开保鲜膜，将长柱切为2.5厘米宽的块状。切片时，刀背会拖拉糖果，形成枕头的形状，将糖果平放在罐头盒或糖果盒中，并密封。
8. 放入冰箱冷藏保存，以待食用。糖果保质期为1周。招待客人时，可以铺上糖果纸或用铝箔杯盛放。

**本食谱可制作48块牛奶糖**

## 酸奶中含有活菌吗？

原味酸奶包装的成分标签上写着含有果胶质。他们为了让酸奶变稠而添加了果胶质，那这种酸奶是不是更像一款果冻？

原则上，且按照许多国家的做法，酸奶是一款简单易做的饮品，通常是在牛奶、山羊奶或绵羊奶中添加一定量的益生菌。益生菌以奶中的乳糖为食，并将其代谢为乳酸和其他惹人喜爱的调味化学品，其中部分酸性物质会将奶中的蛋白物质凝结为稠密的凝胶。但现代社会机械化的食品工业，让一切变得复杂化。

全脂奶保留了其所有乳脂，因而能制作出口感丰富的浓稠酸奶。但现在，大多数消费者都改为购买低脂酸奶了。因此，为避免生产出口感单薄、像黏液的产品，酸奶公司会添加增稠剂或稳定剂，即乳固形物、果胶质（提取自大多数水果的一种水溶性碳水化合物）或少量凝胶。

东欧和中东地区早在几个世纪前就已有酸奶这种饮品，直到近代，酸奶才传入美洲大陆。由于酸奶以有利于人体健康并保持苗条的身材等这些未经证实的益处而闻名，因此生产商一直与卡路里为敌，并用低脂奶或无脂奶来制作酸奶，所以他们在产品包装上贴示的措辞也是消费者乐于看到的。但许多人不喜欢原味酸奶的味道，因此大部分酸奶产品都会添加糖或水果果肉，所以卡路里实际上还是增加了。

酸奶有助于减肥吗？如果你把量大如牛的午餐和下午的糖果点心都换成酸奶，当然可以减肥。不过，还是忘了包装上天花乱坠的形容词，读一读政府规定的营养成分表，读完你就会了解每杯酸奶的真实卡路里。

益生菌和霉菌有上千种，也有好坏之分，就像西部片《荒野大镖客》里的好人和坏人一样。霉菌会让我们生病，所以人类当然会喜欢益生菌，并利用它们生产一系列人间美味，包括酸奶和品类繁多的乳酪、啤酒和红酒。

制作酸奶的第一步是杀死奶源中可能潜伏的所有病原菌（外观上看戴有小黑帽）。常规做法是巴氏杀菌法，即将奶源加热至161℉（72℃），持续15秒，或加热至145℉（63℃），持续30分钟。但是酸奶生产商通常会加热至203℉（95℃），持续10分钟，或加热至185℉（85℃），持续30分钟。温度越高，越有利于通过凝结奶中的部分蛋白质来增稠产品。经过巴氏杀菌后，奶液会冷却到109℉（43℃），对于益生菌茁壮生长而言是完美舒适的温度。

制作酸奶时使用的益生菌（外观上看戴着白帽子）有乳杆菌、保加利亚菌（LB）和嗜热链球菌（ST），均以同等数量混合（其他可能还会添加的益生菌为嗜酸乳杆菌）。保加利亚菌和嗜热链球菌具有独特的共生关系，它们会协同吃掉乳液中的乳糖。保加利亚菌还会将蛋白质分解为氨基酸（是蛋白质的建构组块）和肽（两个或多个氨基酸脱水缩合而成），可供嗜热链球菌生长所需，而嗜热链球菌则会反过来生成促进保加利亚菌生长的二氧化碳。

在红酒和啤酒发酵期间，这些益生菌产生的主要调味化学品包括乳酸、乙酸（醋酸）以及乙醛（一种带有核桃的酸涩或像青苹果味儿的化合物）。对于酸奶而言，益生菌会产生乳酸、乙酸等酸性物质，能够增稠牛奶，保持乳脂黏稠度。

在益生菌完成自己的任务——制造出美妙的口味和质地之后，大多数酸奶生产商就会通过加热将它们置于死地，真是典型的过河拆桥。因此，标签上可能会写有“培养后经过热处理”。

有人认为食用活菌有助于健康，但这一说法尚无科学依据。不过，要是你偏爱菌群活跃的酸奶，那在购买时，请选择标有“含有活性益生菌（活菌）”的酸奶，最好是还带有美国国家酸奶协会的“活性益生菌”（LAC）印章。这意味着在生产时，每克产品至少添加了 1 000 万个益生菌，或每 8 盎司一杯的酸奶即含有超过 20 亿个益生菌（数量多到惊人）。

即便是轻微的乳糖不耐受，可能也无法消化乳制品。酸奶可能适合有这类问题的人群，因为益生菌已经消灭了大多数的乳糖。如果你摄取了活性益生菌，那么在消化过程中能够幸存下来的菌群，还会在消化道内继续消灭乳糖。不过这一推论尚未经充分证实。

**吃货字典**：肽——输送各类营养物质的激流。

## 科学边栏：微胞可不是你的细胞

牛奶变成酸奶的过程中，益生菌通过牛奶蛋白质所产生的酸味物质（大多数都是干酪素）会让广泛分布的胶粒（微胞）聚集在一起形成固体。不过，在益生菌充分发挥作用以形成一定的酸值时，这一情况才会发生。对于干酪素而言，pH 酸碱度达到 4.6（即其所谓的**等电点**）时，微胞就会失去其相互排斥的电荷而聚集在一起。达到这一酸值时，大家就能看到牛奶开始凝结，或形成凝乳和乳清。坐下来慢慢观察酸奶的变化，你会发现它们的凝乳、乳清以及乳脂随后会均质化，变为一个质地平整的整体。

### 酸奶奶酪

如果你喜欢酸奶，而且想要更浓稠的口感，那你可以滤掉酸奶的乳清，制作一款酸奶奶酪。酸奶奶酪可以作为半软干酪的代替品。把酸奶奶酪涂抹在百吉饼或意式烤面包（普切塔）上十分美味，还能增添一抹香草味。你还可以用蜂蜜增加一些甜度，作为奶酪甜点来搭配薄脆饼干。

2 **杯原味全脂牛奶或低脂（无脂）酸奶**

1. 将酸奶全部倒入填满数层薄纱棉布的细孔滤网或滤勺。将滤网或滤勺架在一个碗的上方。
2. 将第 1 步中的滤网及碗一同摆放入冰箱 2 小时至 24 小时，让酸奶滴漏并滤掉乳清。静置时间越久乳清过滤得越干净，浓稠度也就越高。收集的乳清可丢弃。

3. 滤网或滤勺中留下的半干酸奶奶酪浓稠度介于酸奶油和新鲜的山羊奶酪之间，足以涂抹面包。

**本食谱可制作 2 杯酸奶奶酪**

## DIY 酸奶油

你可以用酪浆中的“好菌”（**乳链球菌**、**乳脂链球菌**或**双乙酰乳酸链球菌**，不妨再来点儿**明串珠菌属**调味）来 DIY 一款酸奶油。这些益生菌靠奶油中的乳糖生长，能够产生一种令人愉悦的酸味乳酸。虽然酪浆由去脂或半去脂牛奶制成，不过将这些益生菌丢到高脂奶油中会制作出一种口感更丰富的食品。

不像商店里售卖的酸奶油，自制的酸奶油能打发，当然前提是使用了重奶油。打发时要小心，避免过度搅打，因为它会突然变成黄油。已打发或原味的自制酸奶油适合做成美味的奶盖，可以搭配酸涩水果和各类巧克力甜品。

常见的巴氏杀菌奶油会在 24 小时内变稠，并散发出美妙的气味。超高温灭菌奶油则需要久一些才能变稠，且质地较软。两款奶油都能放在冰箱保存一整个月；酸奶油的浓稠度更高，且味道更丰富。

- 2 杯重奶油
- 5 大匙酪浆

1. 取带螺旋盖的玻璃罐，倒入奶油和酪浆并混合，持续摇晃玻璃罐 1 分钟。

2. 在室温条件下，静置玻璃罐 24 小时，待液体变为酸奶油的浓稠度。如果室温较低，则静置时间延长 12 小时至 24 小时。
3. 放入冰箱静置至少 24 小时，最好时间能更久，以便在品尝前让口感和浓稠度变得更加完美。

**本食谱可制作 2 杯酸奶油**

---

## 霜激凌为什么是软的？

我在冰雪皇后（DQ）买了霜激凌并放进了冰柜。第二天，让我诧异的是它的质地变得和普通款冰激凌一样硬，我以为像冰雪皇后和酸奶冰激凌一类的霜激凌使用特殊配方，能一直保持着我十分钟情的丰富的迷人口感。是什么原因造成质地变硬了呢？

我本人也是一名冰雪皇后巧克力霜激凌迷，我就你的遭遇进行了两次试验。试验时，我拎着霜激凌一钻进到车里，就立即将瞬时温度计插到霜激凌的中间，等上十几秒，看看它的实际温度是多少。两次测得的温度分别为 14℉ 和 16℉（−10℃和−9℃）。在冰柜里待了几天后，由于晚餐后进行的“科学实验”，霜激凌的质量少了一些，但每升的温度测得均为 0℉（−18℃）。同你的霜激凌一样，我的霜激凌质地也变得跟普通冰激凌一样硬。

因此我得出结论，冰雪皇后以及其他霜激凌没什么特别之处，只是温度更高一些的冰激凌。我们钟情于霜激凌，不仅仅因为它们质地柔软且顺滑，也因为食用较高温度的食物时，我们的上颚会对味道更敏感。

美国冰雪皇后公司（American Dairy Queen Corp）的香草口味产品成分有乳脂奶和无脂牛奶，蔗糖，玉米糖浆，乳清，单、双甘油酯，人工香料，瓜尔豆胶，聚山梨醇酯-80，卡拉胶（最后三种成分为增稠剂）以及维生素 A 棕榈酸酯。乳脂（黄油脂）是主要成分，而且在低温条件下，黄油质地会较硬，因为有更多的乳脂会结晶（参见第 79 页“为什么黄油能给酱汁增稠?”）。在低温条件下，单、双甘油酯会发生同乳脂全脂（甘油三酯）类似的变化，而瓜尔豆胶和卡拉胶增稠剂同样会倾向于更加紧凑。所以无怪乎一款冰雪皇后霜激凌回到家冷冻之后就变硬了。

冰雪皇后、美国天使冰王（TCBY）、美国卡维尔（Carvel）等冰激凌经销商和独立商店里汇集着五彩缤纷的冰激凌，有无脂冰激凌、低脂牛奶冻（其牛奶含量却出乎意料地低于冰激凌）、酸奶冰激凌以及冰冻乳蛋糕。店里的冰激凌机器，得意扬扬地大口吞入倒进“喉咙”的现成混合物，然后再像吐岩浆一样流淌出冰激凌。冰激凌机器具备搅拌和冷冻功能，能够调节冰激凌的温度和黏度，并给吞入的混合物搭配上各种口味，甚至还能同时搭配两种味道，以满足那些在巧克力和香草口味之间犹豫不决的客人的需求（还不够人性化吗?）。

冰雪皇后的霜激凌属于乳脂含量为 5% 的减脂冰激凌。天使冰王售卖的产品是无脂和 4% 乳脂（宣传标示为“去除 96% 乳脂”）的酸奶冰激凌。冰冻乳蛋糕的口感顺滑度最高，但其奶油含量也最高，因而脂肪含量也排第一（鱼和熊掌不可兼得）。冰冻乳蛋糕含有 10% 的乳脂，以及至少 1.4% 的蛋黄物质。

顺着乳脂排名的梯子继续向上，就是“普通款冰激凌”了。

按照联邦法规的要求，未添加固体食物（例如坚果或糖果块）的冰激凌至少含有 10% 的乳脂。某知名冒充瑞典品牌的冰激凌含有 16% 的乳脂。

**吃货字典：** 乳酪蛋糕——美食街的最后一战。

## 吃冰激凌能消暑吗？

在大夏天来一份冰激凌能给身体降温吗？

大家似乎就此有一致的看法。炎热的夏日，在我居住地的冰雪皇后冰激凌店里总会排着长长的队伍，人们都在等待来一份凉爽的晚餐后甜点，但从劳工日（每年 9 月的第一个星期一）开始，店面就变得门可罗雀，生意冷清。

不过，就这一问题，答案是否定的。毕竟，人类是温血动物，体温恒定为 98.6℉（37℃），就算摄入一些冰凉的食物，也并不能改变这一体温值。人体的冷却机制——即皮肤汗液会蒸发——仅仅是一种体表现象，就算走运，迎面吹来一阵凉爽的风，也只是加速了汗液蒸发。咬上几口冰激凌，只能给口腔降温，相比之下，在身上涂满冰激凌，解暑功效可能更胜一筹。

我曾计算过，在口腔中融化温度为 0℉（−18℃）的长 1 英寸的冰块，仅能消耗 1.3 卡路里的热量。对于一位体重 150 磅的人士，如果将这一数值均摊到全身，这些消耗的热量也仅能够降低 0.004℃。

狗在解暑降温时会伸出它们长而湿的舌头，大口喘着气来蒸发自己的唾液。你可能会想试试它们的方法，因为这样的做法应该比来份蛋卷冰激凌管用得多。

**吃货字典：**煎烤阿拉斯加犬——全球变暖的终极后果。

## 为什么冰激凌融化后会变小？

我把半杯没吃完的冰激凌放进了冰箱，隔夜后，杯子里的冰激凌只剩 ¼，为什么它会缩水这么多呢？

因为它有一半是空气。

根据联邦法规的要求，冰激凌的“膨胀率”不得超过 100%。膨胀指产品原料制成最终产品后的体积增加部分。体积翻倍——100% 的膨胀率，就意味着产品中有 50% 是空气。

冰激凌含有 50% 的空气可是合法的！冰激凌的种类不同，其具体的膨胀率也会有很大差异，空气能带来顺滑的口感，所以这种做法并不是欺诈行为。缺少这些气泡，冰激凌就会呈块状，硬度堪比冷冻的黄油条。不过，冰激凌中的空气也不能超过 50%，否则就会变成稀薄无味的劣质产品，让你备感失望。

商店售卖的冰激凌，无论是霜激凌还是普通冰激凌，其重量必须符合法律规定——每加仑不得低于 4.5 磅，或每夸脱[①]不得低于 18 盎司。你可以试着为你喜欢的冰激凌称重，如果重量约为 27 盎司，则其膨胀率即大约为 50%，或大约含有 25% 的空气。

① 英制及美制单位中的容量单位。美制夸脱又分为湿量夸脱和干量夸脱。1 湿量夸脱约等于 946 毫升，1 干量夸脱约等于 1 101 毫升。——编注

如果重量不足18盎司，那就大可报警，让法律来惩罚这些不良商家。

**吃货字典：**果汁冰糕——“冰冻果汁露”的正确表达，记住了吧。

## 为什么许多奶油乳酪都来自费城？

为了打发时间，我在美食超市的乳酪区清点出20多种乳酪。我猜全世界有上百种乳酪，但是自打我小时候就有的两款老字号乳酪——奶油乳酪和乡村干酪——似乎不同于其他品种。当然，小时候的认知也较为有限。那到底是什么原因让这些产品与众不同呢？它们是不是正宗的美国货？

虽不能说是正宗的美国货，但基本上也算是美国名产了。

奶油乳酪和乡村干酪，以及法国纳沙泰尔乳酪和一些其他乳酪，都有一个共同之处，那就是它们都未经熟化。牛奶或牛奶及奶油混合物都是通过酸性物质（通常是乳酸）进行凝结的，凝乳一旦与乳清分离即可食用。

世界各地都生产有各类翻版乡村干酪（乡村干酪也许是乳酪中最简单的一款），不过好像没人知道这一名称起源何处，很可能是因为最初的生产地都在乡村。对于这款干酪，消费者周知的别名还有卡达干酪、农夫干酪；爱尔兰人称其为“美人儿酸醪”（bonnyclabber），德裔美国宾州人则把它叫作“农家软干酪”，还有许多诸如此类的其他叫法。

乡村干酪在美国最受欢迎，早在 20 世纪初期，美国市场上就已开始出售乡村干酪商品。当时的生产商在制作时，会在经过巴氏杀菌的去脂牛奶或低脂牛奶中添加培养菌乳链球菌。这类益生菌以乳糖为生，并形成凝块的乳酸。通常还会添加另一种培养菌——嗜柠檬酸明串珠菌，这种益生菌会生成一些调味化合物，但不会产生酸性物质。经过数小时发酵后，凝乳会熟化，并控干部分水分，只留下松软易碎的凝乳块，乡村干酪就制成了。排掉更多水分而制成的更为干爽的乳酪就是卡达干酪；而被压成蛋糕或面包状的凝乳，就是农夫干酪。

乡村干酪水分较大（高达 80%），一不小心就会变质，成为任一致病菌的落脚处，并为其提供良好的生长环境，所以乡村干酪必须放入冰箱保存。

1 杯（226 克）乳脂为 2% 的乡村干酪，其卡路里数值为 203，而 1 杯乳脂为 1% 的乡村干酪则有 163 卡路里。二者蛋白质含量均为 28 克（12.4%）。所以这种干酪蛋白质丰富，且低脂、低碳水，可作为日常食品。

奶油乳酪的背景故事就截然不同了。在市场上似乎只能见到一款以宾州费城命名的奶油乳酪，根据名字一猜便知，这款乳酪出自美国。根据“费城乳酪”的生产商卡夫食品公司（Kraft Foods）的说法，奶油乳酪起源于 1872 年纽约州切斯特的一座农场。1880 年，纽约一名经销商给这款乳酪起名为“费城乳酪”，因为当时费城以优质食品而名声在外（匹兹堡的奶油乳酪明显就无法入选这一行列）。

如今市面上的奶油乳酪乳脂含量至少在 33%，水分含量最高为 55%。费城乳酪独特的奶油绵密口感可不是凭空制成的，其乳脂在34.9%，每杯有810卡路里。但是其中还添加了多种添加剂，包括海藻酸（一种从海藻中提取而来的增稠剂）、黄芪胶（提取自各类亚洲和东欧植物）以及瓜尔豆胶（提取自一种豆科植物的种子）。每增添一丝顺滑的背后，都需要多一些代价。

## 超级棒的乳酪蛋糕

这款可口的乳酪蛋糕做起来易如反掌，而且绝不会在烤制过程中开裂。这款蛋糕可以搭配新鲜的浆果、大黄酱（参见第118页）或瓶装果子露。为达到最佳口感，请使用普通的奶油乳酪，切勿使用已打发的或低脂类奶油乳酪。

外层：

- 约10块全麦长饼干
- 1大匙白糖
- 2大匙（¼条）无盐黄油（需熔化）

填料：

- 3包（227克/包）普通奶油乳酪（置于室温下）
- 4个大鸡蛋（室温）
- 1茶匙香草香精
- 1杯白糖
- 一小撮盐

奶盖：

- 2杯（250克容器）酸奶油（非低脂奶油）

- 1 大匙白糖
- 1 茶匙香草精

1. 在烤箱中支起烤架，预热烤箱至 190℃。在 9 英寸的活底蛋糕模上喷洒一层防粘锅的油。
2. 制作外层：将全麦饼干放入料理机或顶端带有拉链的塑料袋中，捏碎或用擀面杖压成碎屑。取 1 杯饼干碎屑，倒入 1 个小碗中（剩余的碎屑可丢弃）。添加白糖和黄油，并用叉子搅拌，让所有饼干碎屑“雨露均沾”。
3. 在活底蛋糕模的底部及其上方约 ½ 处均匀地涂抹饼干碎屑，用指尖轻轻压实。制作填料时，请将其放入冰箱冷藏。
4. 制作填料：取大号碗，用电动搅拌机以中高速搅打乳酪 1 分钟。添加鸡蛋、香草精和白糖，继续搅打 2 分钟，或直至混合物呈奶油状。
5. 将上一步制成的面糊倒入铺过饼干碎屑的蛋糕模中。将蛋糕模放在烤盘上，以便稳固，然后整体放入烤箱中，烘烤 35 分钟。
6. 制作奶盖：取中号碗，用橡胶刮刀搅拌酸奶油、白糖和香草精，直至均匀平滑。
7. 从烤箱中取出乳酪蛋糕。取出时蛋糕中心会有些不稳。用大匙顺着蛋糕的外沿朝中间涂抹奶盖，直至均匀覆盖整个蛋糕顶部。将蛋糕放回烤箱烘烤 15 分钟。
8. 将乳酪蛋糕与烤架和烤盘一同取出，静置冷却。连同烤盘一起覆盖一层保鲜膜，并放入冰箱冷藏至少 6 小时或隔夜。
9. 食用前，请用刀刃沿着贴在烤盘一侧的蛋糕边慢慢松动，完全脱离后再撤走烤盘。切成楔形以供食用。

**本食谱可供 12 人享用**

## 乳酪标签上的百分比代表什么意思?

布里干酪标签上的"%"代表了什么意思?例如,我常看到在售乳酪标有"布里 —— 60%"。

这个符号代表了乳酪中的乳脂含量,但是表达方式使用了化学家所说的**干重基准**,即在去除所有水分后,乳酪的乳脂百分比依然不变。

你见到的例子,是知名的老字号法式软乳酪 —— 布里干酪,以法国巴黎东部地区命名,由于制作时所使用的牛奶和奶油混合物的乳脂含量不同,故而乳酪中的乳脂含量百分比也有所不同。大多数乳酪包装上都会详细列明其乳脂含量,以乳酪干物质的乳脂百分比标示。

乳酪的水分含量均不同,甚至同款乳酪的不同批次在水分含量上都存在差异。对于 100 克的普通乳酪、湿乳酪或干乳酪,为了说明乳酪的乳脂百分比 —— 每 100 克乳酪中的乳脂克数,应该如何来表示呢?显而易见,如果我们剔除不同的水分因素,只按照干物质的百分比来标示乳脂百分比,结果会更准确且更易于理解。

因此,实验室会将乳酪样本放入干燥烘箱内加热,去除其中的所有水分,只留下主要的干燥蛋白质和乳脂,然后再测得乳脂含量,并按干物质百分比予以标示。这一数值会大于完整乳酪(未经干燥)的乳脂百分比。

举例说明。假设完整的含水布里干酪水分含量为 20%。100 克的布里干酪经干燥后，只剩下 80 克的干物质。如果随后测得这 80 克的干物质含有 40 克乳脂，那么干酪就会被标为“50% 乳脂含量”。但这 40 克乳脂的最初来源是未经干燥的 100 克完整干酪，所以对应到完整的含水布里干酪，实际上就只有 40% 的乳脂。

乳脂百分比标签并不是在含糊其词，以便让乳酪的乳脂含量看起来更高。每个食品样本之间的水分含量都会存在很大差异，因此食物科学家通常会首先干燥样本，去除水分，然后以干重基准来标示其中的成分。对于其他各类水分含量不同的物质，在说明其中含有的成分时，这已成为一种标准惯例。

### 矿物质水？

某“极品”（听起来价格就贵）海盐的供应商，吹嘘自己的产品含有多种“有益身体的矿物质”，氯化钠仅为 85%，但他们未明示其海盐没有经过彻底干燥，剩余的 15% 成分大部分是水。按照干重基准，这款海盐产品中的氯化钠含量应为 97%，同其他经批准可供人类食用的咸盐是一样的。

## 所有乳酪都需要经过巴氏杀菌处理吗？

我在跟着一位乳酪师傅学习制作乳酪，在制作卡蒙贝尔乳酪时，我们会在牛奶中添加或在乳酪外部喷洒沙门柏干酪青霉菌（或一些其他类型的青霉素）。我母亲对青霉素过敏，但吃了我做的卡蒙贝尔乳酪却从未出现过敏反应。这是为什么呢？还有，根据美国法律规定，乳酪中的牛奶须经过巴氏杀菌，或乳酪须经过熟化至少 60 天。我知道巴氏杀菌法能除掉有害菌，例如李斯特菌或布鲁氏菌（我祖母将这种病菌称作波状热），那熟化过程又是怎么做到除菌的呢？

我们必须先来解释一些术语。你混淆了致病细菌、霉变药以及致敏原霉菌（即导致有些人出现过敏反应的物质）。请看以下专门针对这一问题的直观解答：

- **青霉素**（并非青霉菌）是一种药物名称。
- **青霉菌**（并非青霉素）与生成上述药物的霉菌为同一属。
- 问题中提到的“李斯特菌或布鲁氏菌”应该不是指细菌本身，而应该是**李斯特菌病**和**布鲁氏菌病**，二者都是由细菌引起的疾病。

先来说说**青霉素**。有关青霉素这款神奇之药的旧故事，要追溯到 1928 年了。英国医学家、细菌学家亚历山大·弗莱明（Alexander Fleming）在伦敦圣玛丽医院工作，在度过了一次长达数周的假期后，他返回实验室时发现一些霉菌孢子（特异青霉）飘进了实验室，并定植在了一个致病原**金黄葡萄球菌**的培养基中（据称弗莱明的实验室管理相当松散，经常暴露培养基）。

弗莱明发现，在霉菌定植生长的区域附近，病原菌就不再生长，因此他推测**青霉菌**这种霉菌正在释放某类抗菌物质。青霉素由弗莱明命名，而青霉素的发现，也在 1945 年让他荣获了诺贝尔奖（给希冀获得诺贝尔奖的人士的忠告：对自己的实验室不要太严格，并给自己放一个长假）。

今天，为量产青霉素，人们在钢槽中大量“播种”产黄青霉霉菌孢子，并以玉米浆（以玉米湿磨法制作玉米淀粉时产生的一种碳水化合物和富氮无用副产品）培育。较特异青霉而言，这种霉菌孢子更为高产。

你需要了解致使母亲过敏的物质到底是什么。实际上，她是对化学青霉素（$R-C_9H_{11}N_2O_4S$，R 代表多个原子团中的一个）过敏，而非产黄青霉。制作乳酪时使用的青霉菌，不会生成青霉素，任何对青霉素过敏的人士食用这种菌后都不会出现问题。

再来说说青霉菌。霉菌属于菌，依靠潮湿、温暖的有机物生长。嗜“菌”者（指爱吃蘑菇的人）都知道菌类分好坏。有些青霉菌种类还会生成毒素，导致食物不可食用，存在一定的危险。例如，蓝绿色的霉菌能让放久的食物变成奇异果的颜色，这种霉菌也是一种青霉菌。但是青霉素就不会产生这样的效果。所以我们要扔掉那些发霉的食物，还有那些同它们搁置在一起的食物，因为这些食物可能已暴露于通过空气传递的霉菌孢子。对于厨房而言，弗莱明管理实验室的方式万万不可取。

有许多青霉菌种类可用于制作乳酪，可在乳酪中注射青霉菌培养物（在内部熟化乳酪）或在乳酪四周涂上一层青霉菌（外部熟化乳酪）。乳酪的美味及其表面特有的娇软质地，正多亏于霉菌。最常用的霉菌种类包括坎培波尔特青霉菌（用于坎培波尔特干酪）、灰绿青霉菌（用于戈贡佐拉干酪）、沙门柏干酪青霉菌（用于布里干酪和库洛米耶尔干酪，以及诸多法式山羊乳酪）以及洛克福青霉菌（用于洛克福乳酪、丹麦蓝乳酪和斯蒂尔顿干酪）。

现在我们来说说**细菌**。细菌当然也分好坏。常见的戴着“黑帽子”的细菌包括致病菌**李斯特菌**和一些**布鲁氏菌属**成员。感染这些细菌后，病症即分别称为李斯特菌病和布鲁氏菌病。布鲁氏菌病又称马耳他热、地中海热、塞浦路斯热等，取决于各个布鲁氏菌属种类引起病症的具体所在地（波状热这一名称得自布鲁氏菌病患者的体温表，病患在一天内的体温会高低起伏）。

李斯特菌和布鲁氏菌，以及其他会致病的害人精，例如**空肠弯曲菌**、**沙门氏菌属**的许多种类以及广为传播的**大肠杆菌**（$O_{157}$：$H_7$），均能够在潮湿的乳制品介质和乳酪工厂中繁殖。

最后来说说乳酪。过去 55 年来，美国食品药品监督管理局已要求所有在美国出售的乳酪产品，无论是国产或进口产品，必须符合以下三项规定：（1）原料奶液必须经过巴氏杀菌，即已加热至 145℉（63℃），持续 30 分钟，或已加热至 161℉（72℃），持续 15 秒；（2）对乳酪进行了相同的加热处理；（3）乳酪以不低于 35℉（1.7℃）的温度条件进行熟化至少 60 天。长时间的熟化会让乳酪质地更硬（例如格鲁耶尔干酪和车达乳酪），能增加凝乳需要的酸度，并让乳酪更干燥，而且许多细菌无法在干燥的酸性环境中繁殖。但是质地发软的乳酪，若以未经巴氏杀菌的牛奶为原料，且不经过长期的熟化，其食用安全就得不到保证。

由于科学家发现李斯特菌和大肠杆菌历经 60 天的熟化期后仍能存活，因此美国食品药品监督管理局在过去几年，一直在讨论是否要延长或取消 60 天熟化的规定，即禁止分销任何以未经巴氏杀菌的牛奶或“生奶”为原料的乳酪，无论其是否经过熟化（还有一种选择是对成品乳酪进行巴氏杀菌处理，不过大多数情况下这个方案都不切实际）。

该局的这番试探性讨论引起众人的反对，包括那些远在欧洲的乳酪制造商和出口商（其诸多引以为傲的产品均以生奶为原料）、美国手工乳酪制造商以及天然食品爱好者（其中许多人相信巴氏杀菌法会破坏乳制品的味道，并认为乳酪因感染李斯特菌而引起疾病的概率非常低；每年因李斯特菌病导致的数百例死亡案例中，很难说清到底有多少人是因为食用了乳酪而感染的，因为还有其他食物，尤其是热狗、熟食肉类和鸡肉等，都是李斯特菌的主要感染源以及许多无法确定感染源的流行病的源头）。

那我们还能购买未经巴氏杀菌的乳酪吗？截至本书出版[①]，这类乳酪上市出售依然合法。这类产品标签会标示制作原料为“生奶”。那会不会有不良商家违反规定，熟化生奶乳酪的时间不足60天？毫无疑问，肯定会有这样的商家。那美国食品药品监督管理局会不会禁止所有未经巴氏杀菌的乳酪？要落实这一政策，那势必需要先征得成千上万乳酪迷的同意才行。

欲知最终结局如何，敬请关注——“乳酪的车轮将何去何从”。

## 乳酪条为什么能拉成丝状？

是什么造就了乳酪条的奇特质地？

乳酪条是一款新式马苏里拉干酪产品，这款白色干酪质地偏软，并具有弹性。

美国马苏里拉干酪以牛奶为原料，与意大利的马苏里拉水牛乳酪（mozzarella di bufala，产自意大利，产地位于该国靴型版图

① 本书英文版首次出版于2005年。——编注

的小腿前侧区域）可没有什么太大关系。马苏里拉水牛乳酪以亚洲水牛的奶液为原料，该物种于 17 世纪引入意大利。生活在美洲平原的“野牛”与之截然不同，后者并非水牛属，而是美洲野牛属。比起出自美国这款撒在比萨上的牛乳制品，意大利马苏里拉水牛乳酪水分含量更高，口感更加光滑细腻，绝对韵味十足。

马苏里拉干酪使用的牛奶原料在制作期间会凝结，并分离成动画片《玛非特小姐》中所预言的凝乳（蛋白质和乳脂）和乳清（剩余的水液）。随后，干酪师傅会在凝乳中混入一些热乳清，并对混合物拉扯揉捏，直至其质地平滑并具弹性。

为制作乳酪条，凝乳需要软化并加热至 170℉（77℃），再按照太妃糖的制作方法，顺着一个方向进行拉扯，从而让牛奶中的蛋白质（干酪素）分子排成一列，形成一种定向结构。市场上售卖的乳酪条形同雪茄棒，能像香蕉一样剥掉外皮，还会拉出仿若琴弦的长纤维丝。

关于为什么会出现乳酪条这款产品，我就不得而知了，也许是因为小朋友喜欢拿它当玩具。它既没有方便零食那样方便，也没有像斯利姆·吉姆香肠（Slim Jim）追求素食主义那样秉承某些理念。

**吃货字典：**乳清——滤出的水液大有作为。

## 加工乳酪加了哪些工？

我在超市看到许多款“加工”乳酪类的方便食品，它们与车达乳酪、瑞士乳酪等传统乳酪有什么相同之处吗？它们是否含有“正宗”乳酪？要是含有，比例又有多高呢？

历经数千年的演变，全世界的经典乳酪已多达上百种。如今，天佑人类（是不是人类的福气尚值得商榷），我们有了更多选择，能以天然或人工方式为盘中饭菜和点心增添一丝乳酪风味。市场冷藏区摆放着几十种工厂加工的乳酪风味调制品（加工方式多种多样），招徕人们购买，这类产品几乎都添加有“正宗”乳酪，只不过实际比例非常少。

这些所谓的“加工”（并非熟化等加工流程）乳酪不同于多数经典款乳酪，它们的优势在于易熔化和易调和，因为其中普遍含有乳化剂，或是在你买回家之前早已经过搅打，变为质地顺滑且无须再次加工的产品。

毫不意外的是，对这些产品进行分类困难重重，好在美国食品药品监督管理局完成了这项任务。以下是该管理局界定的类别。排列顺序分先后，依次与历经演变的正宗乳酪渐行渐远。

- **经巴氏杀菌处理的乳酪**：经过加热的两种或多种乳酪混合物，并添加乳化剂及水、盐或色素等其他成分，混合搅拌为“均匀的胶质体”（这是美国食品药品监督管理局使用的称呼），其乳脂含量最低为 47%。此类乳酪产品可能另添加有奶油或乳脂，从而更易于熔化，但其中纯乳酪部分必须至少达到 51%。大多数美国产乳酪即属于这一类别。
- **经巴氏杀菌处理的乳酪食品**（注意：乳酪食品并非纯乳酪）：经巴氏杀菌处理的乳酪含有大量添加类成分，例如奶油、牛奶、去脂牛奶、酪乳或乳清，会将产品中的纯乳酪比例降低至 51% 以下。这类产品可能含有乳化剂，例如磷酸酯、柠檬酸盐或酒石酸盐，其乳脂比例必须至少达到 23%。蓝多湖美国干酪单片包（Land O'Lakes American Singles）即是此类别的典型。

- **经巴氏杀菌处理的乳酪抹酱：**经巴氏杀菌处理的乳酪食品可能含有甜味剂、稳定剂和增稠胶，例如黄嘌呤、卡拉胶，其乳脂含量不得低于 20%，例如卡夫橄榄油甜椒乳酪酱（Kraft Olive and Pimento Spread）。
- **经巴氏杀菌处理的加工乳酪类食品：**任何乳脂含量低于 20% 的加工乳酪类食品。例如卡夫独立片装芝士和奶油通心粉。
- **人造乳酪：**由植物油制成。乳脂最低含量为 0。一玻璃瓶人造乳酪的代表有乳酪蘸酱（Cheez Whiz Cheese Dip）或乳酪酱（Cheese Sauce）。除乳清之外，其中含量最多的成分是芥花油。至于乳脂含量，少于 2%。
- **橙胶：**美国食品药品监督管理局官方分类中并未包含这类食品。但是许多我本人不会去就餐的餐馆，都会将我起名为橙胶的这类食物浇在墨西哥玉米片（含有干酪）、法式炸薯条和热狗上。

读完这部分内容，大家还会认为以上产品是单纯的“乳酪”吗？

## 为什么黄油能给酱汁增稠？

我会利用平底锅煎肉后留下的红酒或高汤渣，以洗锅收汁法制作酱料，但口感往往很单薄，甚至在熬煮蒸发其中的水分之后依然单薄。所以我采用了法式烹调法，在收汁时添加了一小块坚果大小的黄油，并轻轻搅拌，酱汁居然魔法般地变稠了，但其他油脂，例如橄榄油，就无法起到同样的效果。为什么黄油会有这样的功效呢？

把黄油归为一种油脂，就如同将松露归为蘑菇一样。而且创造魔法的是黄油的独特性，不只是它的悠久历史和远近闻名的味道。黄油的水分含量相对较多，正是这些水分让黄油滑而不腻，能够在热锅中增稠酱料并产生泡沫。稍后我们会对这些特性加以说明，现在先来介绍一些背景知识。

黄油是一种复杂的混合物，混合了乳脂（美国法律规定乳脂至少为 80%，欧盟法律规定乳脂至少为 82%）和水，以及 1% 或 2% 的蛋白质（大部分为干酪素）或 1.5% 至 3% 的盐分（仅适用于有盐黄油，盐分能够在优化味道的同时防止酸败），通常还会添加一点儿橙黄色的脂溶性色素，尤其是在冬天，因为冬季奶牛饲料缺乏富含胡萝卜素的新生植物，所以大部分品种的奶牛挤出的奶液颜色都会发白。黄油使用的着色色素叫作果红（西班牙语中称为胭脂树红），来自生长在美国南方的一种胭脂树，这种色素也会用于乳酪着色。

通常情况下，油脂和水互不相融。但对于黄油，牛奶中富含脂肪的部分（即乳脂）以及水分（即酪乳）会结合在一起，呈现为一种均质体。通过显微镜，我们会看到水分呈微小的水滴状（测得尺寸小于 0.000 2 英寸），在整个半流质乳脂的汪洋中均匀分布，如同在果冻蛋糕中铺撒的层层罂粟籽。这两种通常不会融合的液体，在变为一种稳定的结构之后，即称为乳化液（参见第371页“什么是乳化？”），黄油就是一种油包水的乳化液。

但事实看似有些矛盾。黄油的原料是奶油，而奶油为遍布整个水性液体中的微小乳脂球所构成，是一种与黄油结构相反的乳化液，即奶油是一种水包油乳化液。奶油经过剧烈搅动变为黄油时，机械作用会打破其微小乳脂球的表面，以便它们聚结在一起。在这一过程中，乳脂球先会变为米粒大小的颗粒物，在经过挤压和揉捏之后，最终会融合微小的水滴部分，变为一个连续体。

你可能会认为黄油大体上就是一块固体油脂，不是液态食用油。但实际上，黄油既是固体油脂，也是液态食用油。因为在室温条件下，黄油也许碰巧呈固态，也许呈液态，但在化学世界里，科学家均会以“油脂”称呼。此外，黄油中的乳脂，一部分是质地偏软且几乎呈液态的“游离脂肪”，另一部分则呈固态晶体状。以不同温度搅拌的黄油，经过冷却，并以不同温度经过调温（同糕点师通过调温巧克力来控制其油脂晶体的方法差不多，参见第426页“对巧克力调温如何会改变其性质？”），会以不同的游离脂肪比例结晶，因此也就会有不同的硬度，例如黄油能涂抹在面包上，也能制成碎块夹在面包中间。

现在，让我们走进那些“微观猛兽”的世界中看看。牛奶中的糖分（乳糖）是诸多细菌种类（对于人类而言，分为益生菌和有害菌）的美味食料，这些细菌能够存活于未经杀菌处理的奶油中。巴氏杀菌能够消灭有害菌，而益生菌也会像往常一样，在温暖的环境中一鼓作气饱餐一顿，并产出口味美妙的副产品。这两个步骤都会对黄油产生重要的影响。

在美国，市售黄油使用的奶油必须事先经过巴氏杀菌处理——即持续30分钟保持165℉（74℃）的高温，不过业内人士坚持认为，这种经处理的黄油带有一股煮熟的味道，口感不如农场自制的未经巴氏杀菌的黄油。在最理想的情况下（然而理想总是难以实现），以巴氏杀菌奶油制成的黄油中，会加入益生菌（通常是乳酸球菌属混合明串珠菌属菌株）来对其进行培养（或熟化、成熟、酸化），从而形成乳酸和双乙酰。黄油入口后的美味即得益于乳酸，而黄油最突出的特有风味则仰赖于双乙酰。遗憾的是，在美国批量生产（每批次产量高达8,000磅）黄油的厂家中，大多数都跳过了这一费时费力的培养步骤。

至于煎锅中的黄油为什么会起泡沫，那是因为入锅后，黄油中的水分会变成蒸汽，会躁动地冒泡。尽管黄油水分含量很高，但黄油与其他油脂不同，入锅受热后不会遇水迸溅，它只会在食物周围泛起一层泡沫。这是因为黄油的水分均为单独的微小水滴。遇到热油脂时，这些水分不会聚集在一起形成飞沫，也就不会上演一场会带着热油脂一起迸出锅外的大型蒸汽喷射。

那么，黄油是如何让锅内酱汁变得均匀且浓稠的呢？它有两种途径可以做到这一点。第一种，黄油的脂肪部分能够吸收锅内的油脂，而其水分部分能够吸收红酒或高汤，从而让它们进入夫妻般的和谐状态。而维系这段“婚姻”的关键在于黄油中含有的少量（大约0.24%）乳化剂——卵磷脂。这种乳化剂分子能够通过同时锁存油脂分子和水分子来稳定乳状液，从而使油脂分子和水分子充分结合（参见第371页“什么是乳化?”）。当煎锅中的黄油均已因此原理而变成油水乳液时，比起仅以水质的红酒或高汤作为陪衬，锅里的汤汁会明显更加浓稠、顺滑。自奥古斯特·埃斯科菲耶[1]以来，法国大厨们制作酱汁时，都会在锅里加上一块坚果大小的黄油来收汁。

**吃货字典：**乳酸菌——希腊美食[2]中的埃斯科菲耶。

## 如何鉴别鸡蛋好坏?

我家附近的超市里摆着许多种鸡蛋，导致我无从选择。这些鸡蛋看着都像是A级鸡蛋，我想A级鸡蛋应该不会差，但在个头和新鲜度方面该怎么抉择呢?

美国农业部会依据品质而非新鲜度将鸡蛋分为AA级、A级和B级。AA级鸡蛋圆头处的气室深度必须小于3毫米；壳体须干净无裂痕，表面极少会有凹凸不平；打破蛋壳，将蛋液倒在平坦表面，蛋黄会位于蛋白中间，凸起呈穹顶形，蛋白清澈且稠密。

以上述标准为基准的话，A级和B级鸡蛋则稍逊一筹。下锅煎炒或蒸煮时，这两个级别的鸡蛋蛋黄没有那么饱满，蛋白较为松散，在外貌上欠缺一些。不过，要是我们把蛋黄和蛋白分开烹饪，这些不足之处也就没那么重要了。

是否向联邦政府申报评级，取决于鸡蛋生产者（指人类，不要误以为是母鸡）。包装纸盒上没有加盖美国农业部盾牌徽章的市售鸡蛋，将按照各州的法律规定进行分级，而这些法律规定也

① 法国一位传奇厨师和美食作家，被誉为“厨师之王”，并为提升厨师的职业地位做出了巨大贡献。——译注

② 希腊许多菜品会以希腊酸奶作为主要酱汁。——译注

是千差万别。

如果你发现同一个纸盒内装的鸡蛋大小不一，请不要大惊小怪。美国农业部是按照每一打鸡蛋的总体重量来确定其平均尺寸的。标准尺寸分为巨大、特大、大号、中号、小号和特小号，按每打计算，其重量分别对应 30、27、24、21、18 和 15 盎司。

所有涉及鸡蛋的食谱，包括本书中的食谱，如果没有另行说明，读者即可假设其使用的鸡蛋均为大号鸡蛋。要是你手边只有中号鸡蛋，那请遵循以下方案：如果食谱需要使用 1 至 3 颗大号鸡蛋，则可使用相同数量的中号鸡蛋；如果需要 4 至 6 颗大号鸡蛋，则在此基础上再多加 1 颗中号鸡蛋。那要是手边只有特大号鸡蛋呢？那 1 至 4 颗大号鸡蛋可对应使用相同数量的特大号鸡蛋；5 或 6 颗大号鸡蛋，则在对应数量的基础上减少 1 颗特大号鸡蛋。或者忽略上述替代方案，直接用 ¼ 杯的搅打鸡蛋来对应食谱中的每一颗鸡蛋。

那 A 级和 B 级鸡蛋的新鲜度是否有保证呢？鸡蛋也必须面临人类不愿触及的一些自然事实，蛋黄会随着时间逐渐塌陷，蛋白会变得稀薄（如同我们头顶的发量）且混浊（如同我们的眼睛），气室也会日益变大（如同人到中年大腹便便），只不过这些不会体现在表面，需要我们买回家打破蛋壳后才会知晓。

生产鸡蛋包装纸盒的厂家，均经美国农业部检验，或由大多数州政府管制。包装纸盒上必须标明鸡蛋的打包日期，几乎所有鸡蛋都会在产蛋当天完成打包。法律未规定必须标明“保质期”，但包装商或是超市可能会选择予以标明，且不会超出打包日期后 30 天。

鸡蛋应储存于冰箱内部的置物架上，不应放在门内侧小巧可

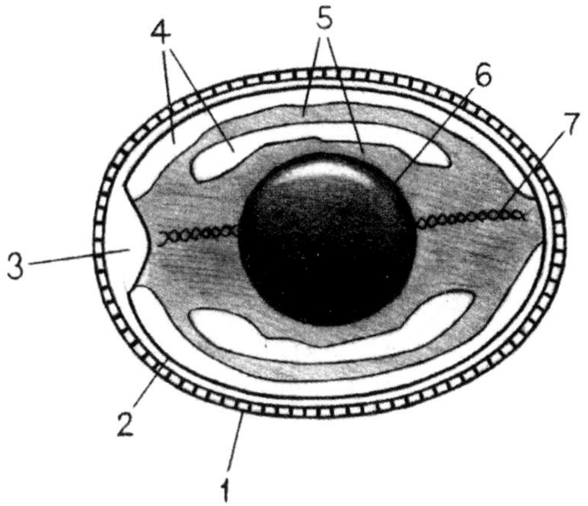


**鸡蛋内部简图：1 蛋壳，2 卵膜，3 气室，4 薄蛋白，5 厚蛋白，6 蛋黄，7 卵黄系带。原图摘自《食物成分的化学及功能特性》( CRC 出版社，2002 年 )，已征得兹济斯瓦夫·西科尔斯基 ( Zdzislaw E. Sikorski ) 等人许可。**

爱的托架上。门架设计明显是为了充分利用空间，但门架区域的温度较高且不恒定，并不适合储放鸡蛋。放入冰箱冷藏的鸡蛋，在超过包装日期四至五周后，就会略带一股变质的气味和口感。蛋壳带有气孔，会吸附臭味，因此鸡蛋应放在包装纸盒里储存，以免沾染冰箱里的气味。不过大多数市售鸡蛋都涂有一层薄薄的油膜，以此来封堵蛋壳气孔，减少水分流失并避免细菌侵入，从而延长了鸡蛋的保质期。

## 鲜橙香松蛋糕

鸡蛋的蛋清和蛋黄可以分离，这是鸡蛋的一项特别之处，而厨师则可以分别加以利用。在制作以下这款蛋糕时，蛋黄可以充当黏合剂，还能提供脂肪、颜色以及丰富的口感；搅打后的蛋清则可用来制作轻盈的泡沫结构。

这款蛋糕口感松软、外观精致，是经典的宴客甜点。海绵蛋糕又称泡沫蛋糕，具有弹性且轻盈，戚风蛋糕、白蛋糕和松软蛋糕都属于这一类，都是通过均匀搅打鸡蛋清来实现蓬松度的。

重要提示：制作任何泡沫蛋糕之前，务必保持蛋糕烤盘干爽无油。如果此前烤盘涂抹过起酥油，那一定要先彻底洗净并擦干。蛋糕面糊需要贴附于干净清爽的锅壁上。

松软蛋糕美味且口感宜人，品尝时甚至无须搭配糖霜，也就避免了增加蛋糕重量。不过裹上一层糖衣也无伤大雅，反而可以画龙点睛。

这款蛋糕可以提前备好储存起来。室温条件下可以存放 2 天，冷藏可以存放 5 天，冷冻则可以存放 2 个月，待准备食用时再恢复至室温。蛋糕没吃完？那真是幸运，还能再美餐一顿，把剩下的蛋糕切成片，可以用面包机略微烘烤一下当早餐。

- 6 颗大号鸡蛋的蛋清
- 1¾ 杯中筋面粉
- ½ 茶匙盐
- 1½ 杯糖
- 6 颗大号鸡蛋的蛋黄
- 甜橙油（可选）
- 6 大匙鲜榨橙汁
- 1 大匙现磨橙皮碎
- 糖粉（用于撒粉；可选）

1. 取中号碗，将蛋清置于室温条件下约 1 小时。
2. 等待期间，在烤箱炉膛底部放入烤架，预热烤箱至 175℃，并准备一个 10 英寸的中空烤盘。
3. 使用细孔滤网或粉筛，让面粉和盐一同过筛，以一个中号碗盛放，搁置一边待用。
4. 用电动搅拌器以中速搅打蛋清直到发泡。逐步添加准备好的 ½ 杯糖，每次添加后均加以搅拌。继续搅打至慢慢提起打蛋头时能看到湿性发泡。搁置一边待用。
5. 在大号碗中，使用电动搅拌器（搭配上一步使用的打蛋头），以高速搅打蛋黄，同时慢慢添加剩余的 1 杯糖，直到混合物浓稠，并呈柠檬黄色。整体过程需要 5～8 分钟。滴入一两滴甜橙油（一滴即能大显身手，香气持久），然后继续搅打至完全融合。
6. 取下打蛋头并抖动，甩掉黏附其上的蛋黄，下一步将换用搅拌头和橡胶刮刀。
7. 在蛋黄混合物中倒入橙汁和橙皮碎，并搅拌均匀。添加面粉混合物并搅拌，直至无可见白面团。
8. 用搅拌头或刮刀将 ⅓ 的蛋清倒入蛋黄混合物中并上下来回搅动，以此稀释蛋黄。然后再拌入一半剩余蛋清。最后，加入另外一半剩余蛋清，并搅拌均匀。
9. 慢慢地将松软的面糊倒入中空烤盘。烘烤 35～40 分钟，或直至蛋糕顶部已鼓起，与烤盘顶部齐平，呈焦褐色，且插在蛋糕中间的测试棒拔出后不沾有任何面糊。
10. 如果烤盘带有底座，则可将烤盘倒扣在铁丝架上。或者将烤盘倒扣在一个瓶口上，别担心，蛋糕不会掉下来，让蛋糕在上面静置 1 小时，以便完全降温。

11. 将烤盘放在厨房操作台表面，用金属刮刀小心松动蛋糕，让它脱离烤盘，并转移到一个大平盘上。可以直接食用，也可以在顶部撒上一些糖粉。用锯齿刀切块。

**本食谱可供 12 人享用**

---

## 红皮鸡蛋是受精鸡蛋吗？

某家知名的有机餐厅表示其选用的鸡蛋都是受精的红皮鸡蛋，声称这种鸡蛋“最具营养价值”。这种说法有什么科学依据吗？

这种说法毫无科学依据。

我特此结合了一些有关鸡蛋的专题论文，来向大家证明红皮鸡蛋和白皮鸡蛋在口味和营养价值方面都没什么差别。就像白皮肤的人种生出的孩子是白皮肤，红皮肤的母鸡产出的蛋也会是红皮鸡蛋。会产红皮鸡蛋的母鸡品种有横斑芦花鸡和红洛克杂交鸡，产白皮鸡蛋的则有白皮肤的白来航鸡。当然也有几个特例，比如身披黑白羽毛的哥伦比亚洛克鸡，这种鸡一定是在先前某一瞬间快速翻转了决定自己基因的那枚硬币，自此开始下红皮鸡蛋。

蛋黄的颜色则取决于母鸡的饮食。若饲料以小麦为基底，则蛋黄会呈柠檬黄的颜色；若以苜蓿草为基底，则蛋黄为橙黄色。

那为什么红皮鸡蛋价格会更贵一些呢？这是因为产红皮鸡蛋的母鸡品种一般都较为魁梧，它们会消耗更多的饲料，产下的鸡蛋个头也更大。当然大家也可以认为是因为那些相信红皮鸡蛋更优质的消费者愿意付更多的钱。

有人认为食用受精鸡蛋更益于健康，因为这些鸡蛋带有“生命力”，不像那些“没生命”的食物。我是个极具宽容心、思想开放且不爱评头论足的人，对此我不予置评，因为任何人都有权利去做自己认为对的事情，无论这事儿有多么荒唐。

**吃货字典：**蛋卷——中国式的复活节彩蛋[①]。

## 蛋黄上有血斑的鸡蛋能吃吗？

那天在准备早餐时，我打了一颗鸡蛋，发现蛋黄上有一个红色的斑点，看起来像血斑，我没有用这颗鸡蛋。我想知道这种鸡蛋能食用吗？为什么会带有红斑呢？

有红斑并不代表是受精鸡蛋，把它窝在屁股下面再久也不会孵化。专供待售鸡蛋的母鸡甚至从未与公鸡谋面，更不用提“与异性约会”了。下蛋鸡不是育种鸡。

红斑确实是血斑，形成原因系鸡蛋成形期间蛋黄表面的血管破裂，或输卵管壁发生了类似破裂。碰到这样带有血斑的鸡蛋概率不到1%。

用常规的验蛋方法——将鸡蛋放在一个旋转支架上，衬着强光转动鸡蛋（最初是蜡烛光）并查看其内部情况——能鉴别出大

① 西方人过复活节时会准备复活节彩蛋，并让彩蛋在地上来回滚动，预示新生命的降临；而中式如意蛋卷有吉祥如意之意，制作时需要卷起来。——译注

多数带有血斑的鸡蛋，这些鸡蛋不会上市销售。不过不可避免地，总有一些带血斑的鸡蛋会从验蛋员眼皮底下溜掉，最终被消费者买回家。但是这些鸡蛋大可放心食用，除非你信奉犹太教，不能食用此类非清洁可食食品。

## 即食香草卡仕达酱（英式香草酱）

这道食谱由西雅图香草餐厅（Herbfarm）的厨师杰里·特劳菲尔德（Jerry Traunfeld）赐教。杰里早年在杰里迈亚·托尔（Jeremiah Tower）在旧金山开创的星辰餐厅（Stars）做糕点师，那时他每天要做数加仑的香草卡仕达酱。回想当年，他表示那段时光真是让人感觉无比漫长，当时他宁肯做些油酥糕点。为此他开创了一种酱汁回锅法，简单易做，且不会出任何差错。

制作卡仕达酱时，厨师们通常会在煮开的牛奶中添加蛋黄，但杰里正相反，他是将滚烫的牛奶直接快速倒入微热的蛋黄中。牛奶会立即煮熟蛋黄，且不会出现凝乳。杰里这种方法能让卡仕达酱立即“给勺子裹上一层外衣”[①]（这是检验酱汁是否完成的标准流程）。等你完成这道食谱，把成品放入冰箱冷藏，你会发现它还会变得更加浓稠。

管它叫香草卡仕达酱也好，英式香草酱也好，反正这是一款冷热皆宜且百搭的蛋黄酱，可以抹在苹果布丁或苹果派、水果馅饼、巧克力蛋糕、姜饼、面包布丁上，甚至还可以搭配水果干。还可以用1大匙的金万利甜酒或君度橙酒代替香草，以此美意来招待客人，或是恰合时宜地添加一些现磨肉豆蔻和朗姆酒，调制

① 原文为 coat a spoon，用来检验酱汁或奶油冻的黏度是否合适。——译注

成一杯蛋奶酒。

- 6 大颗鸡蛋的蛋黄（室温）
- ½ 杯糖
- ⅛ 茶匙盐
- 2 杯全脂牛奶
- ¾ 茶匙香草精

蛋奶酒配料：

- ¼ 茶匙现磨肉豆蔻
- 1 大匙朗姆酒（或根据个人口味添加更多）

1. 用热水冲洗中号碗，让碗预热；擦干，倒入蛋黄，并将此中号碗放入盛有热水的大号碗，以便保持温度（只用来温热蛋黄）。
2. 在开始下一步之前，先从大号碗中取出蛋黄碗，放在一条湿毛巾上面，这样做能避免搅拌时碗底打滑。
3. 在中号炖锅中倒入糖、盐和牛奶，开中火加热，并不时搅拌，直到糖完全溶化且牛奶煮开为止。
4. 牛奶煮开时，液面开始上升，此时立刻将锅移走，快速将牛奶倒入蛋黄中搅打，先迅速搅打 3～5 秒钟，然后转为缓慢搅拌，直到倒入全部牛奶（完成大约需要 15 秒钟）。继续慢慢搅拌混合 10 秒钟，其间避免通风，以免温度下降。蛋黄此时已熟，无须进一步加热。
5. 倒入香草精搅拌。
6. 用细孔滤网将混合物滤入一个容器中，以过滤掉将蛋黄锚定在中间部位的卵黄系带部分（呈粗绳索状）。放入冰箱保存，以待食用。混合物冷却后将变得更加浓稠。

**本食谱可制作 3 杯卡仕达酱，或能为客人准备 $^{3}/_{4}$ 杯蛋奶酒**

## 双黄蛋能孵出两只小鸡吗？

双黄蛋是怎么来的？多一个蛋黄，会不会占据了本应该属于蛋清的空间？还是说双黄蛋个头会更大？

一般较单黄鸡蛋，双黄鸡蛋蛋黄更小且鸡蛋整体个头更大。

100 颗鸡蛋中，大约有 3% 到 5% 是双黄蛋。有些母鸡由于带有双黄蛋的家族基因，或由于输卵管的构造不同，成为双黄蛋的专业生产户。一打普通鸡蛋冒出一颗双黄蛋，应该是一个失误——当然不是母鸡的错，错在鸡蛋农场的检验员。所有鸡蛋在面市前都会经过透光验蛋，如果是双黄蛋，则会单独搁置一边留作他用。

食用双黄蛋完全没有问题，遇到双黄蛋就吃了吧。事实上，稀奇的双黄蛋还大受欢迎，供不应求，要是偶遇双黄蛋，就把它煎炸后下肚吧。

## 煮蛋时加盐能防止蛋壳破损吗？

我最近读到一篇文章，说在煮鸡蛋之前，先在水里加一些盐，能防止蛋壳破损。我试了三次，都很有效，这背后有什么科学依据吗？

没有任何科学依据，因为这是假的。无论从化学角度还是物理学角度分析，食盐（氯化钠）都不会起到保护蛋壳（碳酸钙）的作用。

温度较低的蛋壳遇到热水时，骤然升温就会让蛋壳裂开。热能会让蛋壳迅速膨胀，但由于鸡蛋不同部位的厚度不同，所以受热并不均匀。不均匀受热会引起压力，导致蛋壳最薄弱的点出现断裂（通常对着强光观察鸡蛋就能发现蛋壳上有一些细小的裂纹，但从外面看却是完好无损）。鸡蛋圆头处的内部气室会膨胀，但其通过蛋壳气孔排出多余气体的过程却很缓慢，如果膨胀过快，就会导致蛋壳开裂。为防止鸡蛋开裂，有效的方法是用图钉扎入鸡蛋圆头处，从而在鸡蛋受热时能够释放气泡且不会开裂。

想要煮熟的鸡蛋蛋壳完好无损，就不能将温度较低的鸡蛋直接放入热水中，而应以冷水煮鸡蛋，让冷水逐渐变热直到煮开，且水中刚开始冒气泡时，就要立刻转为小火慢煮。鸡蛋的熟度取决于慢煮时间，嫩煮鸡蛋约需 1 分钟至 2 分钟，硬煮鸡蛋则需要 12 分钟至 15 分钟。

关于问题中提到的经历又该做何解释呢？恕我直言，科学实验可不是这么简单地煮 3 颗鸡蛋便万事大吉。想确定不用盐水煮蛋会不会煮开裂的试验结果？请买 6 打鸡蛋重做一遍试验：3 打鸡蛋以盐水煮，另外 3 打鸡蛋以清水煮，记录两组煮开裂鸡蛋的数字，并于下周二前向我汇报试验结果。

不过等等！盐水煮蛋的背后还真有一些学问呢，后面会揭晓，继续阅读吧。

## 煮蛋时加醋能防止蛋壳开裂吗？

许多人跟我说，煮鸡蛋时在水里加点儿醋，能防止蛋壳开裂，这是真的吗？如何做到的呢？

醋没有这样的功效，而且对于接二连三的类似问题，我都快没了回答的兴趣。

醋含有醋酸，能凝固开裂蛋壳流出的蛋清中的蛋白质。这也是酸性物质通常在遇到蛋白质时的反应。但是盐也能起到相同的作用。因此，如果你为鸡蛋开裂而忧虑并且想要封堵蛋壳裂缝，那在水里加醋、柠檬汁（柠檬酸）或盐都会让你的期待落空。酸性物质和盐的确是堵泄材料，但它们并不能预防泄漏，采用这种办法就犹如以沧海一粟来阻止大海流动。

## 为什么水煮蛋的壳有时候很难剥？

硬煮鸡蛋为什么有时很容易剥掉蛋壳，而有时蛋壳却紧紧贴在蛋白上不易剥落？

鸡蛋煮熟后，应在流水中迅速冷却，让蛋白紧缩并与蛋壳之间留出缝隙，这样剥皮就会容易（还能避免蛋黄发绿，参见下一个问题）。刚产下的鸡蛋很难剥皮，因为此时蛋清会紧紧贴附于蛋壳内部的薄膜，但搁置几天后，薄膜会收缩，贴附力也就降低了，所以新鲜鸡蛋最好不要硬煮。

此外，硬煮鸡蛋应放入冰箱保存。把它们直接同生鸡蛋放在一个包装纸盒里最省事，但放在一起要如何区分生熟呢？好办，取一颗鸡蛋放在厨房操作台上，然后给它安上一个图钉。如果图钉插不进去，那就说明是生鸡蛋，要是图钉能像一个盖子一样插进鸡蛋内，那就说明是熟鸡蛋。在鸡蛋圆头处安图钉，效果最显而易见。

更简单的方法是直接在每一个硬煮鸡蛋壳标注一个“硬”字，不过这样就没了乐趣。

## 科学边栏：鸡蛋自旋的游戏

未煮熟的鸡蛋黄和蛋清呈液体状，在蛋壳内会轻微晃动。为了让鸡蛋自旋而快速扭动鸡蛋时，蛋黄和蛋清会产生阻力。也就是说，蛋黄和蛋清带有**惰性**，除非受到外力或其他因素的推动，否则它们更愿意按兵不动。这就是牛顿第一运动定律：处于静止状态下的蛋黄会始终保持静止，直到比生鸡蛋清力量更大的物体迫使它改变静止状态为止（这几句话并非牛顿第一运动定律的原文）。当你在鸡蛋外部施加扭力时，你使出的力量无法有效地通过蛋清传递，这种感觉就像在水池里挥动台球杆一样。蛋黄和蛋清会试着保持不动，故而对力量的反应也会滞后。使出的一部分扭力实际上是白费力，鸡蛋的旋转反应不会与你使出的力量成正比，无法达到预期的效果。但硬煮鸡蛋不同，其蛋黄和蛋清已呈固体状，受力能够传递至整个蛋体，故而鸡蛋自旋效果完全符合预期。

想不想再学点儿更有趣的鸡蛋物理学？相较于以鸡蛋侧面为接触点，旋转鸡蛋时，以鸡蛋圆头处为接触点，旋转速度会更快。原理同滑冰一样。滑冰运动员为了旋转更快，会将胳膊和腿贴在躯干旁（即贴于**自旋中轴**）。运动员身体的自旋动量矩（或**角动**

量）与其自旋速度（**角速度**）和身体部位与自旋中轴的平均距离（平均**自转半径**）均成正比例。运动员的总动量矩，必须保持恒定（即使**角动量守恒**），所以运动员会利用其肢体减小自旋半径，自旋速率则随之增加。回到鸡蛋，相较于以侧面作为接触点，以底部为接触点的旋转半径较小，所以旋转速度也就会更快。

## 为什么水煮蛋蛋黄会变绿？

见到蛋黄带有奇怪的绿色或灰色的硬煮鸡蛋，我就不会吃了。但我有一个4岁的儿子，我经常给他读苏斯博士[①]的《绿鸡蛋和火腿》，故事里的鸡蛋是只煎一面的煎蛋，而蛋黄就是绿色的，这会不会教坏孩子？

我那本《绿鸡蛋和火腿》封面上的蛋黄和火腿都是绿色的，所以想必这位优秀的博士是以“绿色”同时修饰火腿以及鸡蛋这两个名词。但我强烈建议不要碰绿火腿（请阅读第276页“熟牛肉片为什么会带有彩虹光泽?”），不过下面我们只聊聊绿蛋黄。

是什么因素导致硬煮鸡蛋蛋黄发出墨绿的颜色呢？我常被问及这一问题，并且已然作答数次，不过我愿意不厌其烦地再次加以解释。

首先，颜色本身是无害的。即使带颜色的物质是有毒的化合物（况且鸡蛋并不具有毒性），其含量也只是达到了痕量。

---

① 苏斯博士是美国家喻户晓的儿童读物作家。——译注

搁置很久没有食用的鸡蛋，其蛋白中的部分含硫蛋白质会缓慢分解，形成少量会发出恶臭的硫化氢气体（$H_2S$）。受热时，这一分解过程会大幅加速，鸡蛋在开水温度条件下形成的硫化氢量，几乎达到室温条件下形成量的200倍。气体会在整个鸡蛋内扩散，而波及蛋黄时，就会与其包含的少量铁元素发生反应，形成铁的硫化物，即化学家眼里的硫化亚铁（FeS）和三硫化二铁（$Fe_2S_3$）。硫化亚铁呈黑褐色，而三硫化二铁则呈黄绿色。正因如此，才有了看起来脏脏的蛋黄！具体颜色取决于鸡蛋内部存留的空气量，因为存在空气，发黑的硫化亚铁会发生氧化，变成绿色的三硫化二铁。久置的鸡蛋会钻进更多空气，其蛋黄也就更易于发绿。

鸡蛋受热越久，产生的硫化氢气体就越多，也就会有更多的硫化氢接触蛋黄表面，蛋黄颜色就会变得更绿更黑。如果硬煮鸡蛋实际上并未用烧滚的水来硬煮，而仅仅是放在一锅温度低于沸点的水里，并盖上了锅盖，那这锅略微低温的水就会降低硫化氢形成和释放的速度。煮熟鸡蛋应立即用流水冷却，从而充分阻止这些不堪的化学反应，将它们扼杀在摇篮里。

如果小孩为了应和山姆，必须要一颗足够绿的鸡蛋，那可以来上一颗食火鸟蛋。食火鸟是一种生活在澳大利亚的大型鸟类，不会飞，但产下的蛋平均大小约为3½英寸到5½英寸，重约1¼磅。我得承认，我无法断言蛋壳里面的东西如何，可是蛋壳是真的非常绿。

## 科学边栏：有关臭鸡蛋的知识

鸡蛋清中有88%是水分，剩下的12%是由大约12种不同蛋白质组成的混合物。占比最多（54%）的蛋白质是卵白蛋白，其所有巨型分子都包含 3 000 多个原子，但其中硫原子仅有 6 个。

然而这部分少量的硫在转换为硫化氢（$H_2S$）之后，毒性接近用于处决死刑犯的氰化氢（HCN），且还会散发出臭气熏天的味道。不过，也多亏硫化氢极其难闻的气味，人们才能在其达到危害生命的浓度之前就察觉到它。要清空音乐厅里的观众，硫化氢可比五音不全的女高音还管用。

一直以来，化学课本总会以臭鸡蛋味来形容硫化氢的气味。但我打赌，除了那些没能接住鸡蛋的差劲杂耍演员之外，恐怕一千个人里也没有一个人闻过臭鸡蛋的味道。要是你见识过臭鸡蛋的厉害，那你也就知道硫化氢是什么味儿了。不过，新鲜鸡蛋煮熟后的气味同样来自这些极少量的硫化氢。

那么鸡蛋是如何变臭的呢？原因有悖于大家的认知，鸡蛋并非只因为放久而变臭。不新鲜的鸡蛋不会腐坏，就像老兵一样，“他们永远不死，只会凋零”[①]。

为了证实这一点，我取来一颗未打破的鸡蛋，放在办公室桌子上，以室温条件静置了 6 个月，有点儿希望它什么时候能散发出硫化氢的臭味，这样我就能从办公室脱身了。但等到我打破这颗鸡蛋时，蛋黄和蛋白已经缩成一团胶质体，大小仅剩下原先的五分之一，蛋壳内部余下的空间都填满了新鲜空气，并没有夹带一丝硫化氢的气味。因此，鸡蛋可能会随着时间流逝而失去水分，但它不会变质。

同其他有机物一样，鸡蛋的腐坏也是由腐败菌造成的。我桌

---

① 麦克阿瑟将军在美国国会告别演说中的名言，原文为 Old solders never die, they just fade away。——译注

子上的鸡蛋壳没有可供腐败菌侵入的突破口，所以没有受到污染，也就不会发生腐坏。

虽然蛋壳上有很多孔，表面易被腐败菌侵入，但鸡蛋带有多项防御机制。首先，刚产下的鸡蛋外壳带有一层保护膜——**角皮层**；其次，蛋壳内的两层卵膜是第二道防线；再次，蛋清实际上具有抗菌作用。蛋清中含有一种溶菌酶，能够通过溶解其细胞壁来起到抗菌作用（我们人类眼泪中的溶菌酶同样能防止眼部感染）。

鸡蛋打破时，附近的所有微生物就到了狂欢时间（能听到这些微生物伴着音乐在街头欢呼吗?），自此鸡蛋的情况就会每况愈下。

另外，跟大家分享一个鸡蛋不会平白无故腐坏的故事：最近，我有机会能查验一颗已搁置四年之久的硬煮复活节彩蛋。这颗彩蛋的由来荒谬可笑，我亲爱的妻子马琳，在她孙子奥斯卡（Oscar）4 岁时，承诺替他保管当年的复活节彩蛋，直到他上大学为止，如今奥斯卡已经 8 岁了。这颗彩蛋一直躺在我家冰箱里，而我却全然不知，直到最近奥斯卡看望我们并问起那颗鸡蛋，马琳才把它拿出来展示。尽管我不会品尝这颗鸡蛋，但它的确看着一切正常，这再次证明，没有腐败菌以及导致腐败菌生长的条件，鸡蛋不会腐败。等到奥斯卡长大成人，在 2018 年迈入大学校园之际，我们再来看看这颗鸡蛋届时的情况。

## 鸡蛋为什么会有“酒窝”?

为什么有些硬煮鸡蛋剥皮之后，圆头一端会有一个大“酒窝”?

鸡蛋圆头处蛋壳内部带有一个小气囊，这个构造是为了方便小鸡在破壳而出时呼吸。由于蛋壳带孔，可透入空气，外部空气会渗入蛋壳，并与内部的空气对流。久置的鸡蛋其蛋黄和蛋白会在蛋壳内萎缩，更多空气会进入内部，气囊随之就会变大。陈旧的鸡蛋甚至能在水面上漂浮。

鸡蛋经烹煮后，热能使气囊中的空气膨胀，气囊压力随之增加。尽管蛋清仍能流动，但碍于压力而无法流入气室。蛋清熟透后会围着气囊变成固体，从而形成酒窝一样的凹痕。

此外，打破一颗鸡蛋，我们会发现有一股厚厚的蛋白绳（参见第 85 页图）拽着蛋黄，从蛋黄处延伸至两端薄膜，这可不是鸡蛋处于胚胎初期的表征。这股蛋白绳名为卵黄系带，这个称呼源自希腊语中意为“冰雹”的词语，词源关系至今让人摸不着头脑。卵黄系带能使蛋黄保持居中，越新鲜的鸡蛋，这股蛋白绳就越明显。除了制作蛋奶酥或卡仕达酱等介意卵黄系带这种块状物的食物之外，烹饪时大可不必在意。

## 针对煮鸡蛋的一些建议

美国鸡蛋协会推荐的煮蛋方法如下：“将鸡蛋放入煮锅，添加足量水，水面至少高出鸡蛋 1 英寸。盖上锅盖。开大火煮至水开，关闭火源，如有必要，将煮锅移离厨灶，以防锅里的水继续沸腾。如果是大号鸡蛋，则让鸡蛋在热水中静置 15 分钟（中号鸡蛋静置 12 分钟，特大号鸡蛋静置 18 分钟），且不要取走锅盖。”

对于这一建议，千万别当真。作为自诩的国民鸡蛋专家，美国鸡蛋协会宣传的厨师操作指南必须普遍适用，但是美国有数千万家庭，厨房配置也是千差万别。

鸡蛋不仅在大小和新鲜度方面不同，而且放入煮锅之前的温度也各有差异，所以并不是煮至水开就代表达到了鸡蛋的煮熟温度。此外，厨灶和煮锅不同，煮开水需要的时间也就不同。关闭火源后，锅体较厚的搪瓷铁锅能较长时间保持水温，而薄型的铝制锅就达不到这样的效果。

鉴于上述原因，马琳并没有听信美国鸡蛋协会的意见。那么，她有什么建议呢？遵循美国鸡蛋协会的指示，煮至水开，但不要关闭火源，而是调到小火慢煮，并开始计时。慢煮时间应按照该协会提出的阈值标准，基于自家的厨灶和煮锅情况、常备的鸡蛋大小、冰箱温度以及个人喜好的蛋黄熟度来进行推算。

为了推算出“个人的最佳煮蛋时间”，浪费几颗鸡蛋在所难免。在纸上记下你选定的慢煮时间并贴在橱柜门里，以便后期查看。

我在这里祝愿大家能永远煮出适合自己口味的鸡蛋。

## 经巴氏杀菌处理的鸡蛋能打发吗?

经巴氏杀菌的鸡蛋清适合制作神仙软糖吗？我试过一次，但我烘焙技术不够好，没有成功，只做出一小块黏糊糊的物体。我怀疑是不是经过巴氏杀菌的鸡蛋清会有所不同，从而导致失败呢？

对于凡人来说，想要达到神仙的境界都得历经磨难。但只要有耐心，铁杵磨成针。

对鸡蛋进行带壳巴氏杀菌，意在杀灭沙门氏杆菌以及其他沙门氏菌属致病菌，排除食物中毒的风险，这些致病菌常见于禽类、肉类和肉制品、生奶和生鸡蛋黄（通常蛋清中不存在）等。160°F（71℃）或更高的温度即能杀灭这类病菌，如果美乃滋蛋黄酱和凯撒沙拉这类食物使用了生鸡蛋黄，则它们就可能存在食品安全问题。

如果顺利完成了蛋清搅打步骤，那即便使用了未经巴氏杀菌的鸡蛋，神仙软糖也应该是可以安全食用的，因为只是使用了蛋清，而且蛋清已经过烹煮。黏糊糊的物体是由于蛋清搅打不充分，而这确实是巴氏杀菌鸡蛋会造成的麻烦。蛋清无法充分打发的原因在于巴氏杀菌过程中加热鸡蛋的温度比较温和，只有部分蛋白质变性[①]或部分“烹煮”了蛋白质。

进行带壳巴氏杀菌时，鸡蛋会被放入温水中进行加热。以足够的时间和水温条件来加热鸡蛋即可杀灭所有沙门氏杆菌，而无须烹煮鸡蛋。不过，经过巴氏杀菌的鸡蛋黄会较为浓稠且略带混浊。这类鸡蛋的烹饪方法同未经巴氏杀菌的鸡蛋一样，但由于轻微的蛋白质变性或蛋白质分子重新配置，导致其蛋清无法充分打发，不能轻而易举地形成完美且稳定的泡沫。普通鸡蛋的蛋清，通常 1 分钟到 3 分钟就能搅打至干性发泡，而经过巴氏杀菌的鸡蛋清可能需要 10 分钟之久。

所以，为了让你的神仙软糖入口即能使人飘飘欲仙，请多付出一分耕耘，继续搅打吧（这份“耕耘”不会让你长胖，反而还

---

① 蛋白质受热或遇到酸性物质时，其长而扭曲的分子结构会发生改变。改变过程中，通常分子自身会进行拆解或解构，然后再像打结的橡皮筋一样缩小或缩紧。这种分子重构过程即称为蛋白质变性。本书中常会以蛋白质分子的“重新配置”来形容蛋白质变性。——译注

会燃烧你的卡路里）。

## 千年老蛋真的有千年历史？

我一直以为“千年老蛋”只是个传说，直到我在一家超市看到真有这样的蛋出售。11 世纪的人们怎么会知道我们这些 21 世纪的人类想吃这样的蛋呢？他们一直在保存这些蛋吗？

这真是个好问题！

千年老蛋的称号有些夸“蛋”（诞），不可当真。中国人把这种蛋称为皮蛋，不过不爱过度夸张的中国人则称它们为“百年老蛋”。然而实际情况是这些皮蛋的年龄也只有 100 天而已，算得上是“骗你没商量”。

下面就来说说皮蛋的制作方法。

取一颗新鲜的带壳鸭蛋，以盐、石灰（就是园艺商店卖的那种石灰）、壁炉里的松木灰（炭灰亦可）以及浓郁的红茶混合制成熟石膏糊，并在整颗蛋身上厚厚地涂上一层，再以稻草或是修剪的青草裹覆其上。现在，把裹好的成品埋入家里的花园，静置 3 个月后再挖出来，清洗干净，剥掉蛋壳，即可配上酱油和姜末作为开胃菜。

高谈阔论是需要底气的，我亲自尝过皮蛋。几年前，我乘坐一艘中国台湾的游轮环球旅行，途中获船长之邀到他的房间享用晚餐。船长有私人厨房，他为我准备了一顿使人眼花缭乱的中餐，全部都是我闻所未闻的菜品，有鱼翅汤、海参、猪肚和猪胎盘，还有年龄不详的皮蛋。它呛鼻的气味有些像芝士，质地犹如鳄梨般细腻，蛋黄呈墨绿色，蛋白呈琥珀色，还带有一些斑驳的蓝色和黑色，虽然味道不错，但我敢肯定，我不会每天早上都来一颗。

大家请注意，即使你期待我再多讲一些异域怪“蛋”（诞），再多用一些极其夸“蛋”（诞）的双关语，直到失去耐心读不下去为止，但这一节中，我只用了一个有关鸡蛋的双关语哦。

希望大家还能忍耐我，继续读完。

## 科学边栏：越老越好？

“千年老蛋”中发生的变化主要是由石灰和草木灰引起的。石灰就是氧化钙（CaO），而草木灰中含有碳酸钾（$K_2CO_3$），二者都属于极强的碱性物质。这两类碱性物质经过一段时间的酝酿，会炮制为茶色物质渗入蛋壳，并对蛋清中的蛋白质发生作用，重新配置蛋白分子（与烹煮鸡蛋的原理一样）。与此同时，还会发生一些常态的化学变化，可以称之为蛋黄的“熟化”，而在这些变化过程中就会产生乙醛和酮等会散发呛鼻气味的化学副产品。

## 第三章

# 种瓜得瓜

种豆得豆。

虽然引经据典过于矫饰，但请允许我以现代版《创世纪》[1] 来开启本章。

宇宙以一次宏伟的大爆炸拉开序幕。

大约 90 亿年后（我猜当天是星期二），上帝创造了世界。此时的地球一片虚无，并无形体。

上帝说，让天下之水汇集于一处，让地面干旱。于是就有了江河湖海和陆地。上帝将干旱之地称为陆地。

最初的干旱之地并非我们今日所谓的陆地，它们并非土地，而是熔岩（岩浆），并且经过数十亿年的冷却之后才变为坚硬的岩石。虽说不该怨天尤人，但石地确实无法种植庄稼。

那到了什么时间地球表面才出现了土壤，我们的祖先才能够播种、收割并以这些作物为食？

沧海桑田，春去秋来，岩石经历了物理和化学反应，不停地被风化和分解。在物理方面，从热季到寒季，岩石经历了热胀冷缩，出现裂痕和缝隙。水流入这些裂缝，在随后到来的寒冷季节

① 《创世纪》是基督教经典《圣经》第一卷书，主要介绍了宇宙的起源和人类的起源等。—— 译注

冰封其中，而冷冻后的冰块带来强大的张力，致使岩石化为碎块。移动的冰川摩擦岩石表面制造出岩尘，而风和流水则以物理方式冲刷岩石，让它变得越来越小，从巨石缩变为极细的颗粒。

同时，在地下水和人气二氧化碳的化学作用下，原岩矿物形成了新的矿物质、质地更软的岩石以及可溶解的化合物，而这些新鲜事物都随着江河和溪流漂到了其他地方。

最终，上帝的“干旱之地”形成了，由砾石、沙子、泥沙和黏土的混合颗粒组成，并遍布任何可驻足的地球表面。这就是我们如今的土地。

植物开始在这片富含矿物质的陆地上经历生死轮回，它们腐化的有机物滋养了土壤，让土壤变得更加肥沃，从而便于人类耕作。所以直到最近两百万年，在地球上发展农业才成为可能。

人类目前在陆地上播种的各类作物仅仅受限于气候和时机。上一章中，我们已对生产乳制品的农场有所了解，本章我们将着重于水果和谷物，二者在掌管人类生计的万神殿中占据着特殊地位。但是现在，我们先来浏览一下“绿色领域”，对我们归类为“蔬菜”杂类的上百种各式植物食品陆续进行一番探究。

## 蔬菜为什么会有这么多种颜色?

在附近超市采购时，生鲜果蔬区众多缤纷鲜艳的水果和蔬菜都会让我目不暇接，格外显眼的有绿色、红色、橙色和黄色。是哪些化学品造就了这些颜色呢？五颜六色的外表又有什么用途呢？希望我的问题不会过于复杂。

欢迎来到鲜艳缤纷的果蔬园。这里有红色的番茄、西瓜、草莓和甜菜，有橙色的胡萝卜、红薯、南瓜、杏和杧果，有黄色的柠檬和笋瓜，有蓝紫色的葡萄、李子和甘蓝，还有绿色的豆类和叶菜。这些果蔬之所以鲜艳是因为含有各类植物化学物质，成分主要分为三大类：叶绿素、类胡萝卜素和黄酮类化合物，最后一类包括花青素和花黄素。

植物化学物质英文为 phytochemical，源于希腊语 phyton，意为“植物”。植物化学物质指植物形成的所有化合物，但最近在保健食品领域，这一术语的意义成了除营养蛋白质、碳水化合物、脂肪、矿物质以及维生素之外，任何可被视为有益于身体的植物化学物质，包括果蔬带有的红色、黄色、蓝色、绿色和橙色等天然色素（其已知的健康益处已得到证明）。但无益于人体的尼古丁和可卡因也属于植物化学物质，我没说错吧！

大家对**叶绿素**已然耳熟能详。这种绿色化合物中的所有分子都含有一个镁原子。但是叶绿素已教会我们，保持长青并不容易。叶绿素的分子受热后会进行重新配置（**蛋白质变性**），此时其中的镁原子会得到释放，将叶绿素转换为脱镁叶绿素和焦脱镁叶绿素，所以我们在炒菜时，一旦火候没掌握好，绿叶菜就会出现令人受挫的草黄色（参见第 109 页“为什么绿菜烹炒后会打蔫？”）。

**类胡萝卜素**的颜色范围由黄色到橙色、红色。橙色 β-胡萝卜素进入人体内会转换为维生素 A。胡萝卜、玉米、桃子、柑橘类水果、笋瓜、红辣椒、藏红花、番茄、西瓜和粉红葡萄柚等果蔬的美丽颜色都多亏了类胡萝卜素。最后三种水果，尤其是番茄，还含有一种脂溶性类胡萝卜素——番茄红素。这种抗氧化剂目前被当作前列腺癌的潜在预防品来兜售。

花青素可溶于水，遇碱呈紫色或蓝色，遇酸则呈红色。葡萄、浆果、李子、茄子、甘蓝、樱桃以及秋天的落叶都含有这种天然色素。

一般情况下，我们可以认为蔬菜中的黄色、橙色和亮红色来自类胡萝卜素，蓝色、紫色和暗红色则来自花青素。

甜菜红较少见，这种食用色素是甜菜中含有的水溶色素，呈殷红色。切成片再下锅的甜菜会在水中流失大量色素，但不剥皮并整个下锅，甜菜就会保持一颗赤红之心。

大自然为这些蔬菜涂上漂亮的颜色又有什么目的呢？当然不是为了给静物画家提供素材。艳丽的色彩是为了吸引以植物为食的动物，二者有着互惠互利的关系。大自然为诸多有色化合物配置了抗氧化剂，动物因摄入这些健康食品而受益，动物反过来会帮助植物的花蕊授粉，并传递其种子。

**吃货字典：**收割甜菜根[①]——大概率不会登上体育头条。

## 科学边栏：番茄是红的，紫罗兰是蓝的

通常，人们会把番茄鲜明的红色归因于番茄红素，但实际上是因为一众类胡萝卜素色素组合造就的，只是其中番茄红素含量最丰富而已。水果的颜色并非总与类胡萝卜素含量有关，对于番茄的艳红，番茄红素含量更是无足轻重。所以，我们无法根据番茄的红而得出番茄红素的含量。不过，所有番茄都是不错的番茄

① 原文为 Harvard beets。关于其名称来源，有一种说法是因与哈佛大学橄榄球队队服的深红色相近而得名。——编注

红素来源。

为了让大家明白标题的含义，特此进行一番解释：紫罗兰的蓝色和玫瑰的红色都是由于一种酸碱指示剂的作用，即花青素（参见第 11 页的“为什么加入柠檬汁后茶的颜色会变浅?”）。红色是因为遇到了弱酸性的玫瑰花瓣，蓝色是因为遇到了弱碱性的紫罗兰花瓣。

## 为什么绿菜烹炒后会打蔫?

为什么绿菜一经烹炒就会毫无生气?

植物和藻类带有的绿色名为叶绿素，这种神奇的分子能够吸收并利用阳光的能量，来将二氧化碳和水转换为葡萄糖和氧气。植物会将由此得来的葡萄糖直接用作自我生长的能量，或将之聚合（将上千个葡萄糖分子联合在一起）形成淀粉，并储备起来供将来使用。动物依靠植物中含有的这些糖分和淀粉类碳水化合物为生，故而叶绿素分子也被视作地球大多数生命的根源。

人类是地球上唯一会通过烹煮来软化植物类食物的物种，但对于我们而言，叶绿素的表现可谓是阴晴不定。烹饪后的绿叶菜会变成黄褐色，菜叶毫无生气，让人提不起食欲，这是因为经过烹饪的叶绿素变为了另外一种化学物质——脱镁叶绿素。

叶绿素分子是一种包含碳、氢、氧、氮和镁原子的混合物，名为卟啉，镁原子就藏在其中间位置。但叶绿素并非只有一种化合物，它分为两个主要类型，化学家将它们命名为叶绿素 a 和叶绿素 b（很难想象这些化学家一直渴望展示自己的文学素养）。叶绿素 a 呈蓝绿色，而叶绿素 b 呈黄绿色。各类绿植的正色调取决于 a 和 b 的份额（大多数情况下是一个 b 对两个或三个 a）。

在烹饪绿豆、豌豆、抱子甘蓝、西蓝花或菠菜时，热能会首先改变叶绿素分子的形状（异构化），呈弱碱性的蔬菜（大部分蔬菜均呈弱碱性），其镁原子可能会遭到一些酸性物质中一众氢原子的驱逐并被取而代之。叶绿素经过这一化学转变之后即变为脱镁叶绿素。叶绿素 a 会变为灰绿色的脱镁叶绿素，叶绿素 b 则会变为橄榄绿色的脱镁叶绿素。通常，叶绿素 a 的存在会更为普遍，且较叶绿素 b，其进行上述化学转变的速度更快，因此我们烹饪时常看到的颜色是灰绿色。

为了中和导致叶绿素发生转变的酸性环境，有人会在烹饪用水中添加一小撮苏打粉（碳酸氢钠），以使之变为碱性。但碱性环境会攻击将蔬菜细胞凝聚在一起的复合碳水化合物。所以这种做法仅仅是把不讨喜的品相换成了另外一副黏糊糊的模样，完全靠不住，而且这撮小苏打可能还会带来一股肥皂味儿。

在烹饪绿色蔬菜时，若使用钠盐、镁盐和钙盐，则能够抑制叶绿素的转变反应，这是另一个化学现象，很可能是因为三者增加了氢原子穿过细胞膜和驱逐镁原子的难度。因此，使用加盐的烹饪用水（含有氯化钠）和硬水（含有镁盐和钙盐）有助于保留蔬菜的绿色。

综上所述，烹煮绿色蔬菜的时间越短，蔬菜中的叶绿素就越不容易变为灰绿色的脱镁叶绿素。研究表明，烹煮 5 分钟的西蓝花会流失 17.5% 的叶绿素，烹煮 10 分钟，这一数值就会上升到 41.1%。

# 如何清洗果蔬？

清洗果蔬时，有什么最佳方法能确保不会有细菌、杀虫剂和农药残留？

以下内容并非针对个人。我们是不是有些偏执了呢？药店和超市为了迎合大众因担忧而偏爱的产品（或者正是他们助长了我们的忧心？），在货架上摆放着数种抗菌类肥皂、喷雾、凝胶、乳液、洗手液、沐浴露、湿巾、除臭剂和漱口水。电视广告播放着马桶或多或少潜藏有细菌（拜托！不然这些可怜的微生物要在哪生存？），搅得人心神不宁。我称这一现象为“细菌癔症”。

这和食物又有什么关系？检索一下我未回复（请原谅我的无礼，我尽力了）的读者邮件，涉及“病菌和细菌”的邮件多达 130 封，而涉及“食物感染风险”的邮件多达 195 封。有时候人们似乎更多地是在害怕自己的食物，而不是享受食物。我们是不是变成了恐虫症、洁癖症、恐毒症和恐食症一族？

我不是一名微生物学家或营养学家和内科医生，因而一般情况下我会避免写一些有关健康的内容。但接下来我要谈一谈食物——尤其是果蔬——含有的或其表面附着的致病菌和细菌毒素。毕竟这二者不可避免地接触了隐匿微生物的土壤，并且可能使用了除草剂和杀虫剂等农业化学品，更不用说有机食品种植时使用的有机肥料和其他“天然”肥料。

超市里陈列着若干种用于清洗生菜、大葱、番茄和苹果的产品，想必都具备抑菌和清除有毒化学品的功效。2000 年秋季，宝洁公司推出了一款名叫果蔬净（Fit Produce Wash）的产品，随后该公司叫停产品，并把配方卖给了“健康专家（Healthpro）”品牌。一瓶容量为250毫升的果蔬净售价为5美元（难怪销量不佳），配方混合了水、油酸、甘油、乙醇、葡萄籽油、氢氧化钾、苏打粉和柠檬酸。

为什么是这些特定成分？想必甘油、酒精和油酸用来溶解和去除杀虫剂等化学物，而一般情况下，杀虫剂是可溶于水的。氢氧化钾专用于除蜡，而蜡层无害，美国食品药品监督管理局已批准黄瓜等水果外表打蜡。

据我所知，配方里的苏打粉和柠檬酸仅会彼此产生反应，释放二氧化碳气体，形成类似奥卡-塞尔脱兹苏打水泡腾片（Alka-Seltzer，弱碱性泡腾片）的嘶嘶气泡，造成一种该产品正在努力去除有害物质的幻觉。

本书尚在创作过程中时，市场上仍在售卖的同类产品有可丽有机生物果蔬净（Biokleen Produce Wash），这款产品的广告声称“不含动物成分”（难道其他产品含有动物成分？），并已获善待动物组织（PETA）认证（可是这款产品不是要杀灭那些可怜的微生物吗？）。产品配方为“酸橙和柠檬提取物、葡萄柚籽提取物、椰子基表面活性剂、冷榨橙油和经过滤的纯水”。我不知道这些什锦水果除了可以制作可口的美味之外能否有这样一番作为，但是“椰子基表面活性剂”却是一种人工合成（非常不自然）的化学品，化学名为酰基磺酸钠，这种高泡沫清洁剂常用于生产肥皂和香波类产品。

可丽有机生物果蔬净的姐妹产品——维基蔬果净，宣传自己是一款“无毒、无害、无香精、无腐蚀性的防过敏产品”（是不是还想给自己贴上“无辐射、非爆炸品”的标签？）。有机清洁包含

“一种源自椰子的阴离子表面活性剂”——极有可能就是酰基磺酸钠。三种产品均声称自己清洗果蔬的效果优于清水。

然而，大多数专家均表示以活水用力清洗果蔬仍然是最可靠的办法。活水能冲掉绿叶菜上的污泥，这里极有可能潜藏着致病菌。尽管清水无法杀灭病菌，但果蔬清洗剂也无法做到这一点。能杀灭病菌的产品可能会在食物上残留危害人体的有毒物质。如果某个产品声称能够杀灭微生物，那它应该已进行过人体安全性测试，并已在美国环境保护署（EPA）登记为杀虫剂（何其讽刺）。所以，市场上的果蔬清洗剂都只有清洗作用，没有什么灭菌功效。要说这些产品的优势，那就是擅长掏空你的腰包。

诸如苹果、番茄、鸭梨、桃子、黄瓜、柠檬和橙子等带皮水果，倒上几滴液体洗洁精，用刷子使劲刷洗并冲净，即能有效清除外皮附着的所有污物。这种方法特别适合将作为烹调佐料的柠檬皮和橙皮。

我在南美洲生活时，会在每 1 夸脱清水中加入约 1 茶匙氯漂白剂（在水中加入次氯酸钠的溶剂）来清洗果蔬，这样能够强有效地杀灭果蔬外表附着的细菌。由于当地的自来水本身可能就带有细菌，所以我会将氯漂白剂静置数小时后再用来清洗食物，但在美国，这一步骤就没有必要了。

1996 年，内布拉斯加大学林肯分校的食物科学家们设计了一种安全、易用的抗菌妙招：分别用过氧化氢溶剂（药店会作为消毒剂售卖，浓度为 3%）和白醋喷洒在果蔬表面。两种液体会在食物表面混合并发生反应，释放杀菌氧气。生菜表面上残留的所有过氧化氢都会迅速分解，并且不会产生味道，而所有残留的白醋都是一剂沙拉调料。

通过使用漂白剂以及使用白醋和过氧化氢这两个方法，还能杀灭砧板和其他备餐区表面的细菌，配合刷子清洗效果更佳。用漂白剂清洗砧板后残留的氯气气味可以用白醋来消除。

再来说说超市售卖的各类喷雾产品。从厨房台面到浴室的各个角落，杀菌喷雾产品的分类可谓五花八门，但它们并不能用于食品。这类产品含有苯扎氯铵，这是一种效力很强的催化剂，能够有效加速分解酯类和酰胺类物质，后两者正是危害从微生物到人类的生物体的主要物质。大剂量的苯扎氯铵足以致命，尽管杀菌喷雾产品中的苯扎氯铵浓度仅为 0.2%，也不应将杀菌喷雾和湿巾用于接触食物的砧板等表面。

哦，对了，还要解释定义。恐虫症是指一个人过度害怕细菌；洁癖症是指一个人无法接受污垢或污染物；恐毒症是指一个人担忧自己会中毒；恐食症是指一个人对食物或饮食感到忧心。恐食症一族很有可能已经患有洁癖症或恐毒症。

欲了解更多恐惧症，请登录 www.phobialist.com 查阅，不过这对于患有计算机恐惧症的人来说有些难，但是一名计算机恐惧症患者大概永远都不会知晓自己这类人群还有一个症状族群。

**吃货字典：**瑞士甜菜——与瑞士烧奶酪旗鼓相当。

## 为什么有些土豆带有灰色斑点?

育空河[①]的黄土豆是我的最爱，但好像市场上售卖的黄土豆

① 育空河位于北美洲，流经加拿大的育空地区和美国阿拉斯加，最后注入白令海，盛产黄金。——译注

果肉都带有灰紫色的锈迹。切掉这些暗色斑点之后，剩下的黄土豆只够捣成土豆泥，目前我没有买到过一颗不需要大刀阔斧切除斑点的黄土豆。这些灰紫色的斑点到底是什么，为什么只有育空河的黄土豆有，而其他土豆就没有这样的情况？

育空河黄土豆以及甘蓝、洋葱和黄米带有的黄色，都得益于一种名为花黄素的化学物质。花黄素会与一些痕量铁、铝等金属发生反应，并呈青灰色。如果使用碳钢刀，就会产生这样的反应，所以切这类蔬菜时，最好使用不锈钢刀具。其他类型的土豆花黄素含量较少，就不会那么容易出现斑点。

高温储存环境也会导致花黄素发黑。所以要是刚购买的土豆已经带有斑点，那就寻找一家会低温储存果蔬的超市。

提到花黄素（这种顺畅的话题过渡可不常见哦），就得说说包含少量花黄素的胡萝卜。铁和铝等金属离子（带电金属原子）会影响胡萝卜呈现出的颜色，用铸铁锅或铝锅烘焙出的胡萝卜蛋糕有时会惊掉你的下巴，因为胡萝卜可能会变成绿色。

同育空河的黄土豆一样，胡萝卜的花黄素与铁或铝产生反应会呈现出正宗的蓝色，那么，蓝色配上胡萝卜的黄色是什么颜色呢？就是让你惊讶的绿色！

---

## 西班牙土豆泥

大蒜在橄榄油中吱吱作响，蒜香融入油中，而大蒜的辛辣口感也会变得柔和。推荐以这款土豆泥来款待群聚好友：2 杯土豆泥需要 2 至 4 大匙特级初榨橄榄油、2 瓣嫩煎大蒜、½ 茶匙粗盐、½ 茶匙西班牙烟熏甜椒粉（Pimentón）、¼ 茶匙小茴香籽粉、⅛

茶匙匈牙利红辣椒粉、2片培根和1根大葱。没吃完的土豆泥，第二天可以做成土豆煎饼，再铺上一颗煎鸡蛋，真是可口美味！配餐可以选择雪莉焦黄蒜香鸡（参见第30页）。

- 4颗大个头的红皮烤土豆或4颗育空河黄土豆，或足够制作4杯土豆泥的普通土豆
- 1/4杯特级初榨橄榄油，或根据口味添加更多
- 4瓣大蒜
- 4片培根
- 1茶匙西班牙烟熏甜椒粉
- $^1/_2$茶匙小茴香籽粉
- $^1/_4$茶匙匈牙利红辣椒粉
- 2根大葱，葱白和葱绿均留用，切薄片

1. 制作土豆泥。选用红皮土豆：在烤箱中间放入一个烤架，将烤箱预热至205℃；用叉子插起土豆，放在烤架上，烘烤1小时，或直至用刀子戳入后确定土豆已熟透。选用育空河黄土豆或普通土豆：先削掉土豆皮，切为长约2.5厘米大小的块，在盐水中焖煮12至15分钟，或直至用叉子戳入后确定土豆已熟透。烤土豆需先移出烤炉，然后竖着切成两半，用勺子挖出土豆放入锅中；后一种焖煮土豆则需先倒掉锅里的水，并把土豆块留在锅里。
2. 完成上一步骤后，在一口小号长柄平底锅中倒入橄榄油，并放入切碎的大蒜，以中小火加热煎炒，直到大蒜吱吱作响并微微发黄，在大蒜变焦黄之前关掉火源。

3. 取中号长柄平底锅，以小火煎熟培根，直到酥脆，并切为长约0.6厘米的碎块。
4. 将橄榄油和蒜末、盐、甜辣椒粉、小茴香籽粉和匈牙利红辣椒粉倒入热土豆中，用土豆捣泥器（参见第203页）将土豆捣为大颗粒。尝一下，并根据口味调味。
5. 把捣好的土豆泥盛入预热过的餐盘（或盛入先前剥掉的烤土豆外皮），撒上培根碎和葱碎。

**本食谱可供4人享用**

## 大黄有毒吗?

一位生物学家朋友说大黄有毒，但我不敢苟同，多年来我吃过很多大黄派，现在仍然生龙活虎，到底谁是对的?

你们都是对的。

大黄类植物（食用大黄）的所有部位都含有草酸及其化合产物草酸盐，含量从0.1%到1.4%不等。这也是大黄入口后会产生非同一般的皱缩口感的原因，所以人们必须在大黄派里加糖中和。不过，草酸及草酸盐确实带有毒性。

第一次世界大战期间，英国物资短缺，无法供应新鲜的蔬菜，有人会食用大黄的叶子，而这个部位的草酸含量最高，当时就有报道草酸中毒事件。但鉴于你还能与你的生物学家朋友进行争论，显而易见你制作派时用的是大黄茎，此处草酸含量远远小于叶子中的含量。此外，草酸毫无疑问是一种有毒物质，但让大黄叶食客中毒的原因可能并非只有草酸。

“有毒”是一个相对概念，完全取决于摄入量。甘蓝、菠菜、甜菜头、土豆和豌豆都含有少量草酸，而大黄茎中的含量尽管较这些蔬菜高一些，但同样被认为不足以构成危害。至于草酸含量较高的大黄叶子，也需要摄入 10 磅左右的大黄叶才能达到所谓的半数致死量（$LD_{50}$：以人体为受试目标，达到半数死亡所需的毒素剂量）。

所以，你大可继续享用大黄茎做的派！希望你吃掉了我那份，我讨厌大黄派！

**吃货字典：**派 —— 3.1415926……

---

## 大黄酱

因为大黄能做成水果类的派，所以有人以为大黄是一种水果，但它并不是。大黄上市的季节比较早，人们通常会以一半大黄搭配一半草莓来制作大黄派等甜点。本食谱将以大黄制作酱汁，其酸味能够完美衬托乳酪蛋糕（参见第 69 页）等一类甜点。购买时要挑选深粉色的大黄茎。

- 450 克大黄（约 6 根大黄茎，每根长约 30 厘米）
- 1 杯糖
- ¼ 杯水

1. 将大黄切成厚 1.3 厘米大小的片，大概 4 杯的量。

2. 将大黄、糖和水倒入中号煮锅中，以中小火加热。盖上锅盖，慢煮约 20 分钟，或直到煮软或水嫩多汁。
3. 待混合物冷却，取 1 杯量倒入搅拌机或食物加工器中打成浆，然后倒入罐子中。以相同步骤加工所有混合物，每次取 1 杯量。所有大黄均已加工完毕后，倒入罐子放入冰箱待用。酱汁保质期为 1 周。

**本食谱可制作约 2 杯量**

## 不含铁的土壤种植的菠菜还会含铁吗？

我常听说一些果蔬中含有矿物质，例如铁、钾等元素。大多数这类果蔬都不挑生长环境，几乎任何地方都能种植，那这必定意味着所有土壤——包括我家后花园——必须至少含有痕量的矿物质。是这样的吗？要是我在缺乏铁元素的土壤中种植富含铁元素的菠菜会怎样？菠菜不会生长吗？还是会生长出缺少铁元素、营养上存在差异的菠菜种类？

查阅“美国农业部标准参考营养数据库”，你就会诧异地发现菠菜并不含有特殊量的铁元素，大多数早餐麦片的铁元素含量都多过菠菜。菠菜的铁元素含量约为生蛤蜊的四分之一，几乎等同于猪肉罐头和豆类罐头（不包括罐子）的铁元素含量。

请看下文中菠菜与铁元素的轶事。

19 世纪末，德国科学家准确地发现菠菜的铁元素含量可与红肉比肩，每 100 克中就含有 3 毫克铁元素。但在编写这些科学发现报告时，有人填错了小数点（欧洲人惯用逗号来分隔数字），导致铁元素含量增加了 10 倍之多，一直到四十多年后，这一错误才得到纠正，不过那时靠吃菠菜长力气的大力水手波比形象已然在人们心目中扎根。毕竟铁代表着力量，是吧？要是布鲁托[①]知道波比的菠菜罐头其实是在虚张声势，那他就不会那么狼狈不堪了！

更为讽刺的是，人体无法轻易吸收菠菜中含有的铁元素，因为无论含量多少，菠菜中含有的少量草酸（1%）都会与之结合，转换为一种不溶性物质——草酸亚铁。所以，菠菜的铁含量本来就不多，能供人体新陈代谢的就更少了。

你在家里的后花园种植菠菜，而花园土壤中缺少铁元素会怎样？这基本上不成问题，因为植物仅需要痕量的铁元素，而且铁元素广泛分布，地球表面大约有 5% 都是铁。假如土壤中铁含量为零，菠菜也依然会生长，只是会表现出营养不良，就像人体缺乏维生素一样，本应是绿色的菠菜叶子会呈蔫黄色，因为植物需要铁来合成叶绿素。

## 科学边栏：植物怎么解决早餐

一般而言，植物几乎都是由碳、氢和氧的化合物组成的，化学家将这种化合物称为有机物（与符合美国农业部国家有机食品认证的指定食物无关）；矿物质是指 17 个无机化学元素，它们是植物生长时至关重要的养分，农耕土壤必须含有所有此类无机化

① 动画片《大力水手》中的反派角色。——译注

学元素，如果土壤本身缺乏这些元素，那就要通过施肥来补足。

17个无机化学元素中，有6个被称为**巨量元素**——钾、氮、磷、硫、镁和钙，植物生长需要大量此类养料。缺少其中任何一种，植物都会生长异常，甚至是不会生长。另11个元素是铁、锰、锌、铜、钼、钴、镍、钠、硼、氯以及硅，这些被称为**微量元素**，因为植物对它们的需求仅为痕量。这些元素零星分布于地球，这也是不同地域培育出的相同作物可能会存在差异的原因之一。

土壤中含有供植物吸收和利用的某种特定元素，并不是指这种元素以其元素形态而存在，即未与其他元素结合为化合物的游离原子。实际上，这些元素均以化合物的形式呈现。例如铁，并不是以一种金属形式呈现，而是与氧气或其他元素结合为化合物（即一种**氧化**形态）。

早餐麦片成分表中标注的“还原铁”（在化学中，**还原**就是氧化的对立反应），确实是一种微小的金属铁颗粒，大家也许会对此感到诧异，不过享用麦片早餐后无须躲开吸铁石，因为胃中的盐酸会迅速分解掉这些精细颗粒。

## 为什么洋葱会催泪?

我试过许多切洋葱不呛眼睛的方法，但都不管用。除了买甜洋葱或不呛眼的洋葱之外（没有普通洋葱那种浓烈的口感），还有什么妙招可以推荐吗?

是什么刺激了眼睛？甜洋葱与普通洋葱有何不同？在这两个

问题上，人们对洋葱的误解才应让人感到难过，落下无奈的眼泪。

对此，许多人解释说洋葱含有引人流泪的化学物质（催泪剂）——丙酮酸，而事实并非如此。丙酮酸并非人们常声称的“来自土壤中的硫”，因为丙酮酸根本不含硫；催泪剂的成分并非磺酸或亚硫酸，或任何其他备受指责的化学物质。呛眼实际上跟酸毫无关系，而是因为一种名为硫代丙醛亚砜（又名硫代丙醛 S-氧化物）的含硫化合物，下文姑且称之为“化合物 T”，意指催泪瓦斯。

尽管了解这些并不能让你今后切洋葱不流泪，但长期错误的认知需要得到纠正，所以请大家继续阅读。

显然，有很多人认为洋葱中刺激眼睛的化学物质和带来独特的火辣、呛鼻、灼热感的化学物质是同一种，但实则应归咎于不同的化合物。多数广受欢迎的烹饪文章总会将洋葱辛辣口感的主要原因归咎于化合物 T，但味道强烈的洋葱并不一定就是催泪高手。

下面就来非常简明地讲讲切洋葱时发生的复杂化学反应。

没切开的洋葱不会产生催泪瓦斯化合物 T，也不会促成具有刺鼻味道的化合物。洋葱只有被切开或入嘴咀嚼时，其细胞因此遭到破坏之后才会生成这些化合物。洋葱细胞中含有蒜氨酸酶（A）和一组名叫 S-烷基半胱氨酸亚砜（S）的化合物，此前它们都被困在不同的细胞部位，彼此素未谋面，而在细胞遭到破坏的这一刻，它们得到了释放，并互相产生反应，形成催泪瓦斯，即 A+S → T（蒜氨酸酶 +S-烷基半胱氨酸亚砜 → 硫代丙醛亚砜）。

蒜氨酸酶激活的另一组反应会产生氨、丙酮酸和不稳定的次磺酸。次磺酸会进一步反应形成一系列口感独特且刺鼻的化合物，主要为烷基磺酸盐。

上述最后两个反应过程中形成的丙酮酸含量，通常会被用作刺鼻指标，但这样做只是因为丙酮酸比较稳定，易于实验室衡量，促成洋葱刺鼻的并非只有它。

现在，来说说那些所谓的“切洋葱不流泪”的措施，大卫·莱特曼[①]（David Letterman）也许会讽刺地管它们叫“愚蠢的洋葱把戏”。大家在阅读完括号内的评语之后，再来判断这些措施是否合理。

- 切掉根尾前的带梗部位（哪怕智商只有正常人的一半，也都知道要切掉梗部）。
- 切洋葱时打开冷水龙头，让水在水池中流动（洋葱迸出的水汽一旦发现冷水，就会穿过半个房间冲进水池溺死自己）。
- 用牙咬住一根火柴（咬着火柴头你就不会发觉眼睛正在刺痛）。
- 嘴里含住一块面包（一定要大口咀嚼，要不然洋葱不会发现面包在你嘴里）。
- 戴上隐形眼镜切洋葱，以此来护住眼角膜（洋葱的刺激性水汽能透过隐形眼镜触及眼球，戴着隐形眼镜的话，还是摘掉吧，以防被眼泪冲掉）。
- 在水里切洋葱（你可以灌满水池，在水面下方切，还可以带上你的水下呼吸装置，到外面的游泳池里切。这类方法应该有效，不过有个小问题，还没等把切好的洋葱收到碗里，它们就漂走了）。

---

① 知名脱口秀主持人、喜剧演员。——编注

言归正传，这里与大家分享一个实用有效的方法（此处请乐队奏响庆贺之乐）：先把洋葱放入冰箱冷却数小时后再切。这样能降低形成催泪瓦斯的化学反应速度，并且会降低洋葱汽化压力（即水汽四处飘散的势头）。

最重要的是，你掌握了主厨们快速有效切洋葱丁且不给洋葱留下太多时间来刺激眼睛的方法。许多烹饪书籍都介绍了这一方法。还有，一定要用锋利的刀具，这样能减少对洋葱细胞的破坏，从而避免形成过多的催泪瓦斯。

说到锋利的刀具，所有人都有自己赞不绝口的宝贝磨刀器，有时谈及此话题还会惹得两个主厨为自己钟爱的方法争论不休。我个人认为没有必要购买一款精致且昂贵的磨刀器。本页插图中展示的磨刀器，性价比出色，使用后再用磨刀棒摩擦几下，磨掉

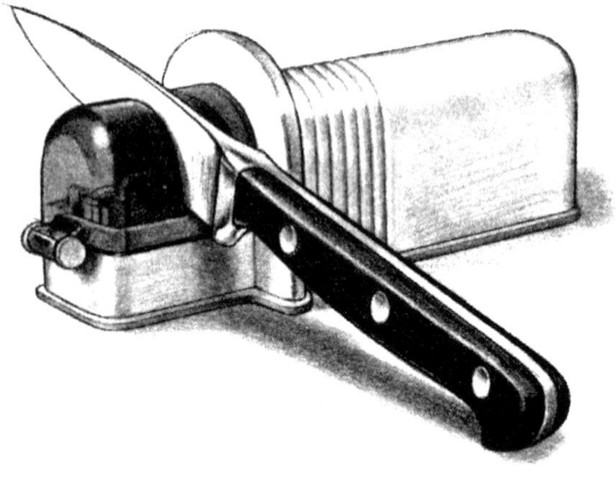

**高效且便宜的磨刀器，由芬兰菲斯卡（Fiskars）生产。独创的砂轮角度能够最大程度降低对刀体金属的磨损。同类产品为宜家的阿斯派（ASPEKT）磨刀器。**

磨刀器留下的那些任何微小波纹，效果更佳。

**吃货字典：**韭菜——股市里赔钱割肉。

## 为什么有的洋葱是甜的？

为什么维达利亚洋葱要比其他品种的洋葱甜度高很多？

一方水土养一方洋葱。

下面来解释一下。

维达利亚没有什么独特的野生环境。佐治亚州的其他许多地区都种植有多款淡味洋葱，品种包括毛伊（Maui）、沃拉沃拉（Walla Walla）、得克萨斯 1015（Texas 1015）和 OSO。请注意，我把它们称为“淡味洋葱”，而不是“甜洋葱”。相比其他品种，这些洋葱并不一定含有更多的糖分，只是刺鼻和催泪的化合物含量更少而已。

维达利亚城位于佐治亚州南部，是一片沿海平原，该地生产的洋葱之所以味道淡，是因为当地的沙质壤土缺乏硫物质。由于洋葱中的化学物质都是硫化物（参见第 121 页“为什么洋葱会催泪？”），故而缺硫洋葱中的刺鼻和催泪化合物也就更少。

抛开土壤、天气和耕作条件因素，所有植物之所以能长成自身这一物种和品种都取决于其种子的基因，植物会根据基因的要求来精准地生成适当的蛋白质、酶和激素，这是所有耕种者都无法改变的事实。例如维达利亚的洋葱，都属于名为黄葛兰克斯的品种。

但以上只是遗传特征。众所周知，有机物的特征由遗传和环境因素共同塑造。一系列环境因素包括土壤中的各类养料含量，土壤的质地和排水性、微菌群和微生物，土壤中沙子、岩石和黏土的比例，地表坡度，生长温度，降雨量、风量和日照程度。总而言之，植物所在的整体微环境、播种时是否月亏等因素，都会导致成熟后的果蔬存在些许差异。（月相可不是玩笑话，据称遵循生物动力酿酒法的葡萄酒商直到满月时才会移除红酒中的沉淀物。他们认为满月会引起潮汐，显然也能吸起沉淀物，避免这些物质沉落桶底。听起来完全合乎逻辑！）

法国的酿酒商会把所有这些变数和不可估量的因素归并到一起（不过通常排除了月相说），并融入果蔬界正流行的风土概念，当然，法国人还会再来一个只可意会的法式耸肩，外加些许神秘主义。不过风土一词其实没什么深奥之处，从字面意义上理解，这个概念就是指农业地区或地域，是某地特有的种植环境特性的总称。曾游历法国的人士都知道，每座山丘的另一边或每一个转弯之处，都可能潜伏着一种与众不同的微气候。

回到佐治亚州的维达利亚。维达利亚洋葱是佐治亚州农业厅的注册商标，洋葱产品要想贴上这个受到小心保护的标签，就必须符合该州针对洋葱需具备的特质而规定的法律要求。大力推广的宣传活动鼓励我们像吃苹果一样去“食用”这些洋葱（但是为什么我们会照做呢？百思不得其解），这无疑为洋葱增添了一份高贵，可以这么说：不可否认的是，为洋葱戴上光环的是经济和政治因素。以“我们的洋葱才是真正的维达利亚特色洋葱”为由提起的法律诉讼可不在少数。

在佐治亚州东南部，经官方批准且真正受到推崇的维达利亚洋葱种植县多达 20 个，但显然每亩农田土壤中的硫物质都并非等量，因此，硫不能作为唯一的考量因素。由于缺少具有信服力的科学依据，我更愿意把它们归为妙不可言的因素，换言之，就是我是一名风土主义者。

**吃货字典：** 隔水炖——隔靴搔痒，慢慢见效。

## 怎样去除黄瓜的苦味？

我常吃到发苦的黄瓜，这是为什么？引起苦味的化合物会影响健康吗？或者有什么危害吗？

黄瓜种植已有数千年历史，同诸多植物性食物一样，黄瓜也经过了杂交育种改良，强化了人类喜欢的口感，剔除了苦味。

先前人们常会把黄瓜片浸泡在盐水中（我一直怀疑这种做法的可行性）来去除黄瓜的苦味。但如今的变种黄瓜果肉很少带有苦味，略苦的黄瓜皮则可以直接削掉。

黄瓜有一部分风味得益于略带苦味的葫芦素。只要黄瓜的一生中曾经历过磨难，例如长期炎热的天气、干旱、虫灾或病害，黄瓜体内及其果皮就会积累起葫芦素，以这种化合物作为防御。大自然以这种苦味发出告诫，仿佛在说："吃了我你会后悔的。"在植物界，生物碱等一类毒性最强的化学物质尝起来都发苦，但市售黄瓜中含有的葫芦素肯定不足以致命。如果你碰到了苦味小黄瓜，请权当抽到了大奖，饶了它，去品尝那些成熟前的经历没那么不幸的黄瓜。

现在的人们喜欢将这些很少会发苦的黄瓜切片腌渍，但不是为了去除苦味，而是为了吃到更脆嫩的黄瓜。黄瓜切片，放入碗里，撒上盐，再盖上一层冰块，放入冰箱一个小时左右即可。盐会吸走黄瓜果肉细胞间的水分，让细胞结构更紧实。食用前记得要清洗掉多余的盐分。

盐颗粒层能吸走水分，让黄瓜片更脆嫩，但要是换成盐水浸泡，就成了另外一款截然不同的黄瓜片。黄瓜片会摄取盐水中的水分，故而会变软，变成蔫黄瓜片。因为渗透作用会将低盐环境中的水分吸走，并将其释放到高盐环境中。黄瓜细胞接触盐颗粒时，细胞中的水分会被吸走，而接触浓度很低的盐溶剂，则溶剂中的水分就会被吸到黄瓜细胞中（更详细的原理可参见第 184 页“科学边栏：渗透作用”）。

黄瓜皮并非密不透风，如若不做防水处理，果肉最终会完全变干并枯萎。因此，黄瓜种植户会用经美国食品药品监督管理局批准的可食用蜡涂覆于黄瓜表面，以此延长其保质期。外皮凹凸不平的腌制小黄瓜并没有上蜡，因为腌料需要渗透外皮才行。英国黄瓜身材细长，表皮面积较大，必须受到更多的保护，光是蜡层不足够，通常还需要包上保鲜膜。

**吃货字典：**芝麻菜——与芝麻无关，却带有芝麻的醇香。

## 煮豆浆时为什么容易溢锅？

豆浆为什么容易溢锅？我要做的一个食谱需要准备豆浆，但我发现豆浆只有慢煮才不会溢锅，这背后有什么化学原理吗？

英语中豆浆称为 soy milk（黄豆的奶液），我常好奇，要如何挤出黄豆的奶液？大家是否也有同样的好奇呢？

言归正传。黄豆需要经过一泡、二煮、三磨，然后才能榨出豆浆。豆浆呈乳白色，所以英文中就以 milk 来形容它的汁液。但豆浆虽然是乳白色，英文中带有 milk，但实际上却和牛奶没有丝毫关系。

豆浆是极好的牛奶替代品，高蛋白、低脂且不含胆固醇和乳糖（众多乳糖不耐受的人群无法良好消化这种物质）。美国大约有 7% 的婴幼儿无法饮用牛奶，强化了钙质和维生素的豆浆可用作婴幼儿配方食品。

然而，从口味来讲，对于许多烹饪食谱，豆浆远不能替代天然乳品。原因如下：黄豆研磨过程中会释放脂肪氧化酶，这种酶会催化豆类的不饱和脂肪酸被氧化，产生一种难闻的化合物。爱喝豆浆的亚洲人似乎并不在意这一点，但大多数欧洲人则必须先加热“黄豆奶液”，以接近沸腾的温度持续煮 15 分钟到 20 分钟来使酶失去活性。

下面来看看“溢锅”的原因。

植物中含有多种糖苷，这种与糖有关联的化学物质具有多重作用。黄豆中的部分糖苷称为皂苷（源自拉丁语的 sapo，意为肥皂），煮沸时会起肥皂泡样的泡沫，就是因为它，煮豆浆时才会容易溢锅。加热会破坏皂苷，因此以文火煮上片刻能逐渐消除泡沫。除非豆浆事先已经过慢煮，否则豆浆煮沸时锅边不能离人。

**吃货字典：**乳糖不耐受——天生的消化不良。

## 不那么印第安的布丁

印第安布丁什么样？味道像姜饼的软玉米糊。

18世纪新英格兰的殖民者把新大陆的玉米称为“印第安玉米”，后来加了玉米面的布丁就变成了周知的印第安布丁。当时美洲大陆的原住民和殖民者都不会做豆浆，但有一类印第安布丁食谱可以将香草豆浆作为牛奶的完美替代品。

印第安布丁食谱通常需要加入牛奶或淡奶油，以化开后的冰激凌作为替代品拌入布丁，味道可与之比肩，甚至更胜一筹。本食谱可以用牛奶，也可以用牛奶冰激凌，没吃完的布丁隔夜后会变得更加浓稠，冰镇或加热食用均可。早餐也可以来一杯哦！

- 4杯香草豆浆
- ⅓杯黄玉米面
- 1大匙无盐黄油
- ½杯黑糖蜜
- 1茶匙肉桂粉
- ½茶匙生姜粉
- ½茶匙盐
- ½杯香草黄豆冰激凌（已化开）
- 香草黄豆冰激凌（配菜用）

1. 将烤架放于烤箱底部。预热烤箱至150℃。取小号碗，倒入1杯豆浆，拌入玉米面，静置备用。
2. 取中号炖锅，以中火至大火慢煮2杯豆浆，直到锅边开始冒泡。

逐渐将玉米面混合物倒入热豆浆中并搅拌，调至中火继续煮并一边搅拌，持续10分钟，混合物会变得稀薄。

3. 倒入剩余的1杯豆浆，并加入黄油、糖蜜、肉桂粉、生姜粉和盐，持续搅拌直到黄油化掉。混合物会再次被稀释。
4. 将布丁放入1.4升大小的无油炖锅。敞口（不盖锅盖）烘焙2小时。布丁顶部表面颜色会略微变深。
5. 从烤箱中取出布丁。倒入化开的冰激凌，搅拌均匀，直到布丁顺滑无结块。将布丁放回烤箱再次烘焙30分钟（表面不要覆盖）。
6. 让布丁在金属烤架上冷却2小时。冷却后质地会变浓稠，并且会形成一层薄皮。食用前，挑走这层薄皮，用勺子将布丁舀入甜点盘，趁略微温热时上桌，并配上一勺香草黄豆冰激凌。

**本食谱可制作8份或更多**

## 豆腐怎么保存才不易变质?

我家附近的超市售卖的豆腐类食品不下10种。豆腐以黄豆制成，可怎么会有这么多种呢?

一切都从豆浆凝块开始，不同之处在于随后对这些凝块的处理方式。

一系列的酸、酶、细菌和盐，会让豆浆中的蛋白质凝结，长而扭曲的蛋白质分子会展开，然后彼此重新绑定（交叉结合），像梯子的梯级一样，形成一个紧密缠结在一起的固态网络，并与液体相分离。就像牛奶的凝结过程一样，蛋白质形成凝块，这一过程孕育了豆腐。

通常，牛奶凝块靠的是牛犊胃内膜，这是未断奶的牛犊第四胃的胃壁黏膜，其中含有蛋白质消化酶凝乳酶（好奇人类是如何发现这些方法的？请继续往下看）。不过牛犊的其余部分最终都会变成“母乳小牛肉”。凝块随后会借力霉菌或细菌进行发酵，熟化成奶酪。

凝乳酶的发现也许纯粹是一次偶然，可追溯到圣经时代。当时红酒、牛奶和其他重要的液体食物，都会用经过清理的牛犊或绵羊的胃作为容器来盛装。在一次穿越沙漠的艰苦跋涉中，也许是用了没仔细清理的牛犊胃来盛装牛奶，一些存留的凝乳酶凝结了牛奶，使之成为凝块。然后，在周围细菌的帮助下，牛奶发酵了，奶酪成了！

不过，凝乳酶不适用于豆浆，通常豆浆需要酸或盐来凝块。东亚人通常会使用盐卤，这种带有咸苦味的物质，是在制作海盐时蒸发海水留下的非氯化钠残留物（多数为氯化镁）。如今，硫酸钙是制作豆腐时最常用的物质。随后凝块会被压成一块砖的样子，豆腐就完成了。

英语中常称呼豆腐为“豆类凝块”，但有语言纯正癖的人肯定会坚持称之为豆腐。在日语中，这种凝块直到经过压挤乳清（凝块进行时产生的多余液体）之前，都不会称为豆腐，而是会被称为“胧豆腐”（豆腐脑）。

豆腐块不同的密实度，从内酯豆腐到嫩豆腐再到老豆腐，取决于压挤程度和压挤时长。小块的内酯豆腐能拌入沙拉，而较硬一点儿的嫩豆腐，结构更紧实，能经得住煎炸。豆腐是烹饪界的陶土，它能捣成泥，能调拌、定型，或切成各式各样的形状和大小，几乎能搭配所有款式的菜、沙拉酱和煎炒酱料，煸炒、煎炸均可。还有，豆腐易入味，能神奇地吸附烹饪配料的味道。

奶酪经过贪食的细菌和 / 或霉菌的袭击以及熟化，通常在嗅觉上失去了吸引力，豆腐则是脆弱且易变质。市售豆腐有真空包装、塑料包装（浸泡在水里）、无菌包装或是散装。

绢豆腐是一种口感顺滑的嫩豆腐，制作方法更接近酸奶（与奶酪不太一样）。制作时，豆浆不会凝块，而是排干乳清，制作师傅会添加一种通过**葡萄糖氧化酶**反应获取的化学物质，名叫葡萄糖酸-δ-内酯（GDL）。随后，会将混合物装入其零售包装，并以 175℉ 至 195℉（79℃至 91℃）的温度略微加热一小时左右。在此期间，葡萄糖酸-δ-内酯会自发转为（水解）葡糖糖酸，而葡萄糖酸能够增稠蛋白质，在无须分离乳清的情况下使之变为均质胶体。绢豆腐的吃法和酸奶或蛋奶沙司一样，可以用勺子挖着吃。

无论是哪种豆腐，都应该放入冰箱冷藏保存，并在一周内食用。如果放入水中保存，则需要每天更换浸泡的水。豆腐还能冷冻，但是在解冻时，质地会变得更有嚼劲，因为冷冻会挤出更多的乳清，蛋白质从而会更紧实。解冻后的豆腐质地如同海绵体，能够更好地吸附一同入锅的其他食物的味道。

**吃货字典：**用英语念黄豆，soybean——西班牙人会以为你在说“我是一颗豆”。

## 味噌是用什么制成的？

我非常喜欢在日式餐馆喝过的味噌汤，但我不知道味噌汤是怎么做成的，我能买一些回来自己试着做吗？

完全没问题。直白地说，味噌就是“经发酵而成的豆瓣酱”，任何一家日韩式超市都能买到这种多面手产品，有用于家庭料理的味噌调料，也有成品味噌汤料或沙拉调料。

同豆浆和豆腐一样，味噌的制作步骤也是一泡、二蒸、三磨（或切成碎块）。重盐的黄豆中会添加特定的霉菌，即米曲霉（拉丁语译名，日本人称之为“曲”，日本人会用同一种霉菌来制作他们的清酒，按英语解释，就是“特定的霉菌”），或者还会混合大米、大麦或大豆。利用传统的发酵方法，这一过程会进行 2～3 年，直至达到预期的口感浓度和颜色。但如今，发酵过程经过加热和其他方法来加快速度。盐能预防混合物变质，击退不太有善意的微生物，但是米曲霉不畏惧盐，仍能发挥功效。

味噌有数十个种类，包括咸味、甜味、咸甜混合等不同风味，颜色有象牙白、咖啡色、深棕色，质地又分为无结块、奶油状以及块状。许多厨师都在用味噌调料尽情发挥自己的本领，你也可以做到。可以试试轻快的白味噌，或颜色更深、更饱满的红味噌。

一旦开始探索味噌，你就再也不会把它搁置一旁落灰了。味噌风味浓郁，需要以其他食材来平衡，可以添加油醋汁，或是搭配芦笋、朝鲜蓟或经过调拌的田园沙拉，或者在素菜汤中拌入一两勺，煮出一锅味噌汤，还可以再煮上一些乌冬面。

## 味噌黑鲈鱼

美国市场上最常见的味噌品种是稠酱，外观像是带颗粒的花生酱，但是这类味噌的颜色也很多样，从米色到深棕色都有。味噌盐味重，风味浓郁，能为汤和卤汁增添不少鲜美味道。

味噌酱比较浓稠，烹饪前必须拌入液体食材，大多数超市和亚洲食品商店均有售味噌调料。对于本食谱，亦可使用淡色味噌。

汤米·克劳贝尔（Tommy Klauber）是佛罗里达朗博特岛帕蒂戈尔格餐厅的（Pattigeorge Restaurant）所有者兼主厨，他为大家创作了这道菜，并广受好评。龙虾对他来说可谓是近水楼台先得月（莫非别人买不到？），所以他会以龙虾清汤来稀释味噌。我们会用到味醂和清酒，烘焙前，鱼肉需先以腌料腌渍至少 2 小时或者隔夜。在烹煮鱼肉之前，还要先准备好配菜。

腌料：

- 6 大匙白味噌或黄味噌
- ⅓ 杯糖
- ¼ 杯味醂（日本甜米酒）
- ¼ 杯清酒
- 4 条黑鲈鱼或黑鳕鱼（每条约重 170 克，厚 1.9～2.5 厘米）

配菜：

- 1 大匙花生油
- ½ 茶匙芝麻油
- 胡萝卜丝、茴香和甜红椒各 1 杯

稀释汤汁：

- 1 杯清水
- 3 大匙味醂
- 2 大匙清酒

1. 制作腌料：取小号碗，将味噌、糖、味醂和清酒搅拌均匀，将混合物装入 0.95 升大小的封口食品袋，倒入并翻动鱼片，以便腌料覆盖鱼肉。密封食品袋，放入冰箱冷藏 2～4 小时或隔夜。
2. 制作配菜：取大号煮锅，倒入花生油和芝麻油，以小火加热，倒入胡萝卜、茴香和甜红椒，煮大约 5 分钟，或直到食材软化，但不要烧焦。搁置一边待用。
3. 从冰箱取出鱼片和腌料，置于室温条件下，预热烤箱。
4. 从腌料中取出鱼片，连同附着表面的腌料，一同放入 9 英寸的馅饼盘或带锅边的小号烤盘。
5. 制作稀释汤汁：用微波炉专用的量筒取一杯水，并倒入味醂和清酒搅拌，放入微波炉加热 1 分钟。将稀释汤汁倒入烤盘中，量要足够，约需没过鱼片 ⅓（约 0.6 厘米）。这样能让鱼肉在烤箱内稍经烘蒸，上面能略带焦黄色。
6. 烘烤 5～6 分钟，或直到熟透。为了呈现出多汁的美妙口感，鱼肉应尽量聚集在中间，并且保持湿润。
7. 用预热过的宽形浅碗盛装，按每份约 ¼ 杯的量在碗里淋浇几勺烤盘内的酱汁，用煮软的蔬菜丝作为配菜，在肉片旁边装点。

**本食谱可制作 4 人份**

## 为什么吃荚果会让人产“气”？

我在高中生物课上学过荚果同紫苜蓿和菜豆一样，能吸收空气中的氮气，并把这些气体输入土壤中，以此“锁住”氮气，以便为植物提供养料。但根据我个人的经验，荚果像菜豆一样，还会产生另一种气体，就是我们食用后会释放出的气体。有什么办法能阻止排出这些令人不愉快的气体吗？

你可以减少食用紫苜蓿的量。但要让你放弃所有其他荚果，包括豌豆、花生、扁豆和数十种菜豆，那这样的减量要求就有些过分了。这只是我们人生中必须平衡风险和收益时要面对的数不清的抉择之一。

豆科植物是那种会在荚里产籽的植物。从营养学方面来看，荚果（就是豆科植物种子的学名）富含蛋白质，还含有多种（但并非全部）人体必不可少的氨基酸。可问题是荚果还含有一些复合碳水化合物（棉子低聚糖等），而人体不幸缺乏能消化这类物质的酶。我用“不幸”这个词，是因为这些碳水化合物会经过胃、食道和小肠进入低位肠，而居于此处的细菌以它们为食，然后产生一系列无味的二氧化碳、氢气和甲烷，但还会佐以气味浓重的硫化氢和名为硫醇的其他含硫化合物。这些气体察觉到自己在人体内的位置较低，于是就会寻找最近的出口逃离你的身体。

不幸的是（再一次），针对预防这类排气的诸多建议，包括烹饪前多次清洗豆子或与一种传言能减少排气的香草（例如土荆芥）一同烹煮等，没有一个可靠有效。理论上，也许进攻才是最好的防御措施：有人说应该像以豆类为主食的地域的人民一样，日常生活中越大量食用豆类，越不容易为自己的社交声誉留下“污点”。

由于人各有异，且豆子和豆子之间也存在差别，因此难以开展科学实验来衡量这些策略的有效性。这样的科学实验必须要有许多人作为受试体参与其中，并且测量他们在不同条件下的豆类输入量和气体排出量。本人作为一名科学家，为避嫌，就无法作为志愿者参与这样的实验了。尽管许多民间做法缺少科学依据，但大众还是愿意相信自己所信之事物。况且，谁又能证明这些措施是错的呢？

为预防身体会大规模排放这种“化学武器”，我们可以服用宾诺（Beano，食用酵素咀嚼片）或其他同类产品来提供人体缺乏的消化酶（α-半乳糖苷酶）。

还有一种对许多人明显有效的措施是吞服能够吸附肠内气体的木炭胶囊（是的没错，是吸附，而不是吸收。气体的分子会在高度多孔的木炭颗粒中扩散，后者以其广阔的内表面吸附气体。这种附着现象即称为吸附）。

宾诺和木炭胶囊均非处方药。要是早餐食用了墨西哥豆饼，而马上又要去教堂做礼拜，遇到这种紧急情况时还是值得一试。

对于“尾气”（希望大家不会介意这个比喻），其实没什么控制方法，大家要顺其自然，之后还要诧异地说出：“是谁？不是我！”

---

## 科学边栏：固氮

### （是固定不是修复，因为氮气没毛病）

氮是氨基酸中的关键元素，是蛋白质的基石，是所有动植物的必要组成部分。地球大气层中的氮气分子（$N_2$）几乎无穷无尽，空气中大约80%都是氮气。氮气中的两个氮原子非常牢固地结合在一起，光合作用的能量不足以助植物分离这两个氮原子，从而利用氮来获取蛋白质。

豆科植物和一种名为**根瘤菌**的土壤细菌有着神奇的共生关系，二者达成一致，互惠互利。细菌生成一种酶，能够降低分割 $N \equiv N$ 键所需的能量，释放能够转换为氨气（$NH_3$）和硝酸盐的氮原子。大多数硝酸盐可溶于水，能够渗入土壤，便于植物根部吸收。氨气同样可以溶于土壤中的水分形成铵盐。植物的蛋白质工厂将以硝酸盐和铵盐作为加工原料［硝酸铵（$NH_4NO_3$）是一种氮含量极高的肥料］。

在野外，这种能锁住氮气的细菌，每年仅能生成约5磅/英亩[①]的氮气。但在种植豆科植物的农田里，这种细菌每年能为每英亩土地生成数百磅的氮气。

现在，让我们来看看细菌和植物是如何共生的。当**根瘤菌**侵入豆科植物根部时，植物根部会形成结节。结节就像个小号庇护所，里装满了供细菌存活的食物（富含糖分的汁液），而细菌在无节制地饱餐的同时，也会生成铵盐和硝酸盐。

典型的豆科植物形成的结节可能不超过百个，但黄豆植株能形成数百个结节，而花生植株则可形成上千个这样的微型养料工厂。

---

① 1英亩等于4 046.8平方米。——编注

## 干豆煮前必须浸泡吗?

浸泡干鹰嘴豆，要在水里加上一小撮小苏打，这是从我祖母开始就使用的秘方。但理所当然地，妈妈们从未告诉女儿这样做的原因。所以我的问题是，为什么要加小苏打呢?

永远要听妈妈的话。我小时候，母亲警告我说，如果我穿上橡胶雨靴看电影，眼睛就会瞎（千真万确！）。我有一次忘了脱掉，于是如今我成了近视眼。

不过，你母亲的格言可比我母亲的格言更合乎情理。鹰嘴豆的西班牙语名为garbanzos，意大利人称之为ceci，英文名为chickpeas，通常以干货售卖。大家都知道这种质地坚硬、果皮坚韧的豆子很难泡软。在亚洲和地中海沿岸地区的许多国家（也许其中之一就是你祖母的故乡），那里的人们习惯在烹煮之前先将干鹰嘴豆浸泡一夜，人们还发现，在水里加点儿小苏打能缩短浸泡时间，烹饪起来也不那么费时。

现在我们了解到，碱性物质（例如小苏打的碳酸氢盐成分）会攻击纤维状的纤维素皮，并让它们更易浸入水分。某些地区的人们会使用各类碱性物质（碱液、碳酸钾、石灰）来移除玉米粒外部的纤维素壳体，以便将玉米粒制成玉米糁和马萨面粉（和成的面团用来制作墨西哥玉米薄饼，参见第225页“墨西哥薄饼怎么会含有石灰?”）。此外，大家还知道，要是浸泡或烹饪豆子的水质较硬，在水里加上一撮小苏打会事半功倍，因为碳酸氢盐能去除水中的钙和镁，这两种物质会在豆子的细胞壁内或之间形成质地较硬且不可溶解的化合物，从而导致豆子对水合作用不敏感。

但是，小苏打过量会导致豆子软化过度，破坏豆子的质地，还会带来一股发咸的肥皂味儿。

不过，在烹饪前，真的有必要用水浸泡干鹰嘴豆或其他干荚果吗？干燥处理能够简单地保存豆类和其他荚果，这种方法显然早于罐装方式若干世纪，如今仍在使用，以便包装和延长保质期。不过现在的市场售有多款经烹煮和软化的罐装豆子。

关于浸泡干豆子这个话题的争论和文章数量堪比 2000 年总统选举时的争论和文章数量。不过依我之见，论据再多都是徒劳之举，对于要不要浸泡干豆子是无法盖棺论定的。

浸泡豆子的最初原因无疑是为了缩短烹饪时间，节约宝贵的燃料。如今，大多数人已不再依靠伐木来取柴火做饭，对于现在什么都不缺的社会而言，浸泡豆子所能节约的少量天然气或电力已无足轻重。只要浸泡干荚果的目的是泡软，便于烹饪且能咬得动，那选择预先浸泡还是直接热水焖煮就取决于你想干多少家务活了。以下是大小、温度和时间三个相关因素：

- **大小**：小扁豆和小豌豆，尤其是干豌豆瓣，相较于其重量和体积，表面积较大（即这类豆子的表面积与体积之比较大），这为水进入其体内提供了宽敞的通道。烹煮期间，这类豆子会迅速进行水合反应，所以基本上无须事先给它们来一次“冷水澡”。

  鹰嘴豆是豆子界的保龄球，其表面积与体积之比较小，因而水渗透整颗豆子也比较费力。对于这类几乎坚不可摧的种子，冷水预先浸泡能有限度地缩短烹煮时间。
- **温度**：提高水温，有助于水迅速渗透进入干豆子。因此，相较于在冷水中浸泡一个小时，以沸点温度焖煮豆子效果更好。通过对比大概的渗透率，我估算了两种方法的水合作用，得出 1 小时焖煮等于 3 小时冷水泡豆。所以，假如把干鹰嘴豆煮成美味可口的软豆子要花 5 小时，那就可以先浸泡 3 小时，再来焖煮 4 小时。

- **时间**：需要考虑你有多长时间可以利用，也就是说有人照管的时间（焖煮）或无人照管的时间（浸泡）。浸泡固然简单，晚上把豆子浸泡好就可以上床睡觉了，但若以浸泡时间抵消焖煮时间，则会影响豆子烹煮后的口味。为了让豆子吸收一同入锅的食材味道，抑或为了让其他食材吸收豆子的味道，以足够的烹煮时间来软化豆子很关键。

浸泡是否会影响豆子的最终口感，就这一问题，许多人奋笔疾书激烈争论：焖煮之前或之后要不要以食盐腌豆子（如果选择这样做的话）；浸泡豆子是否会影响豆子的营养和风味，或是否会泡走产气的低聚糖。就前一个争论而言，你可能会继续选用水来浸泡，而对于后一个争论，你可能会直接置之不理。研究表明，浸泡豆子只会流失少量的低聚糖和硫胺素（维生素 $B_1$），营养和排气会受到有限的影响。论战中的任何一方都不是赢家。

烹煮豆子没有火箭技术那么复杂，也不是什么脑科学（或类似的事情）。过去几个世纪，在没有太多科学依据的情况下，世界各地演变出了许多传统的豆子烹煮方法，所以对于烹饪豆子这件事，不应有教条思维，不应仅局限于自身的认知。

如果你觉得作为儿女孝敬妈妈是理所应当的，应该千方百计讨她开心，那就听她的话泡上豆子吧。

# 第四章

# 在硕果累累的平原上

“果实”一词在威廉·莎士比亚的作品中出现过 122 次，在钦定版《圣经》中出现了 361 次，到了当代万维网 ethereal 页面中，这个单词的弹出次数超过了 2 000 万次。

在比喻用法中，我们常会用“有成果”或“硕果累累”来形容某个产生了积极或有利结果的行为，而努力后却以失败收场，则会以“毫无成果”来形容。

那是什么因素引得人类如此痴迷于果实呢？

果实的英文单词 fruit 源自拉丁语 fructus，意指喜悦，明显在暗示瓜果的甜美。直到后圣经时代，生活在盛产甘蔗的亚洲和南太平洋群岛的人们，才知道除了蜂蜜之外还有其他甜味来源。

果实有诱惑力可能还有更深层次的原因。植物学把果实定义为开花植物的成熟子房，用途是孕育植物的种子，并将它们散布各地。因此，果实是植物的最终生存目标，是植物在真实地表达自己的繁殖意向。果实象征着生命、希望和渴望。

果实到底是什么？这个问题不易回答。以少数几个类别划分 27 万种已知的植物种类会让人无从下手。但在依据外表和功能的细微差别来归类品类的嗜好帮助下，多数植物学家将果实分为三大类（主要取决于花朵子房成为果实的发育方式）：单果、聚合果、多花果。当然还有其他类别，任何两个植物学家都可能会给出三种不同的分类方案。但本书会始终按单果、聚合果、多花果来给水果分类。有一些食物，大家可能从未意识到它们属于水果，甚至觉得把它们划作水果听起来有些愚蠢，还请大家不要大惊小怪（所有坚果都属于水果，花生也是，这一点儿也不蠢）。

- 单果在一朵花的一个子房中孕育而生，可分为肉质果或干果。

单果的肉质果分为浆果和核果。常见的浆果有鳄梨、灯笼椒、蓝莓、葡萄、葡萄柚、橙子，番茄和香蕉也属于这一类（没错，根据植物学家的说法，香蕉属于浆果。香蕉莓派，要不要来一份？）。核果子房壁（果皮）的内层（内果皮）已硬化，变成了一个凹坑或一块石头，这就是大家所知的带核水果。常见的核果有杏、樱桃、椰子、橄榄、桃子、李子等，人类会取其种子制作巧克力的可可也算这一类。

单果的干果分为荚果（豆子、豌豆、花生）、坚果（橡果、榛子、核桃）以及谷物（玉米、大米、小麦）。没错，谷物也是水果。谷物是人类饮食的核心，我会以一个单独的篇章来予以介绍（第五章）。

- 聚合果包括黑莓、覆盆子等，是由带有多个子房的一朵花孕育而出的一堆小核果，就像是一串紧凑的小葡萄。在植物学家看来，黑莓和覆盆子长得都不像浆果（例如香蕉），难以置信！

- 多花果（例如菠萝）在多朵花的子房中孕育，最终长成一簇。

可是大家都喜欢的草莓算什么类别？还有医生告诫每日都要来一个的苹果呢？现在，大家要接受的一个事实是，草莓不是浆果，也不是什么单果、聚合果和多花果。草莓以及梨果（苹果和鸭梨）属于**假果**，即并非在植株子房部位发育的果实。在此就不再赘述这些水果的植物学形态了。

吸取了植物学知识，接下来该进入烹饪课堂了。

**吃货字典：**鳄梨——皮似鳄鱼，内里可不像梨。

## 为什么摘下来的苹果还会继续变熟？

每每看到报纸食品专栏刊登了农产品市场新上了许多食品，我就会前去进行一番采购。但带回家后又发现自己不知该如何处理。我该如何识别已经熟了或者马上要变质的水果？哪些还需要我再保存一阵子再去享用？

这可不是一件容易的事儿。成熟果实发生的化学变化相当复杂，主要是不同果实发生化学反应的时间也不同。

每一种水果都需要一段时间来让熟化反应达到峰值，此后便开始步入衰老（变质），并最终变质腐败。在自然界，一切终将“尘归尘，土归土”，人类亦是相同的命运。

你需要了解的是熟化何时达到峰值。处于熟化峰值期的果实，颜色亮眼（绿色变为黄橙色或蓝红色）、质地发软、口感极佳，此时酸性物质会减少，甜度会增加（除了柠檬和酸橙之外），味道层次变得丰富，芳香十足。

要命中果实的熟化巅峰，就像把握证券市场的时机一样。一则是水果采摘后需要一段时间运输到商店，在这之前消费者无法选购；二则是果实的熟化程度及其种种经历是个未知数，像极了要基于上周的价格来买进股票。

鳄梨在采摘后才会开始熟化，买到硬如磐石的鳄梨也不用担心。但其他大多数水果不同，在植株上完全熟化之时，味道就达到了最佳状态，并已摇摇欲坠。这是大自然的趁“热”吃（时不可失）之规律，引来动物享用果实，并各处散播它们无法消化的种子。

例如市售番茄、草莓等水果，尤其是香蕉，都会刻意在其未成熟之时进行采摘，以便它们经得住严酷的运输旅途。其他水果（桃子、李子、甜瓜）会在几近成熟的情况下进行采摘、运输和售卖，此时果肉较为坚硬，会慢慢变软。

有些水果采摘后可以持续熟化，而有些则不能，这是最值得留意的主要差别。如果买到那些不能继续熟化的水果，回家后就只能一筹莫展。对于这类果实，购买时必须已完全熟透，要放入冰箱冷藏保存，因为低温能够减慢衰老过程，从而保持新鲜状态。

采摘后会继续熟化的水果需要区别对待。尚未熟透的果实，买回家后可以将其暴露于能够加速熟化的乙烯（气态植物激素，结构式为 $H_2C=CH_2$）中予以催熟。人们通常不会想到还有气体激素，但乙烯完全能够胜任激素的称号，同其他激素一样，只需少量（不到百万分之一）就能产生效果。

那要如何得到乙烯呢？水果自身就能提供这种气体。许多水果在达到熟化巅峰至开始衰老之前的这段时间里，就会散发一阵乙烯气体。这类水果的乙烯产率达到顶峰之后就会开始下降，故而名为**更年性**果实。如果这让你相应地想到了绝经期（也称为更年期）雌激素减少，那你就理解对了。

对于尚未成熟的更年性水果，可以利用其他正在释放乙烯气体的果实来予以催熟，或还可以通过这类更年性水果自己释放的乙烯（如果乙烯气体没有飘走的话）来刺激其自身产生更多的乙烯。化学界将这种自我刺激反应称为**自催化**。

在熟化期间，释放的乙烯没有改变果实，即所谓的**非更年性**果实，即便暴露于乙烯气体之下，也不会发生太多变化。所以，你必须判断买回家的水果是否是更年性果实，是否需要利用乙烯催熟。当然，乙烯来自依然处于乙烯产出阶段的更年性果实。

以下是你要做的。首先，查阅第 148 至 149 页所示表 2，找到购买的果实所属的类别。如果是非更年性果实，则可能会略微软化并褪去绿色，但在走上生命下坡路之前成熟度不会增加。冷藏保存，以便保持现有熟化程度不变。

如果是更年性果实，那要搁置在室温下；冷藏会减缓熟化速度。要是想加速熟化，则可以取一两个果实放在纸袋子里，要避免拥挤，再往纸袋子上扎几个小孔，这样能留住部分果实释放的乙烯，从而加速它们的熟化。乙烯略轻于空气，所以部分气体会从纸袋子的孔溜走。不过没关系，空气中只消百万分之一的乙烯含量就能完成催熟任务。不要用塑料袋，塑料袋不透气，会聚集乙烯和水分，一不留神就会过劲儿，让果实从熟化巅峰走向变质。请注意，果实日益熟化并不一定意味着吃起来会越来越甜。水果会变软，且味道会越来越浓郁，但在大多数常见的更年性果实中，只有苹果、香蕉、杧果和鸭梨在采摘后的持续熟化期间会越来越甜。

如果急不可耐地想赶紧吃到这些未成熟的更年性果实，那可以在纸袋子里放一颗世界级的乙烯生产户——苹果、香蕉或百香果（乙烯产量第一）。务必每隔 12 小时左右检查一下袋子里的水果，以免因水果腐坏而惊愕。

“一粒老鼠屎坏一锅汤”用在坏苹果身上可能有一些夸张，但如果这颗“坏蛋”能持续释放充沛的乙烯，那它肯定会令同胞们加速走向终结。尤其是留在桶底的坏苹果，在它释放出轻于空气的乙烯飘往桶口处时，会席卷所有其他苹果。

每年 9 月份，苹果种植户能收获成千上万箱苹果，直到 1 月份或之后，这些苹果才会被运抵各地区市场销售，那种植户们是如何避免苹果熟过头的呢？他们会把苹果储放在 31°F 至 36°F（−0.6℃至 2.2℃）的环境中，以减缓熟化反应（如同你把达到熟化峰值的苹果放入冰箱保存一样）。除了会释放乙烯之外，苹果还需要“吸入”氧气，并会“吐出”二氧化碳，因此种植户还有一个更重要的措施，就是控制冷藏室中的氧气和二氧化碳含量。所有果蔬在采摘后都会持续呼吸，而储存在低温冷藏室中，并在减少氧气含量的同时增加二氧化碳含量，就能够抑制果蔬的呼吸活动（你大概已经迅速意识到这样的做法同样适用于抑制人类的呼吸）。这种做法在苹果产业被称为气调（CA）贮藏。

**表 2　采摘后不会熟化以及会熟化的果实**

| 采摘后不会熟化的果实（非更年性果实） | 采摘后会持续熟化的果实（更年性果实） |
|---|---|
| 樱桃 | 苹果 |
| 柑橘类（橙子、柠檬、酸橙、葡萄柚） | 杏 |

（续表）

| 采摘后不会熟化的果实（非更年性果实） | 采摘后会持续熟化的果实（更年性果实） |
| --- | --- |
| 黄瓜 | 鳄梨 |
| 葡萄 | 香蕉 |
| 菠萝 | 蓝莓 |
| 软浆果（黑莓、覆盆子、草莓） | 无花果 |
| 西瓜 | 番石榴 |
| | 蜜瓜 |
| | 奇异果 |
| | 杧果 |
| | 香瓜（美国人误称为甜瓜） |
| | 油桃 |
| | 番木瓜 |
| | 百香果 |
| | 桃子 |
| | 鸭梨 |
| | 柿子 |
| | 芭蕉 |
| | 李子 |
| | 榅桲 |
| | 番茄 |

## 水煮意大利西梅

未经加工的意大利西梅呈深紫色，除了一丝淡淡的甜味以外，没什么味道，而且在室温条件下储放再久味道也不会有太多改善。但经过糖浆烹煮的西梅颜色会变成深红，味道会转为浓郁的酸甜风格。西梅干会在盛夏到初秋期间上市。水煮后的西梅口感和外观俱佳，单独品尝或搭配香草冰激凌皆可。

- 450 克意大利西梅
- 1 杯糖
- 1 杯水

❍ 1 小节肉桂条（约 5 厘米长）

❍ 1 茶匙香草香精

1. 洗净西梅并切半，不要去皮，但要切掉表皮有斑点的部分。
2. 取大号炖锅，倒入糖、水和肉桂条，开中火加热。滚煮约 5 分钟，不时搅拌，直到糖溶于水中，并呈现淡淡的糖浆质感。
3. 倒入西梅瓣，转至小火，慢慢烹煮，并不时边用勺子舀起锅里的糖浆浇淋西梅边翻转西梅让另一面受热，持续 3～4 分钟，或直到西梅软透。倒入香草香精。
4. 可趁热享用，或待西梅与糖浆冷却后享用。

**本食谱可制作 8 人份**

---

## 为什么水果碰伤的部位反而比较甜？

为什么水果碰伤发褐色的部位尝起来会更甜呢？

想象一下：如果你用棒球棒打翻了化学实验室里所有装着化学物质的瓶子，那么飞溅而出的化学物质在地板上聚集在一起时，你是不会惊讶于任何异常化学反应的，对吧！

植物就是由一堆精致小巧的“装着化学物质的瓶子”组成的，这些紧凑得异乎寻常的“瓶子”就是细胞。果实的身体遭到破坏时，细胞随之被打破，先前彼此隔绝于不同细胞部位的化学物质蜂拥而出、互相混合。

擦伤或切开的苹果、鸭梨或鳄梨等水果，其果肉受到了外伤，细胞壁遭到破坏，被囚禁其中的多酚氧化酶就会得到释放，而在这种氧化酶的作用下，果肉很快会变成褐色。这类氧化酶会作用于水果的酚类物质，后者是一大群抗氧化化合物，而正是这些化合物造就了植物类食物的味道、颜色等其他特性。氧化酶会把酚类物质送上一条通往一系列大分子（聚合体）的化学变化之路，而这类大分子多数就呈褐色。

通过加热去活化酶（换言之就是及时烹煮苹果），或添加酸性物质，可以消除这种酶促褐变（注意区分焦糖化反应和美拉德反应褐变，参见第 291 页“科学边栏：罗伯特的褐变规则”）。厨房中的强酸物质有柠檬和酸橙汁，酸度强于食醋。

除了破坏促进氧化的酶之外，我们还可以切断氧气与细胞的接触，例如，用保鲜膜包裹水果的横切面；抑或利用抑制氧化反应的化合物来处理果肉，例如二氧化硫、抗坏血酸（维生素 C）或柠檬酸（调成柠檬汁，再一次用到了）。

有些水果发生酶促褐变反应时，其甜度会有所增加，但还有一些水果（包括苹果）则会变得酸涩或带有苦味。

所以不要为了吃起来更甜而去伤害水果的肉身。无论是外观还是口感，完好无损的水果更棒。

## 熟透的香蕉卡路里会有所增加吗?

甜度更高的香蕉，其卡路里是不是也更高？搁置一旁熟化的香蕉会更甜，那它的卡路里会有所增加吗？或是否会产生热量？

你已经回答了自己的问题。是的，香蕉熟化时卡路里会增加，卡路里就是热量。热量必须通过其他形式的能量（热能、机械能、电能等）或物质（通过质能等价公式 $E=mc^2$）来获取。如果香蕉像铀元素一样，知道如何将物质转化为热量，那人类就能造出原子“蕉弹”。

我猜大家肯定在想，糖分更高代表卡路里更多，对吧？不过，糖分又打哪儿来？水果熟化时，淀粉会分解为糖分，而每代谢 1 克淀粉和糖（事实上是所有可消化的碳水化合物），人体获取的热量都是 4 卡路里。所以这是一次卡路里的流动，糖分子是否像淀粉分子依然紧密，或如鸟儿一样自由飞舞，都无关紧要。

利用正在熟化的香蕉来运行一座电站是不切实际的，除非你找来特别多的香蕉，然后放上一把火点燃它们。香蕉果肉含有 75% 的水分，点燃可没那么简单。即便先把它们变成香蕉干，燃烧后也只能释放 400 卡路里 / 磅（按变成香蕉干之前的新鲜香蕉计算），而 1 磅煤炭燃烧后可释放 3 000 卡路里，1 磅铀燃烧后可释放 2 100 万卡路里。

香蕉能解决的热量问题，就只有以一整把香蕉（按每根香蕉含有 27 克碳水化合物计算）来为筋疲力尽的运动员补充碳水。

## 为什么有的香蕉不管放多久都不会变软?

我在一家拉美商店买了一些大个头的绿香蕉，拿回家后放在了厨房窗台上，等待它们熟化。等到颜色终于变黄，我尝了一根，就像吃了一根铅笔，难吃至极。我买的是什么品种?

它们不是香蕉，而是芭蕉，这种热带水果是香蕉的近亲。香蕉和芭蕉都继承了芭蕉属基因，但后者熟化后淀粉含量更高，糖分含量更少。芭蕉亦称为煮食香蕉，这个名号明确地提示了大家：不能生吃。

非洲和拉丁美洲人民以芭蕉为主食，后者更甚，当地人以西班牙语称之为 plátanos。例如在波多黎各，当地人会用 plátanos 制成一系列口感松脆的开胃菜，例如 tostones（青绿色的芭蕉片，压扁后油炸，撒上大蒜和盐）和 arañitas（译名为“小蜘蛛”，油炸芭蕉丝煎饼）。香蕉福斯特在加勒比海当地名为 amarillos（意为“黄色”），是用黄油焙烤芭蕉至熟透发软，并佐以焦糖和肉桂（参见“香蕉贝茨卡”食谱）。

顺便说一下，将香蕉放在厨房窗台上熟化的做法毫无意义，可能大家认为厨房窗台有充足的阳光照射，但是采摘后的水果不需要阳光来熟化。

## 香蕉贝茨卡

当你的香蕉开始变得像是金吉达公司[①]最糟糕的噩梦时，已经来不及把它做成香蕉面包了。不过有个简单的办法，我们可以煎炸香蕉，制作出一款简单却鲜为人知的甜点。

想要更精致一些，那你可以制作新奥尔良人引以为傲的香蕉福斯特。新奥尔良的香蕉利口酒强化了水果风味。

一切要从 1951 年说起，新奥尔良闻名遐迩的布伦南餐厅所有者欧文·布伦南（Owen Brennan），受邀为某杂志有关餐厅的专

① 美国一家以香蕉为主的农产品制造商和分销商。——编注

题报道创作一款新的甜点。于是布伦南的主厨保罗·布朗日（Paul Blangé）就创作了香蕉福斯特这道甜点。如今，这道甜点的名气也许已经胜过了那家餐厅。

但谁是福斯特？理查德·福斯特是布伦南的朋友，并常常光顾他的餐厅，布伦南以其名字命名了新创甜点。谣传布伦南先生更亲近的朋友菲利修斯·贝茨卡得知没有以自己的名字命名时自杀了，但这毫无根据。不过，我们可以用贝茨卡的名字来命名下面这道甜点。

- 2 大匙（¼ 条）无盐黄油
- ¼ 杯蜂蜜
- ¼ 茶匙现磨肉豆蔻
- ¼ 茶匙姜粉
- 2 大匙香蕉利口酒（可选）
- 现榨柠檬汁，用于调味
- 4 根熟透的硬香蕉，剥皮，并沿纵向切成四段
- 香草或黄油山核桃冰激凌，备用
- ¼ 杯黑朗姆酒

1. 用口径为 12 英寸的煎锅以小火化开黄油。倒入蜂蜜、肉豆蔻和姜粉，并搅拌至蜂蜜溶解，食材已均匀混合。倒入香蕉利口酒，热至锅开，焖煮 2 分钟（若已经提前做好，则在继续下一步之前重新加热酱汁）。
2. 尝一下酱汁，如果有些甜，则挤几滴柠檬汁。
3. 将香蕉块倒入焖煮酱汁。烹煮，涂一些油脂，并翻面，持续约

3 分钟，或直到香蕉软化，但不要过度烹煮。

4. 同时，取 4 个碗或汤盘，盛入几勺冰激凌。
5. 在微波炉专用容器（例如量杯）中倒入朗姆酒，并以高温加热 30 秒。将朗姆酒淋浇在香蕉上，保持安全距离，用火柴点燃酒蒸气。
6. 当火焰逐渐熄灭时，从锅里夹出香蕉摆放在冰激凌周围。舀 1 大匙热酱汁，浇在冰激凌上，并立即食用。

**本食谱可制作 4 人份**

## 为什么橄榄油能吃，石油却不能？

能介绍一下食用油（橄榄油、葵花籽油等）与用作润滑剂的不可食用油之间的化学成分相似性吗？能被归为一种“油”的物质带有哪些化学品质？

事实情况是，两种油都属于分子没有紧密联结在一起的液体，所以它们能够轻松地从彼此身边滑过，也正是这个原因成就了它们的油滑特性。但从化学用语来讲，这两种油有着很大差别，我因此还闹出过笑话。

几十年前，我在委内瑞拉一所大学以西班牙语教授研究生化学课程（真是自不量力！）。我在高中学过西班牙语，后来旅居过墨西哥，还在波多黎各逗留过六个月，自认为这两段经历让我的西班牙语水平飞速提升。有一天在课堂上讲到了委内瑞拉的石油工业产品，可只要说到 aceite 一词，整个教室就会泛起一阵傻笑，我迷惑不解，西班牙语字典里的注解明明就是“油”啊。一位富有同情心的学生最终把我拉到一边，告诉我说 aceite 是指可食用的油，多数情况下指代从橄榄中或 aceitunas（油橄榄果实）提取的油。这堂课背景中的油，应该用 petróleo 一词。按照我的错误用词，委内瑞拉人是从地底下抽出了橄榄油！美式英语中，这两种油都以 oil 表示（不过多年后，一位懂西班牙语的友人说我是对的，被提炼为电机用油或机油的原油的确是以 aceite 表示，至少西班牙人是这样表达的）。

石油是一种数百种烃类（一种只有碳和氢组成的化合物）的混合物，可通过蒸馏分离，或分解（打碎）和提炼为上百种产品（从汽油到凡士林，更不用提化学家们有原材料就能创造出的上千种合成石油化工产品）。

对于生物而言，烃的角色并不重要。事实上，可以说石油是由曾经活着的动植物物质组成的，而这些动植物的所有生命力均已被榨取罄尽。因此，就人类的食物代谢而言，由石油衍生出的油具有惰性。例如，要是饮入一剂矿物油（一种高纯度的石油产品），它们在体内不会发生任何变化，而是自上而下穿越身体，沿途润滑整个消化道，作用如同泻药。

从植物那里获取的可食用油包含少量烃，但主要是甘油三酯。甘油三酯分子与烃分子十分相似，但除了较长的碳氢原子链之外，每个甘油三酯分子链的一端还包括 6 个氧原子。不过，分子成分或结构的略微改变，都会导致其化学和生理学特性出现天壤之别。

无论是液体油还是固体脂肪形式，甘油三酯与蛋白质和碳水化合物一样，都是维持生命必不可少的食物成分。甘油三酯会在人体内分解并产生能量，但过量摄入的甘油三酯则会转变为腹部如同游泳圈一般的赘肉。

美国人每年消耗 14 亿加仑（330 万个石油桶才能装得下）色拉油和烹饪油，但这些油脂必须经过处理才能足够纯且满足人们挑剔的味蕾。下面来介绍一下植物油在贴上“纯天然”和“百分百纯度”标签、摆上商店货架之前会经历的一番“修饰”：

- 首先，大多数油是利用一种榨油机（日处理能力为 30 吨葵花籽）压榨（“榨”“排”或“挤榨”）种子得来。榨油机由螺旋传动进行挤压，利用摩擦和压力榨取种子中的油。摩擦力会产生热量，导致大量油浆升温至 140℉ 至 210℉（60℃至 99℃），不过，在热衷“天然”和“原汁原味”的消费者的驱动下，有生产商会采用水冷榨油机来生产“冷榨”油。
- 更常见的做法是在己烷中溶解磨成粉的种子，从而萃取出油脂。己烷是一种不稳定的碳氢化合物液体，能够溶解油脂，完成溶解任务后，会被加热至 212℉（100℃）蒸发散尽。己烷沸点为 156℉（69℃），在 212℉（100℃）的高温下，成品油中本应没什么己烷残留，但常常还是能检测到 0.002 5% 的遗留痕量。这也是以健康为目标的商店会鼓吹和销售“压榨油”和“冷榨油”的原因，因为这两种油不会接触己烷，但它们的供应量有限，故而价格更高。相较于压榨方式，己烷萃取能提炼更多种子油脂。
- 压榨原油或萃取原油随后会添加少量水和 / 或柠檬酸来进行脱胶，从而使磷脂这种黏性化学物质沉淀。
- 接下来用碱性物质（通常是烧碱或碱水）进行处理，以此清理余留的磷脂、蛋白质和黏液质化合物。但这一步骤最为重要的作用是中和带有异味的游离脂肪酸。碱性物质与脂肪酸反应后的生成物是肥皂（你没看错，是肥皂），随后会用热水清洗去除。

- 颜色不正的油还会进行漂白处理，当然不是用高乐氏漂白剂，而是用细分黏土或活性炭来吸附天然色素杂质分子。
- 如果有异味残留，则会在真空环境下用蒸馏法进行除味。在真空环境中（实际上只是低气压条件而已），水的沸点比较低，蒸气温度亦是如此，所以油不会受到高温带来的不利影响。种植产油植物可能会使用杀虫剂和其他化学物质，这一流程还能去除这些物质的残留物。
- 最后一步是通过冷却进行“分馏”“脱蜡”或“冷凝”，并过滤掉冷冻的脂肪部分，以便在冷藏保存的条件下油液依然保持清澈。请注意，如果把昂贵的特级橄榄油放入冰箱来避免油液酸败（有些专家可能并不认可，但我认为这样的做法是可取的），那油液会变得混浊，但这并不意味着橄榄油坏了。当油液恢复至室温时，凝固的脂肪部分会再次熔化，油液也会恢复清澈。

上述这些处理流程对人体有害吗？你可以称之为加工处理，也可以称之为纯化。现如今，在特定背景下，“加工处理”带有贬义，人类（或通过任何技术）在自然和营养之间进行的干预都会被看作有违自然，甚至上升为安全隐患。但对于葵花籽油、红花籽油、芥花籽油和花生油等压榨或萃取类原油，油液中含有许多杂物，如果不进行处理就会影响味道、颜色和烹煮食物的品质。

这些杂物有种子碎块、杀虫剂残留物、痕量金属、磷、蜡、游离脂肪酸、叶绿素、类胡萝卜素、其他天然色素和气味。如果不是利用了机械和化学来纯化植物油，我猜人类甚至不会发现植物油的重要性，也许还会认为它不具备可食用性。

简而言之,“精炼”就是指“纯化”。有什么不对呢?

大家要注意，橄榄油比较特殊。橄榄油榨取自橄榄果肉，而非橄榄种子，它是用榨汁机榨取的可饮用纯果汁。有些特级初榨橄榄油甚至未经过滤直接灌装。

**吃货字典：**棕榈油——曾被列为“不健康”的植物油。

---

## 贝奈特蛋奶酥

基本上所有烹饪用油都能用来油炸，呈现最完美的油炸烹调，让食物外部酥脆焦黄、内部多汁味美。

罗伯特有一次以晚辈的身份（相对而言）拜访比利时的朋友们，那是他第一次发现除了甜甜圈之外，甜点和油酥糕点也能油炸。朋友的招待菜款是水果贝奈特饼——长 2.5 厘米左右的大块水果（几乎应有尽有），裹上啤酒面粉（美味的比利时啤酒！）放入锅里油炸，端上桌之前还要撒上糖霜。

如果你觉得油炸不是问题，但面对发酵面团会眉头紧皱，那这道油炸甜点再合适不过。在面点界，泡芙面团或奶油泡芙最简单，且基本不会失败。而本道食谱也不会涉及用烤盘来制作泡芙，而是把软软的面团放入热油中，任其翻滚、胀大直至焦黄。

上菜前，先在甜点盘里倒上一些鲜榨或瓶装的水果露，然后在上面铺上 3 块裹糖的贝奈特饼。

- ½ 杯清水
- 4 大匙（½ 条）无盐黄油（室温）
- 一小撮盐
- ½ 杯普通面粉
- 2 颗大号鸡蛋（室温）
- ⅛ 茶匙香橙油或 1 大匙黑朗姆酒（可选）
- 植物油（用于油炸）
- 糖霜（用来裹覆贝奈特饼）

1. 取中号煮锅，倒入水、黄油和盐，煮至锅开。移离灶火，一次性倒入所有面粉。用力搅拌，直到混合物不粘锅边，围着勺子形成一个球状（如果几乎没能快速形成球状，再以低火快速加热煮锅几秒钟）。待面团略微冷却。
2. 先打入一颗鸡蛋，用力搅拌，直到面糊均匀光滑，再添加第二颗，并再次搅拌。倒入选用的调料，然后搅拌均匀。
3. 在炒菜用的厚底炖锅或油炸锅中倒入油，约距锅底 3.8 厘米，并加热至 185℃。最好先尝试炸一块贝奈特饼，以此确定油炸时间，所以先放入一大匙面团油炸，然后再来处理剩下的面团。
4. 用大匙分批将面团放入热油中炸，根据情况翻转，直到整个面团外表焦黄，内里熟透，每一面大约需要炸 2 分钟。用厨房纸巾吸干饼上多余的油。
5. 撒上糖霜，趁热上桌。

**本食谱可制作 20 个高尔夫球大小的贝奈特饼**

**焙烤版贝奈特蛋奶酥**

如果害怕油炸，那可以选择焙烤方法，面团制作方法不变。

预热烤箱至 190℃。用大号圆形大匙将面团挖出，放入无油饼干烤盘，每个面团间距 5 厘米。焙烤 30 分钟，或直到泡芙呈金黄色。待泡芙冷却后再小心地切掉顶盖，舀出中间未经焙烤的面团，放在烤架上冷却。

填入冰激凌，加糖打发奶油，或香草布丁。把切掉的顶盖放回原位，撒上糖霜后即可上桌。

**本食谱可制作 14 个 5 厘米大小的泡芙**

## 反式脂肪到底是什么?

我一直搞不懂反式脂肪。最近，我听说氢化油、半氢化油和分馏油都属于反式脂肪类产品。然后我在附近的超市买了一盒宣称不含反式脂肪的人造黄油。但仔细查看产品标签，我发现该款黄油含有分馏油。那么，我的问题来了，分馏油是否属于反式脂肪？分馏油和氢化油又有什么区别？混合物中添加的“部分”剂量又是多少？

反式脂肪酸或反式脂肪可谓是疑云密布。请允许我在此赞叹，你的疑虑是我见过最具深度的。

公众对于反式脂肪酸的忧心在 2003 年 7 月 11 日更加升级，美国食品药品监督管理局于当天针对含有反式脂肪酸的食品标签发布了最终规定："在本条最终规定中，基于当前科学知识，美国食品药品监督管理局已要求，食品（包括膳食补充剂产品）营养成分表必须说明其反式脂肪酸含量。"（请注意，新标签是"要求"和"必须"执行，用词改成"法律义务"和"责任"我也不意外。）该规定计划于 2006 年 1 月 1 日生效，这一天距美国公众利益科学中心首次吹响反式脂肪酸会危害健康的警哨已过去了十三年。不过，亡羊补牢为时不晚。

如今满大街的人都搞不懂"那该死的反式脂肪酸"，我趁此机会为大家解惑。

我有一位姨母，只要逮住机会就会指着我说"他并不是一位真正的医生"，没错，我只是一名博士，并非医学博士，我也认为自己所擅长的领域不适合涉足摄入反式脂肪酸带来的健康后果，但我相信反式脂肪酸会让你血液中的胆固醇总量升高，或是让低密度脂蛋白（LDL）或坏胆固醇水平飙升，或者说会降低高密度脂蛋白（HDL）或本来正常的胆固醇水平，并引起肥胖症和糖尿病。根据 O. J. 辛普森[①] 的说法，它俩才是杀死前妻的真正凶手。

有关辛普森的说法只是个玩笑，不要当真。

除了石榴、甘蓝和豌豆等少数几种植物含有少量之外，还有奶牛、绵羊和山羊等反刍动物的肉制品和奶液中含有约 3% 至 5% 的反式脂肪酸，可以说反式脂肪酸并非天然产物。而为了让植物油固化，人类对植物油进行氢化处理，最常见的处理是将液体豆油转换为易于涂抹的人造黄油，此时则会形成多得多的反式

① 前美式橄榄球运动员，被指控在 1994 年犯下两宗谋杀罪。——译注

脂肪酸。事实上，所有含有反式脂肪酸的食品，都会在标签成分表中标注为“含部分氢化植物（或特定植物名称）油”。我们可以推断，便利店里零食货架上的所有食品差不多都含有反式脂肪酸。

要理解反式脂肪酸，需要先学习一点化学知识。相关信息安排在了第 164 页“科学边栏：扭结的分子”部分。大家可能会认为这是教科书上学生们不会当回事的延伸阅读。是否阅读取决于读者自己。

## 减少反式脂肪酸的小提示

越软的人造黄油，其经氢化的部分越少，反式脂肪酸含量也就越少。但是我不喜欢几近液态的软黄油。我喜欢有硬度的黄油，便于在吐司面包上涂抹。所以我会购买不含反式脂肪酸（基于标签信息）的软黄油，然后放入冰箱冷冻室，这样它就能够保持硬度，完美地涂抹面包了。

如果美国食品药品监督管理局没有要求和强制商家遵守标签义务和责任，大家又是否会知道反式脂肪酸隐匿何处呢？尽管令人不悦，但必须实话实说，大家最爱吃的食物中，包括人造黄油、市售蛋糕和饼干、甜甜圈、薯片、薄脆饼干、爆米花、奶精、人造稠黄油、肉酱混合配料、糕点用现成混合配料、冷冻薯条和比萨、鱼条以及几乎所有市售油炸食品，几乎都藏匿着携载反式脂肪酸的经部分氢化的脂肪。

那些鼓吹仅使用“纯植物油”的餐厅，不会告诉你那桶油里可能含有高达40%的反式脂肪酸。窥探一眼厨房可能就会发现，这桶油在熔化之前呈半固体状，就像科瑞（Crisco）白油一样，除非这桶白色的油脂是猪油（另当别论），否则这就表明该餐厅的油经过了氢化处理（通过高温和压力强行加入氢气）。更糟糕的是，高温油炸也会形成少量反式脂肪酸，所以即便是在家烹饪也难以避开这种物质。

不过还有一线希望之光。氢化油中的反式脂肪酸含量取决于温度、氢化压力、暴露时长等因素。目前，迫于联邦政府的压力，包装食品类奶油蛋糕生产商肯定正急于找到途径来保持期望的物理特性，同时在最大程度上降低脂肪中的反式脂肪酸含量。这些商家都想获得批准，能在标签上安插一条自己一直觊觎的广告词："不含反式脂肪酸"或"不含反式脂肪"。

但还请消费者注意，标签上的"不含反式脂肪酸"并不意味着没有反式脂肪酸。根据美国食品药品监督管理局标签规定，每份食品的反式脂肪酸含量小于0.5克即可标注"不含反式脂肪酸"。坚决要求食品不得含有一个反式脂肪酸分子是不切实际的，势必难以执行。政府对于"不含"必须给出一个上限。

对了，对于分馏油，大家不必担心。分馏油不存在反式脂肪酸的问题，分馏油只是移除了一些更为饱和且熔化温度更高的脂肪，以此避免产品在冷藏时发生黏稠或冻结。

## 科学边栏：扭结的分子

任何一个脂肪（**甘油三酯**）分子都含有三个附着于甘油基的脂肪酸分子。三个脂肪酸可以是饱和脂肪酸、单不饱和脂肪酸或多不饱和脂肪酸的随意组合。任何特定脂肪引起的健康后果均应完全由其中所含的这些脂肪酸负责。

脂肪酸的部分几乎完全由碳原子长链和凸出的氢原子（像是卡特彼勒毛毛虫参起来的毛发）组成。在饱和脂肪酸的分子中，长链中的每个碳原子都载着两个氢原子，所以分子链看起来就像这样：$—CH_2—CH_2—CH_2—CH_2—$……（C 代表碳原子，H 代表氢原子，—代表碳原子之间的化学键）。

在不饱和脂肪酸中，偶尔有两个相邻的碳原子各自只载有一个氢原子，其分子链看起来是这样的：$—CH_2—CH{=}CH—CH_2—$……中间两个碳原子白白浪费了两次二者之间最多可利用的成键能力，没留下任何攫取两个氢原子的机会。这种碳原子之间的关联名为双键，用 = 号表示。只有一个此类位置的脂肪酸分子，即属于单不饱和脂肪酸；有两个或多个这样的位置，则属于多不饱和脂肪酸。

不饱和脂肪酸中只要出现一个双键，就会使原本笔直的分子链发生扭结或弯曲。扭结的分子无法像笔直的分子一样紧紧挤在一起，所以放任自流的分子导致不饱和脂肪酸趋向成为流动的液体，而非坚实紧凑的固体。

较之脂肪物理特性，在大多数生物过程中还有一项更具意义的要素，即分子具体的形状极其重要。人体代谢过程中，主要因为这些分子的形状，才会使得扭结的不饱和脂肪酸分子较笔直的饱和脂肪酸更有益于人体健康。

食品加工商欲将不饱和液体脂肪转换为便于购买的半固体脂肪，所以需要利用高压氢气，并加热至 10 标准大气压，将温度升至 430℉（221℃），强行将两个额外的氢原子压入双键。即这些加工商**氢化了**不饱和脂肪酸，以便让其更加饱和。但如果对多不饱和脂肪酸中的每个双键进行饱和，那产品就会过于坚硬，变成不可食用的蜡烛。

这就是为什么液体植物油仅有部分氢化，也就是说只有部分双键填充了氢原子。此外，氢化过程本来效率就很低，所以完全氢化难以实现。

以下是反式脂肪酸出处。氢化过程期间，一些双键会跳转到分子链的其他部分，从而回避额外加入的两个氢原子（双键**迁移**）。氢化过程中，顺式异构中位于双键同一侧的原始氢原子（插图中带有圆圈的H）很可能会跳转到相对侧，变成反式异构。相较于顺式结构，反式结构本身更具稳定性，因而这种氢原子跳转现象即使没有双键迁移也会发生（顺式异构的英文名为cis，发音为sis，反式异构的英文名为trans，均源自拉丁语，分别意为“在这一侧”和“穿过”）。

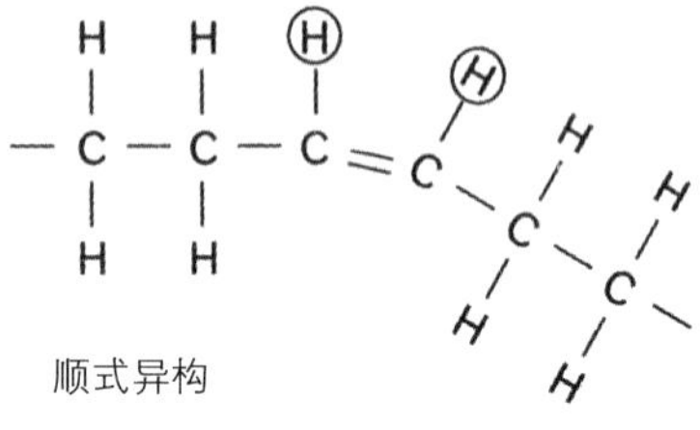

顺式异构

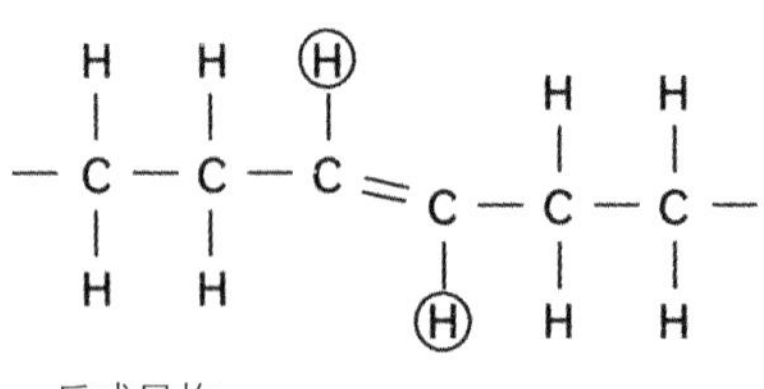

反式异构

那氢原子从顺式位置转变为反式位置后会发生什么？两种不同结果情况下的分子（两个所谓的**同分异构体**），其各类原子数量相同，但形状有别。顺式异构分子会保留典型不饱和脂肪酸的最初扭结形状；而新形成的反式异构分子更笔直，更接近于饱和脂肪酸。

这就是问题所在，我们都知道饱和脂肪酸是推高胆固醇的罪魁祸首，而与之形状接近的反式脂肪酸亦是一丘之貉。人体会将这些反式脂肪酸当作饱和脂肪酸来对待，因此会带来不良健康影响，有时甚至不止于此。

请注意，反式脂肪酸仍含有一些双键，所以在食品标签里的营养成分中会将其列为不饱和脂肪酸。不过，大家阅读本段内容时，美国食品药品监督管理局可能正在制定规则，要求产品单独标明反式脂肪酸的含量。

## 油脂为什么会产生哈喇味儿？

我听说大多数植物油都很容易产生哈喇味儿，而且易于造成潜在的健康危害。据此我了解到，食用油暴露于热源、氧气或阳光之下就会变臭或氧化，还会形成严重危害健康的自由基。那平时应该如何避免食用油氧化呢？

哈喇味儿是一个俚语，英语单词为 rancid，源自有难闻和恶臭之意的拉丁语 rancidus。这个词没有明确的化学含义，泛指臭味，但多数情况下均剑指酸败的油脂。日常生活中有许多方式可以避免哈喇味儿，但还是先让我们厘清上述问题的概念，因为氧化仅仅是诸多导致油脂酸败因素中的一项。

油脂之所以会变哈喇味儿是因为与氧气或水发生了反应（与前者的反应称为**氧化酸败**，后者称为**水解酸败**）。此外，经过高温加热的食用油（例如要油炸食物）会发生一些不利的化学变化。

以下简要地向大家介绍一下“失控的油脂”。

- **氧化酸败**：常发生在包含不饱和脂肪酸的脂肪之中。在加热、光照、痕量金属或特定的酶的助力下，不饱和脂肪酸会与空气中的氧气发生反应，产生高反应活性过氧化物和自由基。问题中提出的“会严重危害健康”所言极是（参见第 170 页“科学边栏：家庭中的破坏分子”）。

哈喇油中的自由基存在时间是否足以在人体摄入这类油脂时对健康造成危害尚存争议。但自由基引起反应时会形成许多稳定的最终产物，这些会散发臭味的化学物质是醛类和酮类物质，所以至少可以肯定的是，哈喇味儿的油难以入口。

许多植物油含有天然抗氧化剂——自由基的克星——**生育酚**；缺少生育酚，这些食用油就无法一如既往地保持新鲜。而动物脂肪大多含有饱和脂肪酸，不易于发生氧化酸败。所以像猪油一类的油脂，几乎永不会坏，也不会酸臭。

为阻止植物油氧化酸败，应避免其氧化、受热和光照，从而引起自由基反应，应以密封瓶保存在阴凉处；如果不常使用，不妨放入冰箱冷藏保存。因为每一种油都混合了冻结（凝固）温度不同的各类脂肪，有些油可能只能在冰箱中冻结，温度一旦升高就会熔化。

- **水解酸败**：无论是饱和脂肪还是不饱和脂肪，这种酸败都是由**水解作用**（脂肪与水的反应）促成的。受热或一种名为脂酶的酶会促使发生水解作用。

水与脂肪发生反应时，脂肪分子分裂为甘油和脂肪酸两个部分。游离脂肪酸通常带有十分难闻的异味，尤其是轻量化（小分子）的游离脂肪酸，能轻易通过空气飘向人类的鼻孔。酸败黄油飘出的臭味刺鼻的小分子脂肪酸名叫丁酸，这种物质的另一个栖息地是没清洗的腋窝。

黄油是氧化酸败和水解酸败的理想猎物。黄油中有 32% 为不饱和脂肪酸，有助于氧化酸败，而其中还含有 18% 的水分，以微小的水滴分布于整个脂肪矩阵中，这部分则易于水解酸败。由于受热会促进两类酸败反应，故而针对黄油施行的酸败防御战术必须同时避免接触氧气和热源，也就是说，黄油应密封包装好后放入冰箱保存。

- **油炸造成的酸败**：把食物放入热油中时，食物表面的水分（所有食物中都含有水分）将与油脂发生水解反应，释放其脂肪酸。在用过的油脂（这些油脂也许经过重复使用）中，游离脂肪酸会累积，从而影响油脂的味道，甚至危及放入油锅中的食物味道。

这还不是最坏的情况。脂肪酸从脂肪分子中分离出来之后，分子只剩下甘油部分。继续加热，甘油会分解为一种刺激性很强的气体，名为丙烯醛，而脂肪酸大约会在同一时间分解，形成油烟。油脂受热时间越长，其中含有的游离脂肪酸就越多，而逐渐降低温度时也就更容易冒烟。长期使用的油炸用油，还会发生另一种聚合作用：游离脂肪酸结合形成大分子，从而导致油脂发黑且逐渐浓稠，直到几乎变成糖浆质地。

从这部分有关油炸的知识中受到的教益，是要减少烹饪出酸臭的脂肪酸、阻塞肺部的油烟、呛眼的丙烯醛以及其他可能的致癌化合物。油炸油只能用一次，至多两次。对于用过的油脂，我的处理方式是倒入一个空的食物罐，冷冻起来，待凝结后跟固体垃圾一起扔掉。

## 科学边栏：家庭中的破坏分子

电子与人并无不同，也有强烈的配对冲动。自由基即含有一个或多个未配对电子的一个或一组原子，也就是说，自由基中的一个或多个电子正日夜想念着一个配偶（就词源学而言，化学角度中的 free radical 是指错综复杂且无益的“自由基”，不同于政治角度中英文同为 free radical 的“自由的激进分子”）。

只要有微弱的机会，自由基就会像一个破坏他人婚姻的夺妻单身汉，攫走另一个自由基分子中已圆满配对的电子。后者成了电子未配对的自由基，现在轮到它去攫取第三个分子的电子。于是，人体内发生的这一系列成百上千次的交换反应，会改变分子的结构，从而扰乱人体细胞的正常化学组成。

抗氧化剂能够扑灭自由基链式反应，这种化学物质的分子为饥渴的自由基贡献电子，由此浇灭后者求偶心切的渴望（抗氧化剂可能会由此变为一个怯电子的自由基，但并非那些由它浇灭了热望的破坏性或“激进”的自由基）。

能够贡献电子的抗氧化剂包括食物添加剂丁基羟基茴香醚（BHA）和丁基羟基甲苯（BHT），以及维生素 A、维生素 C 和维生素 E。

## 用淡橄榄油烹饪比较好吗?

除了卡路里各有高低，淡橄榄油与普通橄榄油还有其他区别吗?

你错了！淡橄榄油的卡路里数值可一点也不比其他类型的橄榄油或任何可食用的油低。就卡路里而言，任何食用油都是油，都属于脂肪，每克脂肪都会让你增加约 9 卡路里能量。

用在橄榄油名称前的“清淡”或“淡”，是食品加工商随意抛出的概念，这是他们自己意欲赋予产品的意义，实际上有名无实。对于橄榄油，消费者只消看上一眼瓶子，就会知道清淡的淡意指颜色淡，还有几乎可以肯定的是口味淡。

烹饪时，人们主要使用植物油来煎炒以及调拌沙拉。这些功能主要是物理性质，而非化学性质，例如在炒菜时，食用油的角色是惰性液体，从而让我们能以高温（大幅高于沸水温度）非常迅速地烹饪食物。调拌沙拉时，食用油有助于调料附着；“阻断”酸味；传递大蒜和香草等食材的味道；带来油滑，即顺滑流动的口感。这些都是主要的物理特性，而非化学特性，而且芥花籽油或玉米油之类相对无味的食用油都能这般如此。

也许大家尚未意识到这一点，从而受到了诱导，总会下意识地认为烹饪用油与调味无关，导致许多人偏爱相对无味的食用油，因为他们认为无色无味（或至多是淡黄色）的食用油才是最好的。所以，为迎合这类消费者，橄榄油生产商制造出了一种除色和除味的产品。生产商会用细黏土吸走带颜色的物质，从而为橄榄油除色（顶级橄榄油往往不会这样），然后再用高压蒸气处理来除味（气味是风味的主要部分），基本与精炼籽油的方式相同（参见第 155 页“为什么橄榄油能吃，石油却不能？”）。

这实在令人遗憾，因为实际上，天然橄榄油的颜色多样，范围从黄色到灰绿色，而且味道丰富、芳香浓郁，适用于各类食品烹饪。不同于其他多数烹饪用油，橄榄油自带味道，能为其烹炒或调拌的食材增添风味。橄榄油本身就是一种调味料，不单单是一种烹炒其他香料的介质。地中海美食几乎只使用橄榄油，这也是大多数当地美食都那么好吃的原因。

同红酒一样，橄榄油的味道取决于产地、果实品种（普遍栽培的品种多达 55 个）、当地土壤和气候、果园种植方法、橄榄采摘时间以及加工方法。橄榄油的主味调带有果香和草香，口感生涩收敛且油滑，还会发甜或发苦。

我们可以从两个角度来讨论橄榄油的化学组成，即橄榄油总体上由什么组成，以及它们的味道和气味成分特殊在哪里。对于所有这些化学物质，我会避开多音节名称或公式，以免大家感到有负担，不过，我会针对被大家奉为珍宝的橄榄油说明几项与衡量其品质休戚相关的因素。

各式各样的橄榄油之间差异很大，故而尽管许多食品类出版物都引用了据称准确的数字，但仍无法对其脂肪酸进行准确分析，例如橄榄油的油酸含量从 55% 至 83% 不等。还有一些平均值不会以文字方式提及，而是在表 3 中单独列明。有十几种少量存在的其他脂肪酸，表中未予以列及。

当压碎橄榄，榨取其油脂时，会释放能够氧化部分多不饱和脂肪酸的酶（**脂加氧酶**），从而生成一系列挥发性芳香化合物，包括醛类物质、酯类物质和酒精物质。目前，橄榄的芳香气味中已确定存在的挥发性物质有一百多种，而化学家已掌握了这些物质的形成细节。

**表 3　橄榄油的平均脂肪酸成分**

| 名称 | 饱和状态 * | 百分比 |
|---|---|---|
| 油酸 | 单不饱和脂肪酸（18:1） | 75.5% |
| 棕榈酸 | 饱和脂肪酸（16:0） | 11.5% |
| 亚油酸 | 多不饱和脂肪酸（18:2） | 7.5% |
| 硬脂酸 | 饱和脂肪酸（18:0） | 2.5% |
| 棕榈油酸 | 单不饱和脂肪酸（16:1） | 1.5% |
| γ－亚麻酸 | 多不饱和脂肪酸（18:3） | 1.0% |
| 花生酸 | 饱和脂肪酸（20:0） | 0.5% |

* 参见第 176 页“科学边栏：脂肪酸碳链”。

橄榄油中的酸度——即从脂肪分离出来的游离油酸分子的百分比——一直是人们的议论主题。酸度易于测得，且长期以来，品控检测人员一直以酸度配合其他几项特性来把关品质。据推测，脂肪酸越多口感越粗糙，品质也就越低。2003 年秋天，欧盟将欧洲产地的特级初榨橄榄油的最大酸度从 1.0% 降为 0.8%。不过，最新研究表明酸度并不一定会直接影响风味品质。

以下根据欧盟和国际橄榄油理事会的规定，列明了多个不同品级的橄榄油特性，按品质降序排列。

- **特级初榨橄榄油**是指符合严谨的成分和风味特性的初榨橄榄油（参见下面的品级）。这类橄榄油位居魁首，榨取自刚刚摘获的优质橄榄果实（橄榄的风味会迅速消失），且加工时不会运用加热或蒸汽方法。特级初榨橄榄油游离脂肪酸的含量必须低于 0.8%，故而能够充分展现丰富的味道和怡人的芳香。这类橄榄油曾经还被奉为“冷榨油”，但由于橄榄油的压榨过程并不需要冷却，且很少会受热（基本上没听说过经过加热处理的橄榄油），所以这种毫无意义的叫法已不再时兴。
- **初榨橄榄油**必须是 100% 的橄榄油，但可以榨取自一个或多个种类橄榄果实。这类橄榄油的处理方法仅包括压榨、清洗、滗析、离心分离和过滤或特定的其他流程，但任何处理方式都不得改变其天然状态。不得含有添加剂、着色剂、调味剂，也不添加任何其他外源物质。
- **纯橄榄油或 100% 橄榄油**是混合了精炼橄榄油的初榨橄榄油，即为了移除味道和酸度，油液进一步经过了蒸汽处理。但除了榨取自橄榄的成分之外，其中始终不含其他任何物质。
- **清淡或超淡橄榄油**通常是指初榨橄榄油和高度精炼橄榄油的混合油，大多数此类橄榄油都会去除颜色、异味，且由于这一原因“原有味道”一并被去除了。

- **橄榄渣油**：常有人认为特级初榨橄榄油就是“第一次压榨”橄榄果实获得的油汁，但这种认知完全错误，因为橄榄果实只能榨取一次，其余额外的油脂随后萃取自果浆、果皮和果核，这部分橄榄渣含有 4% 至 10% 的油脂。如果萃取方法结合使用了压力、热力和化学溶剂，产出的油脂即名为橄榄渣油，品质固然也是垫底级别。大多数商店甚至都不会售卖这类橄榄油。

现在又绕回最初的问题（还记得当初的问题吗？）。此刻，经过过滤、纯化、除味以及部分去橄榄化制造出的淡橄榄油，已经丢掉了大多数原有的丰富味道、芳香和有益化合物。所以，与其使用脱离橄榄性的油脂，不如消遣一下，尝遍市场上的各种橄榄油，直到找出最合口的一两款。选购时仅需一条也是唯一的标准，那就是买你喜欢的。

有些主厨和厨师认为红酒佳酿用来烹饪有些浪费，还有人认为称不上佳酿的红酒也做不出好菜来。围绕用上等特级初榨橄榄油来煎炒是不是浪费这一话题，同样存在两种相反的意见。无论日常烹饪（油炸除外）还是摆上餐桌调味用，我都推荐用特级初榨橄榄油。如果需要用橄榄油油炸（美国人不会经常这么干，但是对于西班牙人而言这是家常便饭），我会选用上等的初榨橄榄油。如果你也这么做，那试着从专卖店或品牌网站查找选用的橄榄油主要来自哪个品种的橄榄。西班牙皮瓜尔（Picual）橄榄油久负盛名，在高温油炸条件下的稳定性十分出色。

橄榄油要放在烹饪时易于拿取的地方，但不能太靠近炉灶。所有烹饪用油受热后都会变质，尤其是橄榄油，因为相较于其他多数植物油（含有饱和脂肪酸），橄榄油含有大量不饱和脂肪酸，更容易发生氧化。

和受热一样，光照也是橄榄油及植物油的大忌，所以大多数橄榄油瓶子都会设计为绿色或烟灰色。大家肯定已无数次收到油脂应保存在“阴凉处”的提示（包括不久前阅读的前几页），不过做事不可极端，“阴凉处”也不是指为免内饰灯亮起而大门几乎永远紧闭的冰箱。

“阴”是指光线昏暗的地方，而“凉”的意义是相对的，应理解为“避免受热”。阳光的高能紫外线会造成破坏，所以应想尽办法来避免阳光直射食用油。白炽灯灯光的紫外线不够强，不用顾虑。除非厨房照明亮如手术台。但荧光灯会射出大量紫外线，不应过于靠近食用油储放处。

**吃货字典：**类胡萝卜素——生长发育的必备要素。

---

## 科学边栏：脂肪酸碳链

第 173 页表 3 中间栏以括号列明的数字，是脂肪酸的分子结构速写。第一位数字（16、18、20）即分子链中的碳原子数量。冒号后的数字表示分子中的双键数量（参见第 164 页“科学边栏：扭结的分子”）；0 表示饱和脂肪酸分子，1 表示单不饱和脂肪酸分子，2 及更大的数字表示多不饱和脂肪酸分子。例如，伸展拉长后的单不饱和脂肪酸油酸分子（18:1），看起来会像（177 页所示的）这个样子（O 表示氧原子）：

$$\begin{array}{l} CH_3-CH_2-CH_2-CH_2-CH_2-CH_2-CH_2-CH_2- \\ CH=CH-CH_2-CH_2-CH_2-CH_2-CH_2-CH_2-CH_2-\underset{\underset{O}{\|}}{C}-OH。 \end{array}$$

表 3 中几乎 80% 的橄榄油脂肪酸都是单不饱和状态，近 10% 为多不饱和状态，正是这种高含量不饱和脂肪酸赋予了橄榄油的健康益处。不过，大家要注意鉴别橄榄油的品类。橄榄油中饱和脂肪酸占比 8% 至 26% 不等，单不饱和脂肪酸占比 53% 至 87%，多不饱和脂肪酸占比 3% 至 22%。

除了油脂外，橄榄油还含有少量其他有益于健康的化学物质：抗氧化剂多酚、包含维生素 E 的生育酚、会在人体内生成维生素 A 的 β-胡萝卜素。

过去几十年，为油脂分好坏这种荒唐行为持续发酵，所以在大家读到这部分内容之前，我没有贸然给出好坏结论。不过，在写下这一段时，我可以肯定地告诉大家，饱和脂肪酸和反式脂肪酸（参见第 164 页“科学边栏：扭结的分子”）是有害的脂肪，不饱和脂肪酸（主要是单不饱和脂肪酸）是有益的脂肪。还请大家继续关注后续发展。

## 柑橘布里欧修（法式圆面包）

本食谱以橄榄油代替了黄油，还望一本正经的读者不要找我麻烦。食谱中的橙皮和柠檬皮让蛋卷浓香十足，烘烤后更加美味可口。

许多布里欧修食谱需要加倍发酵面团，还要放入冰箱静置一夜。本道食谱会使用食品加工机来简单迅速地搅拌面团，且无须隔夜发酵。还可以更便利地在一个大号碗中一并搅拌（并需要揉捏）所有食材。如果最后要切片布里欧修，则建议用吐司烤盘来烘烤，或者使用带凹槽的烤盘烤出经典的布里欧修形状。可以保持原汁原味，也可以再抹上甜黄油和水果蜜饯（例如第 185 页的草莓蜜饯）烘烤。当天剩下的布里欧修还可以制作法式吐司或面包布丁。

- 1½ 茶匙活性干酵母
- 3 大匙热全脂牛奶
- ¼ 杯糖
- 2 杯普通面粉
- 3 颗大号鸡蛋（室温）
- 1 整颗橙皮的碎屑
- 1 整颗柠檬皮的碎屑
- ¾ 茶匙盐
- 6 大匙香味温和（非“清淡”款）的特级初榨橄榄油

1. 在 9 英寸 ×3 英寸的吐司烤盘或在 4½ 杯带凹槽的布里欧修模具中薄薄地涂上一层食用油，或喷上一层防粘锅喷雾油。
2. 在食品加工机的料理碗底部撒上干酵母，并倒入热牛奶以及一小撮糖、1/2 杯面粉和 1 颗鸡蛋。脉冲 8～10 次，或直到混合物或发酵面光滑细腻。将料理碗壁上的混合物刮下。
3. 将剩余的面粉撒在第一步的烤盘或模具上面，但不要搅拌。用食品加工机的顶盖盖住料理碗。静置混合物，直到能看见发酵面开始起泡沫，干酵母已活化。取决于厨房具体情况，可能需要15分钟到1小时不等。

4. 在料理碗中加入剩余的2颗鸡蛋、糖，倒入盐、橙皮和柠檬皮。开启食品加工机，搅拌10～15秒，或直至形成一个球状面团。让机器继续工作，慢慢从进料管倒入橄榄油。倒入时要保持橄榄油液体细细流入，以免面团的球形因液体冲击力而遭到破坏。面团会绕着料理碗边转动，此时会吸收倒入的橄榄油。面团的制作过程非常简单，成品最终黏性十足、湿润滑腻。
5. 用勺子刮出面团，放入吐司烤盘或布里欧修模具中。大约放满烤盘三分之一即可。按照传统做法，每个奶油蛋卷顶部都要打结，但是这样做不便于切片，所以个人不建议打结。
6. 待面团发酵隆起至几乎与烤盘顶部齐平。大约需要1小时至2小时不等，具体取决于厨房的温度。发酵隆起的面团质量很轻，但体积大约是最初模样的三倍。在面团发酵前15分钟，预热烤箱至190℃。
7. 烘烤布里欧修约30分钟，或直至表面焦黄。
8. 从烤箱中取出面包，将烤盘架在烤架上静置5分钟，再将面包放置在烤架上，待完全冷却后切片。

**本食谱可制作1条面包**

## 用橄榄油替代黄油来烘焙

橄榄油可以替代黄油，用于多款面包和甜点。不过，黄油脂肪含量仅约80%，因而替换为橄榄油时必须减量使用。以下是替换数据（部分数字已四舍五入，但鉴于各款黄油的水分含量有所不同，所以这些数值足够准确）。

| 黄油 | 橄榄油 |
|---|---|
| 1 茶匙 | 3/4 茶匙 |
| 1 大匙 | 2 1/4 茶匙 |
| 2 大匙 | 1 1/2 大匙 |
| 1/4 杯 | 3 大匙 |
| 1/3 杯 | 1/4 杯 |
| 1/2 杯 | 1/4 杯外加 2 大匙 |
| 2/3 杯 | 1/2 杯 |
| 3/4 杯 | 1/2 杯外加 1 大匙 |
| 1 杯 | 3/4 杯 |

资料来源：意大利卢卡佰多力（Bertolli）

## 绿橄榄和黑橄榄有什么区别?

多年来，我一直认为橄榄果实最终是绿色还是黑色取决于采摘时间。但一位住在加利福尼亚的朋友又同我说，绿橄榄和黑橄榄的采摘时间一样，只是加工方式不同。到底哪一种说法才是正确的？

住在加利福尼亚也许能帮你认清超现实主义政治是什么，但在其他方面就没什么帮助了。问题中提到的两个观点，如同政治见地一样，都有一定道理。

橄榄果实是一种特殊的油脂来源，几乎所有其他植物油均来自果实的种子，而橄榄油则榨取自果肉。

在熟化过程中，橄榄果实的颜色会从淡黄色渐变为青色，再变为紫色，最终变为黑色。由青变黑的过程大约要三到四个月。所以目前阶段，你是正确的；在此转变期间，橄榄果实可能会在任何一个时间段采摘（不会采摘淡黄色的果实），具体取决于果实用于榨油还是直接摆上桌食用（“这些橄榄能和手指头一起吃吗?”“不能，手指头要单独吃。”——亨利·摩根[①]）。紫色的橄榄果实榨出的油，通常比黑色熟透的橄榄果实榨出的油品质高。

不过，你的胜利就像那些带凹坑的橄榄一样经不起考验，有些“黑色”和“熟透的”加州橄榄，采摘时尚处于紫色，而为了获得“熟透的黑橄榄”，随后会用碱性物质、空气或铁化合物（参见下文）进行处理。

长在树上的橄榄果实当然不会在同一时间熟透，所以采摘阶段自然也就不同了。让橄榄种植户们最头疼的问题也许是准确地判断采摘时间，以便在最大程度上确保橄榄果实达到符合预期用途的最佳熟化状态。过去几年里，不同的国家和地区都有自己的一套传统采摘做法，因而也就造就了口味各异的橄榄果实。例如，希腊和意大利两国的橄榄油味道就有所不同，甚至是意大利国内不同地区产出的橄榄油风味也各有不同。

过去（指数千年前的历史时期，而非近百年历史时期），橄榄果实采摘一直依靠人工，人们会一个一个地采摘，或用梳子一样的工具（意大利语为pettine，意为梳子）沿树枝把果实耙下来。此外，工人还会简单地用杆子拍打树枝来脱果。如今，人工采摘的方式依然被广泛采用，尽管在世界最大的橄榄油产地西班牙（许多标明“产自意大利”的橄榄油均来自西班牙，只是在意大利

---

① 美国幽默作家。——编注

装瓶而已），我看到像拖拉机一样的重型机器，用夹具卡住树干使劲摇动，然后熟透的和不那么牢固的橄榄果实就会掉入围着树干布置的网兜里。

供人直接食用的橄榄果实必须经过某种处理，刚摘下树的橄榄果实含有发苦的酚类化合物——橄榄苦苷，因而没法直接食用。这种化合物必须通过微生物发酵或在强碱溶液（例如氢氧化钠溶液）中浸泡才能清除。

加州当地会以浓度降低的一系列碱液溶剂来浸泡半熟的青紫色橄榄果实，浸泡后再进行冲洗和曝气。这种处理方式有时还会辅以额外的葡萄糖酸铁，这一铁化合物能让橄榄果实在装罐前会完全黑透。

所以现在那位加州朋友赢了，也许你听到的就是这一加州才会使用的"黑化"工艺（像其他只有加州才会有的习俗一样）。不过希腊人和土耳其人也会使用类似的工艺来让完全熟透的黑橄榄黑到发亮。

## 草莓蜜饯怎么做才好吃?

我想试着做些草莓蜜饯。我先煮熟草莓，打算随后再加糖。可是最后却做出一摊软乎乎的东西。哪个步骤做错了呢?

渗透作用出错了，它的方向反了。

只要糖分含量不同的两种水溶液位于植物细胞壁对侧，水分子就会自发穿过细胞壁，朝着浓度更高的液体移动，降低后者的浓度（稀释），这就是渗透作用。

用没加糖的清水煮草莓，就会让水分子进入细胞（其中已含有一些溶解糖），直到细胞无法再容纳更多的水分并随之破裂。破裂的细胞失去了饱满的结构，就会变成软乎乎的细胞。

用加了大量糖的水（糖分多于水果细胞壁内部糖分含量）煮水果，水分子则会从细胞壁出来，进入外部的糖溶液。此时，细胞会像泄了气的气球一样迅速萎缩，但它们并不会破裂，且细胞壁大体上依然完整，从而保留了美味的口感。因此，用糖水煮出的草莓不会像清水煮出的草莓那么软。

糖会与细胞壁的蛋白质发生反应，因此即使水果细胞泄了气，糖也能起到强化作用。

从本质上来讲，渗透作用会促使水分从低浓度（糖、盐等）溶液穿过细胞壁，或其他类细胞膜，进入另一边的高浓度溶液，由此稀释或冲淡浓度更高的溶液（参见第 184 页的“科学边栏：渗透作用”）。但食品加工商通常有意生产浓度更高的溶液，即移除溶液中的水分——完全与渗透作用对着干。

为实现这一点，加工商会反转渗透作用的流程，他们会逼走溶液中的水分，让水分穿过细胞膜，进入更稀释的溶液中，这一流程名为反渗透作用，需要高达每平方英寸 1 000 磅的压力，来对抗自然的渗透作用压力，并反转自然的水流方向。

例如，制作奶酪时产生的水性乳浆，曾经一度被当作无用的副产品而被丢弃，还会因此污染环境。但如今，通过反渗透作用，水分得以移除，剩下的蛋白质会以“乳清粉”或“牛奶浓缩蛋白”卖给食品制造商，加工类食品的成分表中就能看到这类物质。

反渗透作用还会用于净化水质。“挤走”脏水的净化水就是人们期望的产品。

## 科学边栏：渗透作用

糖水溶液同时含有糖分子和水分子。如果糖分子数量少（即溶液比较稀），水分子就可以自由地攻击其容器壁，且不会受到糖分的太多干扰。如果容器壁碰巧是可以渗入少许水分的植物细胞壁，就会有很多水分子成功穿透壁膜到达另一边。另一方面，如果糖溶液浓度较高（**浓缩溶液**），糖分子会形成强烈的干扰，也就不会有太多水分子成功穿透细胞壁。

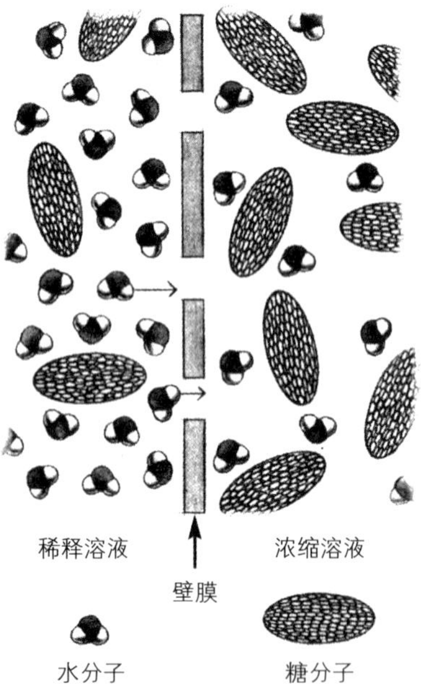


稀释糖溶液（壁膜左侧）和浓缩糖溶液（壁膜右侧）。由于稀释溶液（左侧）中的水分子相较浓缩溶液（右侧）中的水分子数量更多，水分子会趋向于（渗透作用压力）从稀释溶液一侧穿过壁膜，进入浓缩溶液那一侧（即从左到右）。

所以如果细胞壁一侧是稀释溶液，另一侧是浓缩溶液，则会有更多的水分子从稀释溶液那一侧流向浓缩溶液那一侧，仿佛这些水分子受到了净压力（渗透压力）的强迫来以这样的方向行进，而反向流动就会减少。水分子会持续这样流动，直到浓缩溶液被冲淡（稀释）到与另一侧稀释溶液相同的程度。

*** 为方便起见，我绘制壁膜图示时，让壁膜的孔看起来足够水分子钻过，但大小又不足以糖分子穿越。实际上，动植物细胞壁膜会选择性地让水分子穿过，而不会让其他类分子穿过，这种机制更为复杂，且许多情况人类尚未完全理解。**

## 草莓蜜饯

不少地区的农产品市场只会在晚春的那几个星期售卖本地栽培的草莓。要充分利用这个时间段挑选个头小、质地硬且外表完好无损的熟草莓。选用这样的草莓，静置之后再短时烹煮，就能做出色泽深红、口感鲜美的草莓蜜饯。

制作蜜饯、果酱和果冻时，果胶、糖和酸性物质（柠檬汁）这三种主要食材的比例很关键。酸性物质与果胶反应后会形成凝胶，所以如果酸性物质或果胶太少，就会妨碍凝胶，最后成品就是糖浆。糖放少了则会变成坚韧的果冻，而糖放多了又会让蜜饯质地偏软。简言之就是一定要严格按比例添加食材。所以，本食谱用到的糖和草莓都要称重，而不是按体积计量。

通常我需要从傍晚开始烹饪，直到第二天早上完成成品，所以大家不要将食材量加倍，因为较长的烹饪时间会破坏草莓的果胶，并阻碍凝胶。

- 约 1 千克草莓
- 5 杯糖
- ¼ 杯鲜榨柠檬汁

1. 清洗并摘掉草莓萼片。较小的草莓整颗使用，大一些的草莓要切半。
2. 称重 1 千克草莓，放入大号不锈钢煮锅或厚底熬煮锅（我使用的是法国酷彩荷兰烤锅，一种搪瓷铸铁锅）。倒入糖，并用橡胶刮刀轻轻与草莓搅拌，静置 4 小时，其间不时搅动。
3. 开中火，煮至锅开，倒入柠檬汁，快速烹煮 12 分钟。盖上锅盖，放在阴凉处静置一夜。
4. 第二天早上，大火加热草莓混合物至锅开，然后调至小火。用大漏勺捞出草莓，沥干水分，然后用勺子舀入 240 毫升大小的无菌果冻罐，只倒满半罐即可。彻底沥干水分的步骤很重要，因为如果此时罐子里的液体太多，则味道会淡薄。
5. 继续熬煮锅里剩余的果浆，直至浓稠或糖果温度计读数显示 107℃。用汤勺在果浆中搅动一下提起（保持在锅的正上方），挂在汤勺上的果浆应呈“片”状掉下来，即证明果浆已熬好。
6. 将热果浆倒入装着草莓的罐子里，倒至罐口边缘 1.5 厘米处即可。擦干净罐口边缘，并用橡胶圈自封盖密封，扣上金属环箍。在所有罐子里都倒入糖浆并密封，然后倒置冷却。

**本食谱可制作约 3 升蜜饯**

## 所有水果都能浮在水面吗?

我准备在万圣节办一次派对，并要让大家参加咬苹果游戏。①

① 在万圣节，人们让苹果漂浮在装满水的盆里，让孩子们在不用手的情况下用嘴咬苹果，谁先咬到谁就是优胜者。——译注

我是不是必须购买特定种类的苹果，还是所有苹果都能浮在水面？

大多数苹果都能浮在水面，不过在水里的稳定性会多少有点儿不同。我建议在派对前先买几个不同品种的苹果试验一下，确定了“最佳浮果”之后再去商店买够游戏需要的数量。让来宾试图咬起会沉入水底的苹果恐怕会严重危及大家对你这位派对主人的好感。

目标物体能不能漂起来、会不会沉入水底没有预知捷径，必须通过试验来判断。《大卫·莱特曼深夜秀》（*The Late Show of David Letterman*）节目曾邀请两位迷人的模特参与这类游戏，大卫和搭档保罗·沙佛（Paul Shaffer）针对各种目标物推断了下沉和漂浮的结局，然而两位模特没能从水箱里咬起任何一个物件。不过读到上述问题时，我动了心思决定来一次“会不会浮起来”的游戏，邀请不到模特，我只能自己来。

我到超市从水果和蔬菜中各买了一个，为此还难倒了收银员（她频繁问道：“这是什么？”但我每次都回答：“鲁塔巴加。”[①]而她显然对这种回答很满意）。回到家，我给厨房洗碗池放满水，并自己哼唱起沙佛为节目配奏的音乐，一件一件地把买回家的果蔬放进水里，并在实验室笔记本上记录下结果。

下面，美食科学史上将首次揭示我的研究结果。漂浮者有苹果、香蕉、柠檬、洋葱、橙子、欧防风、巴氏梨、石榴、鲁塔巴加（勉强浮起）、甘薯（勉强浮起）、密生西葫芦。下沉者有鳄梨（勉强下沉）、杧果、西洋梨、土豆、樱桃番茄。

我的实验对象几乎都无法自己决定下沉还是漂浮。这合情合

① 鲁塔巴加（Rutabaga）即洋大头菜，名列“欧美最差蔬菜榜”。——译注

理，因为它们基本上都是水组成的。根据美国农业部标准参考营养数据库（2003 版），这些受试对象可食用部分（果肉）的水分含量从 73% 至 95% 不等，因此它们基本上倾向于保持悬浮状态。不过正如上一段所述，也有几种果蔬处于勉强漂浮或下沉的状态。

请注意，美国农业部的数据仅为平均数值，而且我在超市买来的受试个体也是随机挑选的。不同的苹果和（正如我的发现结果一样）鸭梨品种及受试个体呈现的结果也不同。总而言之，找到能漂浮起来供宾客娱乐的苹果的胜算还是比较大的。

这一切都让我想到了密度在烹饪中的功能。密度能够衡量一个物体的体积大小，能够以磅 / 立方英尺[①]为单位。

你还记得阿基米德吗？他有一次洗澡时突然跳出浴缸，一边裸奔在锡拉丘兹的大街上并把身上的水滴得到处都是，一边疾呼“Eureka！”（希腊语，意为“我发现啦！”）。阿基米德发现了决定一个物体在液体中下沉还是漂浮的定律。

阿基米德还在上小学时，学校校长……不对，我们得重新讲起。

阿基米德定律指出“浸入静止流体中的物体是受到了一个浮力，该浮力的大小等于该物体所排开的流体重量”。上学时，大家可能都学到过这条定律，但就启发性而言，它就像是穿上了外套的萤火虫。有多少人（包括老师们）真正理解了这条定律呢？坦白地说，上学时我一直不明白是怎么一回事，直到后来靠自己想明白，不过我可是全身裹衣，也没有在水里。下面就用一个自然段来简明扼要地分享一下我对这条定律的理解。

① 1 立方英尺约合 0.0283 立方米。——编注

比方说我们参与了一次咬南瓜游戏。一个直径 15 英寸（体积为 1 立方英尺）的南瓜将完全浸没于一大缸水中。现在，浴缸里的水必须腾出 1 立方英尺的空间来容纳南瓜。排开的水必然会被推挤到上面——因为没有别的地方可去，所以水面会上升。现在水中间出现了一个南瓜大小的空洞，排开的水受引力牵引而想要向下流回原处来填满这个空洞。面对这种情况，水唯一能做的就是使尽所有能用得上的力量或重量，从空洞处把南瓜推回水面。1 立方英尺水换算为重量，大约为 60 磅；如果 1 立方英尺的南瓜碰巧仅重 50 磅，那么 1 立方英尺的水，就有多余的 10 磅力量把南瓜推到水面（上浮），也就是说，南瓜会漂浮在水面上。如果这个占空间 1 立方英尺的南瓜重达 70 磅，那它就能压倒 60 磅的浮力并沉下去。

结论是，如果目标密度小于水（实际为 62.4 磅 / 立方英尺），则会漂浮；密度大于水，则会下沉。在现实生活中，一个直径 15 英寸的南瓜重约 40 磅，所以它会漂浮于水面。

这对于厨房烹饪又有什么意义呢？下面来举几个实例。

意大利团子（马铃薯面疙瘩）、意大利方形饺和波兰饺子刚放进沸水时会沉入水底，因为这三种食品密度大于水。但当其中的淀粉颗粒在热水中膨胀，其密度就会开始降低，最后会小于水的密度。当它们漂到水面时，就是在告诉你煮熟了。

物体重量下降或体积膨胀都会导致其密度降低，而一个人的重量和体积增加，也就意味着该人士的密度降低了，因为脂肪密度小于肌肉的密度。大家可据此总结一下自己的情况。

还有一个实例：在制作贝奈特饼或让甜甜圈成形时，我们会将好几满勺的面团丢进厚重的热油脂中。面团球密度低于油脂，因此就会漂浮起来。但没入油中的面团部分，在热油的煎炸下会变焦黄，其水分会蒸发，所以面团的密度甚至随之会降低。面团球底部的密度低于顶部密度，于是就会像一艘头重脚轻的船，在油里翻转，让另一面煎炸至焦黄。

我第一次看到这种现象是在做薄饼，那张饼好像自己伸出胳膊翻了身一样，让我大吃一惊。

**吃货字典：**鲁塔巴加——早期被斯蒂庞克打败的竞争者。[①]

## 苹果汁和苹果西打有什么区别?

您能解释一下苹果汁、天然苹果汁和苹果西打的区别吗？三种饮品在营养成分方面相似吗？都会经过巴氏杀菌处理吗？

答案取决于你的居住地。在美国，苹果汁和苹果西打的叫法往往是互换使用的，仅指代通过压榨苹果得到的液体。但在其他多数国家，苹果西打是指可以发酵的苹果汁，最终会带有酒精度数，如同经过发酵制成红酒的葡萄汁一样。美国人管经过发酵的苹果汁叫“烈”西打，以此区别未经发酵、不含酒精的甜苹果汁。为免读者混淆，本文统一采用国际命名法，将未经发酵的称为苹果汁，经过发酵的就称为西打。

苹果西打英文为 cider，这个单词以及其变体均由来已久，最初指代所有由水果制成的美味饮料。由于所有水果都含有可发酵

① 指汽车品牌。——译注

的淀粉和糖分，而发酵只需要让这些水果静置不动，以便让酵母空降，所以全球各地的文明都出现了堪称一绝的各种酒精饮料。

苹果汁因为含有悬浮的果肉颗粒，有的会以混浊状态直接装瓶，有的也会经过滤清，消费者则是萝卜青菜各有所爱。如同大多数食品标签一样，饮料标签上的“天然”一词，同样是罐装商用来表示其想要赋予产品的意义。但对于苹果汁而言，“天然”可能意味着未经过滤。

联邦政府尚未要求苹果汁进行巴氏杀菌处理，但许多品牌会按惯例进行加热处理，以此来避免产品发酵。未经加热处理的苹果汁，标签必须标明“冷藏保存”，所以没有这样的标示，就说明苹果汁已经过巴氏杀菌处理。未经巴氏杀菌处理的苹果汁在冰箱里放上几个星期就会开始起泡，这是发酵的征兆。出现这种情况就不应饮用了，因为我们无从知晓正在负责发酵的细菌菌株品种，而且起泡意味着这些细菌正在蚕食糖分，生成二氧化碳和酒精，数量正在倍增。在繁殖动物里，弱小的兔子无力对抗细菌。（这只是一个比喻，不要当真，不要在脑海里描绘一幅兔子在与细菌培养皿对抗的情景。啊哈！你还是在脑海里想象这个画面了，对吧！）

在营养方面，有些苹果汁，尤其是经过巴氏杀菌的苹果汁，可能会强化维生素 C。可以查看产品标签来确定。

## 苹果汁可以做成哪些酒精饮料？

我听说过烈苹果西打、苹果酒、苹果白兰地和苹果杰克，能解释一下这些苹果酒精饮料的不同之处吗？还是说它们实际上都是同一种？

这些酒精饮料的主要不同之处在于各自达到所需酒精度的方法。

苹果汁可以自然发酵，只需敞开容器口静置，以便让酵母随空气落在汁液里。这间微观的单细胞“工厂”以糖分为原料，并将之转换为乙醇（谷物酒精）。这一过程不需要太多酵母细胞，因为酵母吃得越饱，繁殖就越多，几天内就能发展成贪婪的食糖机器。但饕餮大餐也有完结之时，所有糖分终会消耗殆尽，此时酒精浓度约达到5%，和啤酒的酒精度数差不多。这就是烈苹果西打，与之对应的是“软苹果汁”或无酒精苹果汁，后者是真正的苹果汁。

人类并非唯一爱醉酒的生物。我曾经种过一棵苹果树，每年秋天，熟透的苹果就会掉在院子的车道上，摔破的苹果会渗出汁液，很快就会发酵。苹果吸引来的蜜蜂吮吸甘甜的酒精果汁，然后酩酊大醉，满地打滚撒酒疯。尽管这些“酒蜂”为我带来不少乐趣，但每次我还得打车把它们送回蜂巢（不得醉飞！）。

英格兰南部、法国北部和西班牙北部阿斯图里亚斯地区均会生产苹果西打。在这些地区，苹果树能够茁壮成长，而葡萄树却发育不良，因此当地人会以苹果西打取代红酒作为日常饮品或用于烹饪和腌泡卤汁。同红酒一样，每款苹果西打都有自己的特性。基于酿制苹果酒使用的特定苹果类型所带有的酸度、干度、果香和品质以及发酵方式，苹果酒也能完美匹配餐食。

苹果西打的干度是指苹果糖分经发酵后所达到的酒精度。最干的苹果西打中糖分已耗尽，例如干度较高的西班牙阿斯图里亚斯西打（西班牙语为 sidra），几乎是干型白葡萄酒的完美替代品。

与起泡红酒一样，起泡或发泡型苹果西打会在发酵完成之前装瓶。法式西打（法语为 cidre）就是最好的示例，无论是起泡型还是非起泡型，法式西打都会通过巴氏杀菌法或添加二氧化硫来停止发酵过程，以此将酒精含量控制在 2% 至 5%。

人类在很早的时候就发现了发酵苹果汁的秘密，并且为了让献给酒神狄俄尼索斯的赞歌底蕴十足，还有意去提高酒精含量。当时的人们会添加更多糖分来让酵母饱餐，最后以木桶盛装苹果汁，让苹果汁吸收桶中的单宁酸，以此丰富风味。以这种方式提高的酒精含量可以比肩葡萄酒，介于 10% 和 12% 之间。这就是苹果酒。

想要酒精含量再高一些？可以蒸馏苹果酒，就像有些酒庄会蒸馏葡萄酒来生产白兰地一样。具体方法就是煮沸液体，将热蒸汽冷凝，然后再输回液体中。因为酒精蒸汽较水蒸气更易汽化，所以蒸气以及冷凝液（就是白兰地）中的酒精含量会高于蒸发前的原液（苹果酒）。

莱尔德（Laird & Company）是全球最大的苹果白兰地生产商。这家酒商会把苹果西打的酒精含量蒸馏至 80%（160 标准酒精度），再添加水分调整到 65% 左右（130 标准酒精度），最后盛入内壁烧焦的橡木桶中熟化。以此方法生产出来的酒就是苹果白兰地。装瓶时，二次调整酒精含量至 40% 或 50%（80 或 100 标准酒精度）的酒，就会标为苹果杰克。不过严格来讲，根据美国联邦政府的烟酒税收和贸易局的规定，这种酒依然属于白兰地。

卡尔瓦多斯苹果白兰地来自法国，这款酒与诺曼底卡尔瓦多斯省同名，也是经过两次蒸馏苹果酒而制成：第一次蒸馏会让苹果酒酒精含量达到 28% 至 30%，第二次蒸馏则会达到 72%，随后会将酒精含量降低到适饮的 40% 至 43%（80 至 86 标准酒精度）。

白兰地的英语为 bandy，源自荷兰语 brandewijn，意为烧酒（实际上是蒸馏出来的酒）。在法国，白兰地被称为“生命之水”，我猜法国人是真的看重这种酒。

## 科学边栏：让我们为苹果－咯（打嗝声）－杰克鼓掌！

18 世纪，新英格兰的美洲殖民者突发奇想——不用蒸馏设备就能提高苹果酒的酒精含量。在新英格兰寒冷的冬天，他们把酒桶放在外面，桶里的表面结起一层冰。但是水的结冰点是 32℉（0℃），乙醇的结冰点更低，要降到−179℉（−117℃），所以结冰层实际上是相对纯净的水。老谋深算的新英格兰人撇去冰层，留下桶里酒精和风味皆浓的液体部分，并起名为苹果杰克。

不屈不挠但却口干舌燥的殖民者只要非常幸运地碰上一个−29℃的夜晚，就能来上一桶酒精含量达到 27% 的苹果杰克。27% 的酒精含量等于 54 标准酒精度，足以温暖这些殖民者的身心，待到春暖花开。

### 苹果西打酱

这道食谱与烤猪排或热姜饼的味道相当，适合在家里烹饪。使用烈苹果西打或“软”苹果汁均可。烈苹果西打能为酱料增添一丝酒味。

- 1 杯苹果西打或苹果汁
- ⅓ 杯包装完好的红糖
- 1 大匙无盐黄油

- 1 大匙鲜榨柠檬汁
- 一小撮丁香粉
- 1 大匙玉米淀粉
- 1 大匙清水

1. 选用 950 毫升大小的煮锅，倒入苹果汁、红糖、黄油、柠檬汁和丁香粉，开中火加热，不时搅拌，直到锅内混合物完全煮沸。持续熬煮 3 分钟或直到混合物浓缩。
2. 取小号碗，将玉米淀粉混合清水。将淀粉混合物拌入热西打混合物中。持续烹煮 1～2 分钟或直到酱汁浓稠，并不时搅拌。趁热食用。

**本食谱可制作 1 大杯酱料**

## 生腰果是生的吗？

我经常在健康食品商店里购买生腰果，有时会把它们打成粉末拌在牛奶里，但是我女儿从学校回来告诉我说，腰果含有一种有毒的高腐蚀性物质，不能生吃，那它还算是健康食品吗？

在热带植物腰果树上生长的这种多汁“果实”，大小和形状均似梨，所以通常被称为腰果梨。这种果实不仅能食用，还很美味。由于它们非常容易腐烂，所以一般离开树不久就会烂掉。我有幸在委内瑞拉尝过当地生长的腰果梨，当地人称之为“马瑞”（merey）。

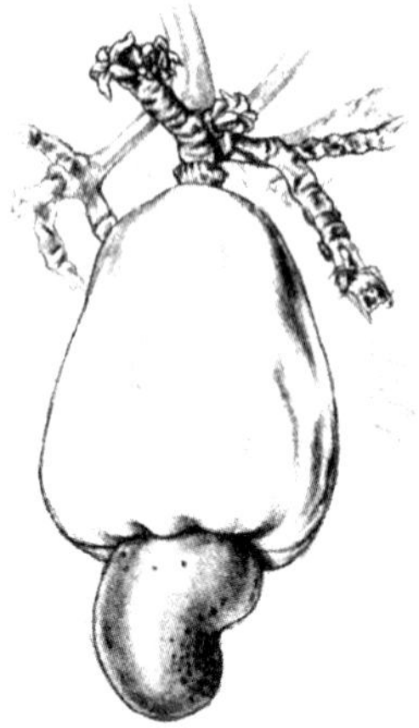

**热带腰果树上的腰果梨。委内瑞拉人将这种可食用的梨果称为“马瑞”（merey），巴西人则称之为“卡茹埃鲁”（cajueiro），拉美其他多数地区称之为“马拉农”（marañón）。腰果（即植物学意义上的果实）以附器形式长在底端内侧，形似肾脏。**

形似肾脏的腰果（在生物学界也是果实）附坠于“梨果”底部末端，由双层外壳包裹。在这两层壳体之间是酚醛树脂，其中含有腰果酸和强心酚等带有腐蚀性和毒性的化学物质。误食此类树脂会灼烧口腔引起水疱。

显然，为了让人们能够安全食用腰果，必须去除其毒性。人们会将未剥皮的腰果放在热油中烘焙，这样的做法能够去除酚醛树脂物质，还能让外壳酥脆，用木槌就能轻松破壳，直到 21 世纪，依然有地区在使用这种方法。腰果被摆上商店货架之时，两层壳体和腐蚀性化学物质早已无影无踪。

已经过 365℉ 至 375℉（185℃至 191℃）高温烹煮的腰果完全可以食用，但还是会以“生腰果”的身份上市售卖。市售包装腰果在包装前，通常还会以 325°F（163℃）的高温进行二次烘焙；这次烘焙会软化腰果，强化其外表颜色和黄油风味。

提倡生食的餐厅和其他生食爱好者坚持食品加工温度不得超过 118°F（48℃），他们常会创新地使用“生”腰果和“生”腰果酱这类词汇。他们要么是在自欺欺人，要么就是根本不知道这些“生”腰果早在上市售卖之前就已经以高得多的温度进行过烘焙。

## 第五章

# 一片金黄的稻浪

前边已用两个章节介绍了果蔬农作物，读者可能已对这些作物感到疲惫。现在，我们就来聊聊“种草”的话题。

当然不是指有些读者认为的“种草”，也不是指我们要栽种、浇水、施肥、喷药、修剪和整理的围绕住宅方圆几公里的家庭花园（一次又一次地割掉长在最上面的几寸，然后再扔掉，简而言之，就是在指你家的草坪），也不要误以为是浪费资源（尤其是在那些干旱缺水的沙地里）建设的高尔夫球场。

这里的“草”，是指禾本科植物，相较其他所有植物，更能有效解决全球粮食问题的作物科属，俗称谷物。禾本科植物能为人类提供淀粉含量丰富的可食用种子。这些受人类珍惜的种子包括小麦、水稻、裸麦、燕麦、大麦和玉米。这六种农作物不仅养活了全球大多数人口，还是为人类提供肉食的牲畜和家禽的口粮。谷物是最古老的农作物，而且直到如今，依然是最重要的粮食作物。

在粮食作物中，大概要数小麦的种植历史最为悠久。现代农业依然大面积种植小麦，2003 年全球年产量达到 5.56 亿吨。水稻产量现已超过小麦，2003 年年产量达到 5.89 亿吨，90% 的水稻种植在亚洲。但目前的产量冠军是玉米（玉蜀黍），2003 年年产量为6.38亿吨。所有其他统称为粗粮的谷物（裸麦、燕麦、大麦和高粱），2003年全球年产量也达到了2.42亿吨（资料来源：世界粮农组织数据库）。

所有谷物都富含淀粉，这是此类作物最重要的营养特征。淀粉是一种碳水化合物，其组成部分糖分也属于碳水化合物。所以跳出农业范畴，从化学角度来讲，本章标题应以涵盖面更广、更符合教科书式的方式命名为“碳水化合物”，并纳入来自谷物、豆科植物或是蜂蜜涉及的昆虫类的碳水化合物。

不过，为了让本章专注于谷物类食品，下面将以科学边栏来解释碳水化合物的化学组成。同所有其他科学边栏内容一样，读者可以扫一眼或略过。

---

## 科学边栏：以纳米角度解析碳水化合物

所有碳水化合物（糖和淀粉）的分子均由结合在一起的两个到数百个或甚至到上千个葡萄糖分子组成。当每个分子中的葡萄糖单位数量从几个增加到数十个或数百个之时，糖和淀粉之间相当模糊的边界就会被打破。

- **单糖**：英语单词为monosaccharides，源自希腊语mono和sakcharon，前者意为一个或单个，后者意为糖。单糖是基本的“糖单位”，水解作用无法打破其分子，分解为任何更简化的糖分子。因此，单糖是最小的碳水化合物分子。最常见的单糖分子包括葡萄糖、果糖和半乳糖（参见第202页表4）。

葡萄糖是人体摄入的所有碳水化合物的终极分解产物，并为人体提供能量。葡萄糖可以直接进入血液。

• **二糖**：蔗糖属于二糖，其分子由一个葡萄糖和一个果糖（水果中含有的甜度很高的单糖）分子组成。遇到酸或转化酶，蔗糖分子会分解为由等量葡萄糖和果糖组成的混合物，即转化糖。令人意外的是，转化糖的甜度高于蔗糖本身，这是因为果糖甜度高于蔗糖。

这体现了化学的基本原理：一种化合物（例如蔗糖）可以从其成分的单一混合物（例如葡萄糖和果糖的混合物）中获得截然不同的特性。在中学化学课本中，以氯化钠（食盐）作为典型示例，尽管氯化钠由遇水爆炸的金属钠和有毒气体氯气组成，但人体摄入后却安然无恙。

二糖类还包括乳糖（只有哺乳动物的乳汁含有乳糖）和麦芽糖（谷物被浸泡在水里直到发芽时形成麦芽糖，例如大麦可用来制作啤酒和苏格兰威士忌）。

• **寡糖**：英语为 oligosaccharides，源自意为“少”的希腊语 oligos。这种碳水化合物分子由少于十个单糖单位的分子组成，但通常仍会被视作糖，而非淀粉。豆类含有三单位和四单位的寡糖棉子糖和水苏糖（英语分别为 raffinose 和 stachyose，后缀均带有 ose），人体无法吸收，但人体肠道中的细菌却能够以此为食，并且忘恩负义地不顾宿主的颜面，让吃了这些豆子的人体宿主释放气体。

• **多糖**：最后来说说多糖（“有许多糖分”）。多糖别名复合碳水化合物或淀粉，其分子包括 40 个至上千个葡萄糖单位。如果这些单位都结合在一起，形成一条长且笔直的分子链，那么我们就称之为直链淀粉；要是它们组成一个带有分支、像灌木丛一般的构型，那我们就称之为支链淀粉。造型各异的分子会为含有淀粉的食品带来不同的特性。大多数植物性淀粉都同时含有直链淀粉和支链淀粉。

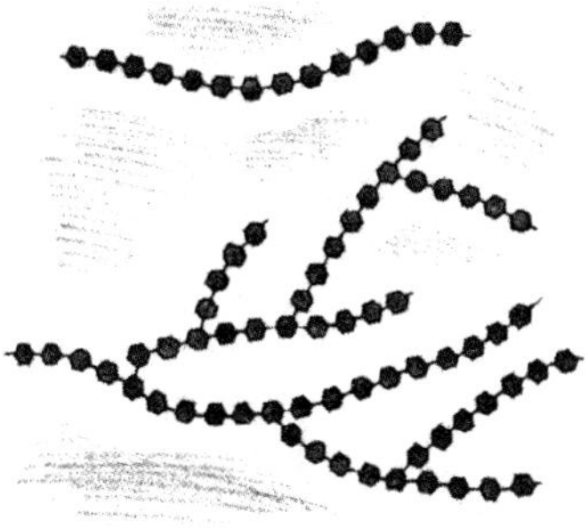

**淀粉分子的两个造型。上面的造型是直线型结构，即直链淀粉。下面的造型带有分支，即支链淀粉。每个六边形均代表一个葡萄糖单位。**

其他多糖的名字大家可能已耳熟能详，都在食品成分标签上出现过，例如糊精。这种多糖是一种体积相当大的分子块，从一个正在水中分解的较大多糖分子分解而来，它就像是一棵树上枯萎了的枝干一样。

如今大家都在讨论——可以说是计算——自己摄入食物中的“碳水”克数。无论从分子的大小还是复杂性来看，“碳水”（偷懒少写几个字）的葡萄糖单位都多达数千个。如果分子过大，人体就无法消化，而这些大号分子就会直接穿过消化道，不会为人体带来任何卡路里或营养。许多减肥餐将易消化的小号碳水分子——糖和淀粉——泛称为“净碳水”，因为经过人体的新陈代谢，每克小号碳水分子会产生 4 卡路里热量。

**表 4　糖和淀粉的构成**

| 名称 | 别名 | 单糖单位 | 所在处 |
|---|---|---|---|
| | | **单糖** | |
| 葡萄糖 | 右旋糖、血糖 | — | 葡萄、血液 |
| 果糖 | 果糖 | — | 水果、蜂蜜 |
| 半乳糖 | — | — | 牛奶、动物脑髓 |
| | | **二糖** | |
| 蔗糖 | 甘蔗糖、食糖 | 一个葡萄糖 + 一个果糖 | 甘蔗、甜菜、枫树 |
| 乳糖 | — | 一个葡萄糖 + 一个半乳糖 | 牛奶 |
| 麦芽糖 | 饴糖 | 两个葡萄糖 | 发芽的谷物 |
| | | **多糖** | |
| 纤维素 | — | 许多个葡萄糖 | 所有植物 |
| 糊精 | — | 许多个葡萄糖 | 谷物 |
| 淀粉 | — | 许多个葡萄糖 | 谷物、土豆 |

**吃货字典：**转化糖——蔗糖变得更甜。

## 土豆泥为什么会有黏性?

我每次做出的土豆泥都不太一样。最糟糕的几次成品像胶水一样黏。我到底哪里做错了？

土豆泥似乎可以说是世界上最简单的食物了：只需要煮熟土豆，然后捣成泥，对吧？但是土豆的主要成分是淀粉，所以，土豆泥成品的好坏主要取决于淀粉的行为。

土豆果肉由植物细胞组成，细胞内部则是数以千计的淀粉颗粒。这些外表小而圆的淀粉包是在植物发生光合作用时形成的。颗粒内的淀粉具备胶状的稠度，所以淀粉颗粒会被视作一小袋胶水。

在潮湿环境中受热，淀粉颗粒会吸收水分并胀大，直到一些

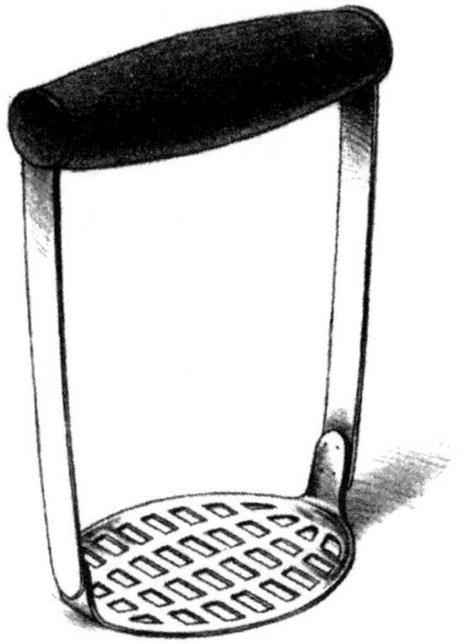

**OXO 土豆捣泥器。用这款捣泥器，以直上直下的力量挤压土豆，让土豆穿过其矩形孔，压出不黏的大颗粒土豆。**

胶水袋破裂，溢出其中的黏性物质。淀粉颗粒失去了颗粒状结构，随之糊化（参见 204 页“为什么豌豆汤冷藏后硬得像水泥?”）。

但不要气馁。如果溢出的胶状淀粉始终困在土豆细胞之内，那土豆泥就不会有问题，因为土豆的细胞结构会维持土豆的坚硬度。但如果随后捣碎了细胞，黏糊糊的淀粉从中跑了出来，那就会让土豆泥糊化。

依我之见，捣泥板带有方形或矩形孔的捣泥器最好用。这种捣泥器像压粒器一样，会挤压土豆穿过平板上的孔，而不是压碎土豆。捣泥时，直上直下用力，不要前后搓，从而挤碎土豆的淀粉颗粒，锯齿棒捣泥器就无法避免这样的问题，其圆形的棒体会把土豆压到一边。还有，绝对不要用食品加工机。在烹饪土豆泥方面，这种机器因制作胶状土豆泥而臭名昭著，因为机器锋利的叶片会斩穿淀粉颗粒，释放胶状物质。

此外，有些土豆更适合制作土豆泥。个头小的红皮土豆果肉质地呈蜡状，能做出蜡状的土豆泥。最佳的选择是褐皮土豆，或“爱荷达烘焙土豆”和育空河黄土豆，这类土豆的细胞结构能让你做出漂亮的面状土豆泥。还有育空河黄土豆的颜色（参见第114页“为什么有些土豆带有灰色斑点？”），端上桌时，会让宾客以为你大方地在土豆泥里添加了许多黄油。

### 如何捣土豆

将土豆切为长2.5厘米的块，先用文火（水不要沸滚）焖煮10分钟左右，以便让淀粉颗粒吸收水分而不会破裂。然后沥干土豆块，静置冷却，以便让淀粉颗粒质地变硬。准备捣泥时，先提前焖煮土豆，直到几乎软化，但不会化成糊状。彻底沥干水分，然后用捣泥器或压粒器捣成泥。经过预煮和冷却后的淀粉颗粒很坚强，不会轻易释放出其胶状物质。

## 为什么豌豆汤冷藏后硬得像水泥？

为什么煮好的豌豆汤放入冰箱隔夜保存后会变成水泥状？为此我不得不加许多水并搅拌稀释，之后才能用勺子舀着喝。

回答问题之前，不知大家曾经是否好奇为什么煮豌豆汤必须用裂荚豌豆，而不是用整豌豆？我曾有过这样的疑问。不过毕竟炖成浓汤后，没人在乎豌豆是否完整，或者是否在一个工厂里，有一群手持小砍刀的精灵正认真地把豌豆劈开（肯定有人这样设想过）。

实际上，裂荚豌豆是一种特殊的豌豆品种，其准确的名称为紫花豌豆，原产地在亚洲西南部，是人类最早耕种的农作物之一。紫花豌豆的表层脆弱，当豌豆失去水分时就会裂开。易于开裂的现象同样还存在于一些矿物质上，矿物学家将这种开裂称为劈开面（不要跑偏，回到我们的主题！）。

所有豌豆都是豌豆属中的一员，但紫花豌豆与常见的荷兰豆（即青豆或甜豌豆）不同，后者售卖时通常新鲜，并且还裹着豆荚，所以大家小时候常能看到祖母坐在灶台前剥它们的外壳。鲜嫩的（豌豆，不是指祖母哦）豆子可以带荚一起食用。法国人格外钟情于个头小的鲜嫩豌豆，并且富有感情色彩地称之为小青豆（petits pois）。

固化现象并非豌豆汤独有。原因在于豌豆富含淀粉，任何带有淀粉的浓汤或酱汁都会发生一模一样的情况，例如用玉米淀粉或面粉增稠的肉汁，放入冰箱后稠度同样会增加并呈黏糊糊的状态。

下面就来简单说说这到底是怎么一回事。

在低倍显微镜下，淀粉看起来就像是一组大小不一、半透明状的圆形或椭圆形胶囊，我们称之为淀粉颗粒。每一个淀粉颗粒内部都有上百万个看不见的小淀粉分子，以相对有序的模式排列开来。

含有淀粉的食物在水中受热时，淀粉颗粒会在液体中散开，逐渐吸收水分并胀大。随后，胀大的淀粉颗粒紧贴彼此，相互摩擦，就像是挤满了鱼的小水塘，然后汤汁就会变得更加黏滞、浓稠。有些淀粉颗粒甚至会爆裂，溢出其中含有的黏性物质，从而让汤汁或酱汁进一步增稠，变为糊状。这一整个流程即称为淀粉糊化。

含有糊化淀粉的菜要趁热食用。烹饪时加入一些以适当比例制成的面粉或淀粉增稠汁，会让菜品质地顺滑，口感更丰富。

但把这类加了淀粉的食品放入冰箱隔夜，会接连发生两个变化：首先是**凝结**（不是糊化），然后是**老化**（请注意：糊化——呈现胶状——发生在受热情况中，而凝结——形成凝胶——发生在冷却过程中）。

在冷却后经历的第一个变化期间，胀大的淀粉颗粒中的淀粉分子因为温度下降而运动减缓（在低温条件下，任何分子运动都会减缓）。淀粉分子随后会开始彼此啮合并纠缠，形成一种能困住很多水分的网状结构。这类结构——含有大量被锁入的液体的半固体物质，即称为**凝胶**。随着凝胶继续降温，会形成更多的“淀粉对淀粉”组合，从而加强了这个网状结构，甚至一些先前被困在内的水分会被挤走，这种现象即称为**脱水收缩**。此时，汤汁或酱汁就像是“流下了几滴眼泪”，凝固表面能看到小水珠。

经历了若干小时冷却和老化之后，淀粉分子彼此紧密纠缠，于水中已不再呈分散状态。此时如果倒水稀释，大家就会发现浓稠的胶着物质难以分离，它们拒绝回到最初的浓度，因为在这种纠缠的凝胶形式中，淀粉分子不会解绑，从而无法为水分让出空间来自由流淌。简而言之就是淀粉已**回生**，倒退回了不可溶解的形态。当然，可以加水搅打开，并一边加热一边不停搅拌，但汤汁再也不会像当初刚出锅时那般顺滑了。

不要绝望，我听说传统的荷兰豆汤（erwtensoep），亦称为荷兰豆子汤（snert），会专门提前一天做好放进冰箱，以便再加热时汤的浓稠度足够让勺子立在汤里。要是海平面上升，许多国家被大海淹没，我猜大家肯定会延伸一下思路来找些乐子。

## 冷藏过的米饭如何变松软?

中餐厅的菜往往都很大一盘，总是吃不完，所以我会拿“剩菜袋”带回家放冰箱。但大米总是会变硬，并且一粒一粒地分开来，跟餐厅上菜时端上来的发软、发黏的米饭截然不同。我想这会不会是因为脱水了，但倒水之后却变成了糊状物。怎样保存才能留住米饭先前的质地呢?

我深知这种苦恼。在中餐馆就餐后，服务生问我:“米饭要一起打包吗?”“是的，一起打包。”可是转念一想:“我并不需要打包米饭，可是我付钱了。但我又不能流露出不尊重对方家乡灵魂食物的感觉。”所以我跟你一样打包带回家，搁置两三天后，还在摸着良心问自己能不能扔。

有些放进冰箱里的食物的确会发生脱水现象。正如你经历的情况一样，米饭最上面一层会比下面的要干一些。但主要原因是大米中的淀粉经历了一些逆转（回生），变回了烹饪前硬邦邦、不可溶于水的状态。大米淀粉发生的这两个变化——凝胶和回生，也同样发生在烹饪后放入冰箱的豌豆汤和所有用淀粉增稠的肉汁和酱汁（参见第204页“为什么豌豆汤冷藏后硬得像水泥?”）之上。

还原回生期间被困住的水分没那么容易，但以极少量的水加热米饭，能部分恢复米饭的柔软质地。我个人不会尝试恢复隔夜米饭的柔软度，而是直接用隔夜饭做炒饭。

## 怎样夹起米粒？

我知道中餐米饭比较黏，而美国人喜欢的那种米饭颗粒分明，能用筷子一粒一粒夹起来（尽管我做不到）。那中餐的米饭用的是特殊大米吗，或者是否烹饪方法不同？

这是大米品种造成的。耐心听我慢慢道来中国人使用筷子的秘诀——好吧，其实是美国人使用筷子的秘诀。

如今有上千种不同种类的大米，但为了让大家一目了然，我们将所有大米归为三大类：短粒（长度小于 5 毫米）、中粒（长度为 5 毫米到 6 毫米）、长粒（长度为 6 毫米到 7 毫米）。

近几年，许多特种大米日益受到美国人民的喜爱，其中一种是意大利传统的圆粒米。这种中粒米吸收性特别强，包括许多支链淀粉（参见第 201 页插图）。支链淀粉中如同灌木丛般的分支分子能迅速地吸收并困住水分。圆粒米能轻而易举地吸收自身体积三倍之多的高汤，烹饪出完美的意大利肉汁烩饭。西班牙杂烩菜饭不需要米饭粘在一起，所以会选用支链淀粉含量不那么多的中短粒巴伦西亚大米或邦巴大米。

其他抓住了美国人胃口的外来大米品类还有来自泰国的茉莉香米和来自印度的巴斯马蒂香米。茉莉香米是长粒米，颜色发白，带有清香；巴斯马蒂香米也带有芳香（印度语为 basmati，有“芳香”之意），气味偏向坚果味。美国种植户种植了这两种亚洲大米在基因上的近亲品种，因此，包装上标着“茉莉”和“巴斯马蒂”，已不能作为正宗进口大米的证明（一家名为“RiceTec”的得克萨斯公司甚至在1997年就“巴斯马蒂”这一名称申请了专利权，不过好在印度政府表达了不满，最终大多数要求权未获批准）。然而在英国，“巴斯马蒂香米”标签只能用于印度和巴基斯坦产出的长粒香米。

中国和日本产的大米是短粒米，同样富含支链淀粉分子，经过烹饪就会发黏。而美国的长粒大米则含有更多直链淀粉分子，不会困住过多水分，烹煮后呈蓬松状，颗粒分明；较中国的大米品种，发生回生反应（参见第207页“冷藏过的米饭如何变松软?”）后添水加热也更易于软化。

现在来分析一下上述思路敏捷的问题中提到的困惑。

东亚人擅用筷子，能娴熟地夹起碗里黏黏的米饭，西方人通常没了叉子吃饭就会不知所措。对于大多数西方人而言，筷子算得是一项中式“酷刑”了，手指捏着竹条会带来疼痛，不过至少不会让你饿肚子。

在中餐馆和日本料理店就餐时，我会一直用筷子，并口口声声称“用筷子食物才更有味道”，但实际上我就是那些无法忍痛的西方人之一。即便如此，我还是会带上我自己准备的筷子去就餐。这样做的道理很简单，因为我心灵手巧会用筷子，而且我喜欢炫耀这项技能。

炫耀罢之后，就该和大家分享一下经验。不要在意那些餐具垫上打印的“如何握筷”（这些说明甚至可能以中文书写）。不过，有一种简单的方法可以让你泰然自若地享用甚至是不那么称心如意的中日美食。

应付自如地使用筷子的诀窍很简单——在手上套上一根小小

的橡皮筋。有了这根橡皮筋，再笨手笨脚的人也能如鱼得水，有效地利用这副“可恶的木头夹子”。

我很想吹嘘自己是在数年前的一趟远东旅途中掌握了这一诀窍，但实际上并不是。在那趟旅程中，同行的朋友为了将大概五分之一口的食物送到嘴边，用尽了七十二计（多过《孙子兵法》中的三十六计），我只能饶有兴趣地看着他们的“表演”。

旅程到了中国时，我发现一些绝望的西方人误以为杠杆越小越易于控制（实则不然），他们会握着筷子底部两三厘米的地方。到了日本，当地的筷子大多为尖头，大家又迅速转为用筷子戳起食物。观看这些用惯了叉子的人用筷子吃面条，比逛海洋世界可有趣多了。

不知道为什么，那次旅行并没有遇到有人用橡皮筋，直到日本武士牛排餐厅（Samurai Japanese Steak House，位于美国！）的一位服务生向我展示了这个把戏（参见本页“美式筷子用法指南”）。

**吃货字典：** 西班牙杂烩菜饭——各种食材都来点儿。

---

## 美式筷子用法指南

从包装纸一端取出筷子，并保持包装纸完整。铺平包装纸然后卷起来，直到看起来像一卷微型纸巾。拿起筷子，保持两根筷子平行，然后把叠好的纸巾卷插在两根筷子中间，插到距离筷子顶端 3 厘米左右的地方即可。保持两根筷子的位置，用一根橡皮筋在筷子顶端的纸巾卷位置上方缠绕几圈。橡皮筋马上缠绕到最紧之前，在纸巾卷突出的位置十字交叉缠绕一圈，以此固定纸巾卷，以免滑落。现在万事已具备。

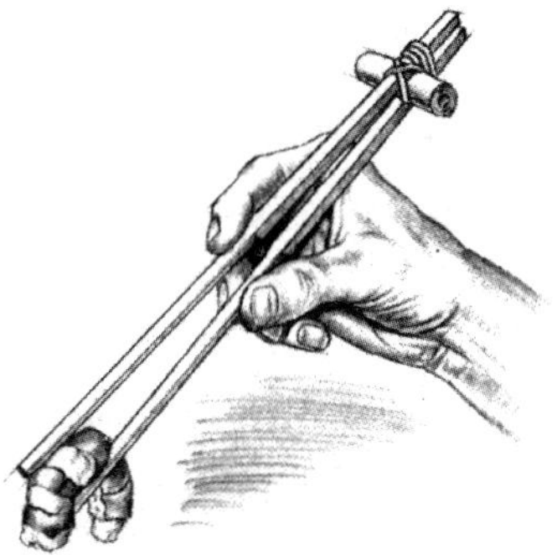

简单的筷子用法

瞧瞧！一副装上弹簧的镊子准备好啦，握筷子现在像握铅笔一样简单。用拇指和食指把两根筷子推到一起，就能夹起任何想送入嘴里的食物。食物送到嘴边时要松开手指释放压力，这样两根筷子就会弹开，然后调整手指，准备下一次夹起盘子里的食物。

下一次要去中餐馆或日本料理店就餐时，记得带上一根橡皮筋。邻桌装腔作势的假内行（也许就是我）会对你刮目相看。

## 什么是半熟米饭?

我有一份食谱，需要将煮成半熟的米饭倒入炖菜锅。请问如何制作半熟的米饭?

煮成半熟即可。

好吧，严肃些。半熟就是指让食物部分烹煮但未完全熟透。英语单词为parboiling，源自拉丁语per bullire，意指全熟，但中世纪英语将per改为了par，人们从而将其与part（部分）或partial（部分的）混淆，因此“全熟”变成了相反的“半熟”。

需要将大米与其他会更快煮熟的食材一同倒入炖菜锅烹煮的食谱，通常会要求你事先将大米煮至半熟，以便所有食材能一同煮熟。

来自田野的大米原本带有不可食用的保护外壳，而后种植户会用碾米机去掉这些外壳。在这层外壳之下是一层薄薄的麸皮，留下麸皮的米粒即为糙米，磨掉麸皮的米粒即为常见的白色大米。带着麸皮层的糙米呈棕黄色，并带有坚果味，相较于大米，糙米更耐嚼，烹饪时间也更久。

在去除外壳之前，大米通常会经过高压蒸汽处理，米厂将这一流程称为蒸谷（即半熟米）。除了软化外壳之外，蒸汽还会迫使麸皮的营养物质流入富含淀粉的白色米粒或胚乳中，但这个流程并不能让米粒符合厨房烹饪中为了节约时间而提出的半熟大米概念。此时的米粒依然是“生米”，甚至相较于非半熟米，可能还需要花更多时间烹煮。

顺便说一下，如果你好奇什么是“速食米”，那是“班叔叔”品牌加工半熟米的商标。“速食”或“即食”米是经完全煮熟并干燥的大米，适合那些确实很着急的人们食用。

**吃货字典：**半熟（parboil）——因对手打出标准杆（par）而心急火燎（boil）的高尔夫球手。

## 未漂白的面粉为什么会比漂白面粉贵?

漂白面粉与未漂白面粉有什么不同?为什么未漂白面粉会更贵?面粉厂没有进行漂白处理,为什么还会增加费用?

小麦面粉含有类胡萝卜素,因而天然地带有淡黄色,许多果蔬和谷物中都含有这种天然的橘黄色化合物(胡萝卜带有的橙色胡萝卜素,是所有这类橘黄色化合物的始祖)。只可惜与你不同,大多数人都不喜欢发黄的面粉。不过,制作意大利面的粗粒小麦粉是个例外,这种面粉比其他小麦面粉的类胡萝卜素更多,但往往不会进行漂白。意大利面加入了很多鸡蛋,因而略微发黄,这样的颜色要比惨白的面条看起来更加诱人。

不过,只要机会合适,面粉也会漂白自己。面粉接触空气后会发生熟成反应,久而久之色素就会被氧化,并变为无色的化合物。但要等面粉自己熟成,需要储放很久,而对于商家来说,时间就是金钱。所以"未漂白的面粉",即意味着面粉在储存期间自发漂白,也就意味着更高的成本。

面粉磨坊会添加溴酸钾(即使面粉与溴化合)或二氧化氯、过氧化苯甲酰等氧化剂来加快熟成。漂白面粉并不只是为了美化面粉。不论是自然发生的还是通过氧化剂促成的,熟成面粉揉捏成的面团能制作出颗粒更细、体积更大的面包,且面点师傅们都称这种面团揉捏起来更筋道。这是因为氧化不仅去除了面粉的黄色,还踢走了部分硫醇类物质。这种含硫化学物质会干扰面团形成发黏的弹性蛋白质(即面筋),不利于面团留住那些能让面包质地更轻的气泡。

有人听到那些漂白化学物质的名字和特性，就会心生不安。不要担心，履责之后，这些物质就会通过化学手段被转化为无害的物质。二氧化氯这种气体会消散，所以面粉中不会残留二氧化氯，而多余的过氧化苯甲酰，一经炉子加热即会分解。

面粉中加入的溴酸钾约为 0.005% 至 0.0075%，在与面粉中的类胡萝卜素和硫醇类物质发生反应后，溴酸钾会转变为完全无害的咸味溴化钾。80 多年前面点师们就已经开始使用这种添加溴酸钾的面粉，而在此大部分期间，没人察觉出烹饪成品中存在任何残留溴酸盐。但如今的化学家所利用的分析方法非常精准（在许多情况下甚至能达到十亿分之一克的精准度），那些用了添加过溴酸钾的面粉的食品，哪怕是极其少量的残留溴酸钾，都逃不过化学家的火眼金睛。分析检测设备如此灵敏，几乎能追踪到所有物质中特定化学组分的蛛丝马迹，但大众却不了解这一情况。某种食物"含有某某有毒物质"一类的发现结果，常会无端地引起轩然大波。实际上，任何物质只要达到一定量都会带有毒性，反之只要量够小，毒性即可忽略不计。

即便如此，由于科学家发现高剂量的溴酸钾会在大鼠体内诱发癌症，大众都开始对这类产品避而远之；美国烘焙业在咨询了美国食品药品监督管理局之后，也自发停止使用这种面粉。中国、加拿大和英国均已禁止面粉中使用这种化学物质。

此外，有关漂白面粉会破坏其中含有维生素 E 的说法属实，但不具有实际意义，因为小麦面粉中含有的维生素 E 微乎其微。

**吃货字典：**库斯库斯（Couscous，蒸粗麦粉食物）——一对库斯。

## 如何制作自发面粉？

我要做的一道菜肴需要自发面粉，但我生活的地方不售卖此类面粉。我能自制这种面粉吗？

当然可以。自发面粉就是在面粉中加入了一些烘焙发酵粉和盐，大部分大型超市均有售卖。自制这种面粉，只需要在每杯普通面粉或软质面粉中添加约1½茶匙的烘焙发酵粉和½茶匙的盐，并搅拌均匀即可。搅拌时轻柔地挥动搅打器有助于搅打均匀。

## 荞麦是小麦吗？

荞麦是哪一种小麦？荞麦面粉能做面包吗？

荞麦不能做面包。原因有二：其一，荞麦不属于小麦；其二，就算将它划归小麦类，荞麦面粉也不能做面包。

荞麦片（buckwheat groats，东欧称为kasha，法国称为say-raisin）来自蓼科荞麦属植物的种子，与小麦或任何其他禾本科植物无关。类属词片（groats）是指任何剥掉外壳的碎谷物，例如小麦片、荞麦片、燕麦片或大麦片，用到玉米身上，即指粗玉米粉。

荞麦的英语单词buckwheat源自德语和荷兰语beech wheat（直译为山毛榉小麦），因为其可食用的种子形状为四面体（由四个等边三角形组成的金字塔形状），类似山毛榉坚果（beechnut）。荞麦种子可以打碎成片状或磨成面粉，并混合小麦粉制作荞麦松饼。但是荞麦面粉不能用来制作面包，因为荞麦面粉加水后很难形成面筋，而正是这种能留住气泡的弹性蛋白质让面包带有透空式结构，吃起来有嚼头。荞麦面粉加水后的黏度，也就刚刚够日本人做荞麦面条。

**吃货字典：** 面筋——因为贪吃有了强壮的面部咀嚼肌。

## 不同形状的意面如何搭配酱汁？

选用特定形状的意面有什么原理吗？例如某款意面为什么选用扁平面条，而不用细面条？我认为表面积与体积比最大的意面形状，能使意面最有效地吸收酱汁，味道也最佳。但是为什么人们会使用不同形状的意面呢？

表面积与体积比？我猜你是一名工程师。

意面几乎有无限种形状。样子花哨固然能吸引人，但实际上口感也不尽相同，而且就与各类酱汁搭配而言，不同形状的意面也存在很大差异。

意面能不能有效利用表面来吸收酱汁并不重要，况且意面本身的吸收能力就差，酱汁也不是那么容易被面条吸收。但有些酱汁比同类的附着能力强，能粘在任何形状的意面上。当然，面积越大的意面能粘上的酱汁越多。

归根结底，问题在于盘子里的意面面坨能否完美地被覆裹和吸收酱汁，以及用叉子转起意面（面条形状）时或用勺子舀起意面（粗短形状）时，意面能否很好地挂住酱汁。总体结果最终取决于黏性和机械力学。

大多数酱汁或多或少地呈厚重块状。这些酱汁必须要进入意面面坨的缝隙空间，由于意面形状各异，有条状（意大利面条和意大利扁面）、管状（通心粉和肋状通心粉），还有各式特殊形状（贝壳通心粉和蝴蝶通心粉等），这些缝隙也就各有不同。显然，相较于能更紧密地纠缠在一起的细意大利面条，粗意大利面面坨中的缝隙会更宽敞。

因此，应按照意面形状来搭配酱料。

例如，螺旋意面（弹簧状）搭配厚重的酱汁最完美；较大块的管状意面，例如肋状通心粉，最好搭配肉酱；黏黏的酱汁易于覆裹宽面的扁平带状表面（例如阿尔费雷多宽面），因此这二者搭配最佳；意大利面条大概是最多面手的种类了，但如果是超细意面，例如像天使头发丝那般细的天使细面，那最好搭配稀薄的酱汁，因为液体般的酱汁能通过毛细作用流入面条间的缝隙。装盘后的阿尔费雷多天使细面看起来就像是一颗泥球。

218 页表 5 是意大利帕尔马生产意面的百味来食品公司（Barilla Alimentare S.p.A.）针对在美国市场销售的一些意面形状而推荐的意面与酱汁搭配。如需查看这些意面形状的图片，以及其他有意了解的意面制作和技术信息，可访问 www.professionalpasta.it。该网站列举了 822 种不同形状的意面，从贝壳通心粉到长条通心粉，但其中有许多名称是意大利国内各地区使用的别名。

不过，大家貌似没有那么在意各类意面形状和酱料的搭配，所以就随心所欲吧。

美餐一顿吧！

**吃货字典：** 筋道——煮到弹牙的意大利面。

**表 5　针对一些意面形状推荐的酱料搭配**

| 意面形状 | 最佳酱料搭配 |
|---|---|
| 天使细面 | 黄油和奶酪、黄油与新鲜的香草、鱼露 |
| 通心粉 | 沙拉、奶酪（奶酪通心粉）、油基沙司、黄油、番茄或蔬菜 |
| 宽面 | 白沙司，拌入肉、蔬菜的沙司，或奶油和芝士 |
| 扁面 | 意大利松子青酱、番茄片、油基沙司、鱼露 |
| 粒状面 | 汤、意大利浓菜汤或拌入蔬菜的奶油沙司 |
| 粗通心粉 | 拌入肉、蔬菜、香肠的沙司，或用模具做成焗意面 |
| 螺旋通心粉 | 意面沙拉、淡味番茄沙司、奶油沙司，或制成奶油培根意大利面（鸡蛋和培根） |
| 细面 | 番茄沙司拌入肉丸、番茄片、油基沙司、鱼露 |
| 长条通心粉 | 拌入新鲜番茄和蔬菜的沙司、肉酱和鱼露、香辣酱 |

**吃货字典：**威尔第歌剧《弄臣》——适合命名一款意面。

## 榨汁机会破坏水果的纤维吗?

用牛奶、酸奶之类的饮品来制作水果思慕雪，搅拌机会不会破坏纤维的有益成分?

不会。纤维无论搅拌多久，其积极作用都不会改变。

在有关饮食的语境中，**纤维**一词带有误导性，因为总会让人联想到一个人正在吃椰子皮和床垫里的椰棕。**膳食纤维**并非指代物理结构，而是一个囊括植物性食品成分的集合名词。人体不具备能够消化这种植物性食品成分的酶，因此，膳食纤维没有能量价值，进入人体内会直接顺着胃肠道而下，不会发生任何改变

（这是它们的主要用处）。人们曾称之为食物粗纤维。尽管膳食纤维没有任何化学或营养价值，但对于消化道这个“食物处理工厂”而言，膳食纤维至关重要，因为它能帮助消化道移动人体摄入的所有东西。

果蔬和谷物富含膳食纤维，肉制品中未含有任何膳食纤维。科学家发现膳食纤维能够降低罹患大肠癌等疾病的风险，不过这一发现结果有待验证。人们常说瓜果蔬菜对身体有益，而背后的主要功臣即是膳食纤维。

膳食纤维分为可溶性膳食纤维和不可溶性膳食纤维，营养学家建议两种膳食纤维都要多吃。可溶性膳食纤维主要为水果中含有的果胶和树胶，促使水果凝结变成凝胶的物质正是这类物质。酸苹果、野苹果和酸李子、康科特葡萄、榅桲、醋栗、红醋栗和蔓越莓果胶含量尤其高。常见的不可溶性膳食纤维有纤维素和木质素，纤维素纤维组成了植物细胞壁结构框架，而木质素则是纤维素纤维之间的黏合剂。

有些白蚁能够消化和利用纤维素和木质素中含有的能量，但人类没有这样的能力，可惜白蚁不会识文断字。

**吃货字典：**食物的粗纤维——能让人体消化道顺滑通畅。

## 纤维含有热量吗？

我阅读燕麦片包装盒上的营养成分表时发现，按照定义，膳食纤维是不可消化的，所以按理说不会产生卡路里，但营养成分表却把膳食纤维列为碳水化合物，这是为什么呢？

可以说人体完全或几乎完全无法消化膳食纤维，实际情况正如问题中指出的一样：不可消化的膳食纤维不会为人体提供任何维生素、矿物质，或卡路里。

从化学角度来讲，植物中的纤维化合物属于复杂的碳水化合物，所以成分表会将其归入碳水化合物总量中。有些营养成分表还会分别列明可溶性和不可溶性膳食纤维，但不论是哪一种，都不会产生卡路里。成分表中的“其他碳水化合物”包括糖、糖醇（参见第 228 页“无糖口香糖为什么是甜的?”）等确属其他碳水化合物且大多数均为淀粉类的物质。所有这些物质对应的数字均应加总，得出“碳水化合物总量”。

但碳水化合物卡路里量仅得自可消化的碳水化合物（来自你期待咽下肚的淀粉和糖）。用碳水化合物总量的克数减去膳食纤维的克数，就会得出营养碳水化合物的大约克数，在每克为 4 卡路里的情况下，营养碳水化合物卡路里数应等于成分表中碳水化合物的卡路里数。

用“大约克数”是为了避免许多食品成分表中可能没有列明其他碳水化合物而造成的误差——例如糖醇，其中含有甘油、甘露醇、山梨醇、肌醇和木糖醇（成分表中所有此类物质的英文单词均以 ol 为后缀）。这些“其他碳水化合物”会以增甜剂的身份出现在食品中，不过含量相对较少，也不会像糖一样由人体充分代谢，因此只会产生少量卡路里。

## 玉米粉有哪些种类?

能为我讲解一下超市售卖的所有玉米类产品吗？这些玉米粉

有黄色或白色、粗粒或细粒、石磨或钢切之分，还分为玉米淀粉或是美国南方人喜欢吃的玉米糁和粗玉米粉。我想知道哪一种适合做玉米面包？哪一种适合用于松饼或玉米糊？还是它们的用途都没有区别？

用途是有区别的，但主要在于质地，而不是产品本身。

这些产品的原料用途极其广泛，是一种备受全世界推崇的新大陆粮食（原产于中美洲和南美洲），即我们所谓的玉米，种植遍布全球的玉蜀黍（源自加勒比海泰诺印第安语 mahiz）。

玉米粒是玉米的种子，主要由三个部分组成：坚硬的外壳（果皮），其大部分是不可消化的纤维素；富含淀粉的部分（胚乳），在抽芽时（发芽）这部分会为种子提供营养；延续生命的胚胎（胚芽），这部分位于种子中间，在允许发芽的条件下，能长成为新的植株。种子的能量主要由胚芽的油脂供给。

玉米粒能以数十种方式加工生产出种类繁多的食品，而区分这些食品的一个要点是确定它们保留了玉米粒的哪一部分。通常富含淀粉的胚乳都会被保留下来，外壳和胚芽会被剔除。美国人爱吃的玉米淀粉和英国人爱吃的玉米粉，即为经过干燥并制成细粉的胚乳。

玉米粉食品之间的另一个显著差别在于质地，即干燥后的籽粒的粒度粗细。不过，不同粒度的叫法也会让人傻傻分不清。

**玉米面**，粒度细，并不粗，

**玉米粉**，相对粗，

“中等粗度”玉米粉，颗粒较粗，但不及“粗玉米粒”。

**标签为“精细”，就是玉米面，不要错认玉米粉。**

**这是我的识别口诀。**

（编辑对作者怒喊道：不要再编口诀了！）很久以前，人们就会利用老磨坊旁的溪流水力来推动磨石，研磨干燥后的玉米粒。有时，一些怀旧的人们会将这种石磨玉米粉荒谬地称为水磨玉米粉，在一些健康食品商店就能见到标为“水磨”的玉米粉。相较于以其他方式处理的玉米粉，这种玉米粉营养价值和风味略微高一些，因为原料保留了部分外壳或麸皮以及一些含油脂的胚芽。也正是由于含有油脂，这类玉米粉易变质，长期在室温条件下储存会变味，放入冰箱则可保存数月。

如今的大多数玉米粉都是利用大型钢辊碾碎干燥的玉米粒而制成的，相较于石磨玉米粉颗粒，这样碾碎的颗粒更有棱角。钢辊生产的产品就是钢切玉米粉。这种玉米粉原料均为富含淀粉的胚乳，外壳或胚芽含量极少，因此以密封容器盛放在阴凉处即可长期保存。超市里没有标注石磨或水磨的玉米粉均为钢切而成（做些咬文嚼字的解释：钢切玉米粉其实不是切，而是碾）。

以机械方式或化学方式（石灰或碱液）剔除玉米粒外壳和胚芽之后，胚乳会经过清洗和干燥，此时的胚乳即称为玉米糁；随后，胚乳会被研磨或碾碎，制成相当粗的颗粒，即玉米粗粉。在梅森-迪克森线[①]以南家家户户的餐桌上，经过水煮恢复水分后的玉米粗粉几乎是每一顿早餐的必备餐食。

那么，不同粗细度的玉米粉该作何用途？美国南方人坚持用

① 美国马里兰州与宾夕法尼亚州之间的分界线，曾作为蓄奴州的最北边界线。——译注

石磨白玉米粉做当地的传统玉米早餐，并根据个人喜好选择粗粒或中粒玉米粉。美国北方人就没那么挑剔了，由于玉米粉不含会让面包嚼劲十足的面筋，北方人甚至会用玉米粉混合小麦粉和糖，制作出极具面包特色的“玉米包”。

意大利玉米糊通常使用的是黄玉米粉，粗粒或细粒均可，反正煮开的玉米粉都会软化成均匀的块状。此外想必无须多说，大家也都明白黄玉米粉是由黄玉米制成的，白玉米粉则是由白玉米制成的。

**吃货字典：**一碗玉米糁——数不清的未知数。

---

## 两种另类的玉米糊

有些家里的掌勺人会避开玉米糊，因为传统的意大利玉米糊（在开水中倒入玉米粉，直接明火加热，并持续搅动）需要厨师一直盯着锅。但实际上有一种简单易行的方法，也许连意大利祖母都得为之一惊，用双层锅或烤箱就能完成。完成的玉米糊浓稠顺滑，不带有一丝颗粒感。

双层锅版玉米糊：

- 4 杯清水
- 1 茶匙盐
- 1 杯黄玉米粉（粗细均可）
- 调味黄油

1. 取双层锅的上层锅，用明火将 2½ 杯清水煮开，倒入盐。
2. 取中号碗，在玉米粉中倒入剩余的 1½ 杯清水。将混合好的玉米粉倒入开水中，并搅拌均匀。调至中火熬煮，持续搅拌，直到混合物煮沸。
3. 将倒入沸水的玉米粉混合物放入双层锅的底锅，盖上锅盖持续加热，不时搅拌约 45 分钟，或直至混合物质地顺滑且浓稠。拌入黄油调味。

**本食谱可制作 4 杯或 4 份玉米糊**

烘焙版玉米糊：

- 2 大匙橄榄油
- 2 杯黄玉米粉
- 6½ 杯清水
- 1½ 茶匙盐

1. 预热烤箱至 205℃。选 9 英寸 × 13 英寸的烤盘，并涂一层油脂。
2. 取大号碗，倒入橄榄油、玉米粉、清水和盐并混合均匀。
3. 将混合物倒入烤盘中，再小心地将烤盘放入烤箱中（容易洒溅）。
4. 去盖烘焙 45 分钟。用叉子或木勺子搅拌一下，让玉米糊均匀混合并顺滑。再次烘焙 5 分钟，或直至略微膨胀。

**本食谱可制作 8 杯或 8 份玉米糊**

### 变体版本

玉米糊搭配戈贡佐拉干酪：将熬煮好的稠玉米糊舀入预热的餐盘居中位置，并在周围配上3大匙无盐黄油和85克戈贡佐拉干酪碎，具体用量应取决于玉米糊的量。在每份玉米糊上都放一些黄油和干酪。

烤玉米糊片：将熬煮好的稠玉米糊倒入一个9英寸大小的方烤盘中并摊开，仅需约1.3厘米厚的玉米糊层即可。冷却后翻转方盘，将玉米糊倒扣在案板上，并切成正方形或长方形。将切好的块放入涂过油的小号烘烤盘中。刷上一层熔化的黄油并烘烤；翻转另一面继续烘烤，直到两面均焦黄酥脆。

隔夜玉米糊：将熬煮好的稠玉米糊倒入涂过油的吐司烤盘。用木勺子将玉米糊表面抹平，盖上保鲜膜，放入冰箱。冰凉的玉米糊（亦称为玉米块）可当作美味可口的早餐。切成片，用黄油或培根的油脂煎炸，顶部再撒上一些枫糖浆。

## 墨西哥薄饼怎么会含有石灰？

我家附近的市场售卖的墨西哥薄饼有两种：面粉款和玉米款。我推断面粉薄饼用的是普通小麦面粉。但是玉米薄饼的原料是马萨面粉，据说这是一种用玉米做成的面粉，能讲一下马萨面粉是怎么做成的吗？还有为什么成分表中列有石灰？

关于面粉薄饼，你的想法是对的，正确的叫法应该是小麦粉薄饼，因为能磨成粉的谷物有很多，例如大麦、裸麦和水稻等。

但在美墨边境以南，很少发现面粉薄饼。在墨西哥境内，这种薄饼是用玉米制成的。面粉薄饼是得克萨斯州发明的墨西哥美食。

面粉的英文单词为 flour，由 flower（花朵）演变而来，后者用来喻指世事的最妙之处，例如植物的花朵，对于烹饪而言则指谷物的精华部分，而小麦粒的谷壳和麸皮以及玉米粒的外壳等糟粕，肯定是已被处理掉了。但让事情变复杂的是，西班牙语 masa harina（马萨面粉）的字面意义是“面粉团”，并没有特指哪一种面粉。在玉米薄饼产品成分表中，明确标着“harina de maíz”（玉米面粉），而不是 harina de trigo（小麦面粉）。

西班牙语引用到此为止。

将玉米浸泡在含有碱性物质的水溶液中，可以松绑玉米的纤维壳，并释放胚芽。碱性物质和酸性物质一样，都是一种强力化学物质。氢氧化钠（NaOH）——即所谓的烧碱或碱液——是一种极强的碱性物质，强大到能用来疏通管道（溶解头发和油脂，碱液能让油脂变为肥皂）。

墨西哥当地人会用石灰处理玉米粒。石灰碱性没有碱液那么强，但也足以脱掉玉米粒纤维壳，露出富含淀粉的胚乳。墨西哥和中美洲其他地区在数千年前已然开始利用石灰来处理玉米。以此去壳的玉米粒在经过清洗、干燥之后，或磨碎或捣碎成马萨（面团）。

小面团在墨西哥妇女的一双巧手之下，会被压平为非常薄且近乎完美的圆盘状，然后面饼的每一面再经过热烤板烘焙 30 至 60 秒，当地墨西哥人就能吃到新鲜出炉的玉米薄饼了。他们真是幸福，不像我们这些外国佬，只能品尝那些食品工厂用机器压制出来的加工食品。主要问题在于新鲜的玉米薄饼含水量在 40% 左右，而机器压出来的产品，经过包装、冷冻和运输，几乎无法保留这么高的含水量。

## 科学边栏：聚光灯下的石灰

**石灰岩**、海贝壳、珊瑚、白垩、大理石、蛋壳、珍珠、钟乳石和石笋，主要由用途多样且含量丰富的碳酸钙（$CaCO_3$）组成。在地球表面20英里[①]左右厚的地表层中，约7%都是这种化合物。当温度升至1520℉到1650℉（827℃至899℃）时，碳酸钙会分解为二氧化碳气体（$CO_2$）和氧化钙石灰层或石灰（CaO）。数个世纪前，人类已将石灰用于制作砂浆、玻璃和许多其他有用的材质。

石灰加水就会形成氢氧化钙［$Ca(OH)_2$］，即石灰水或熟石灰，属于强碱，但碱性弱于碱液。

阿兹特克人[②]会用草木灰来处理玉米，这种碱性材料更是唾手可得。包括木材等所有植物材料都含有钾（肥料中的钾碱），植物材料燃烧后的残余物中富含碱性化学物质碳酸钾。

不过，阿兹特克人并不知道这一切背后的奥秘，因为直到五百年后，人们才开始将“化学小知识”提上日程。关于他们为什么开始在草木灰水里煮玉米，我们只能靠猜了。

① 1英里约等于1.61千米。——编注

② 墨西哥人数最多的一支印第安人。——译注

# 无糖口香糖为什么是甜的？

成分表中含有糖分的预制食品多到让我吃惊。这些预制食品的生产商难道认为让食物好吃的唯一方法就是增加甜度吗？

许多加工食品中含有糖分，而这在很大程度上引导了人们对甜食的喜爱，一些早餐麦片的糖分含量高到让人吃惊。查看营养成分表，并用每份糖分克数除以每份麦片克数（或其他加工食品），再乘以100，你就能确定麦片（或其他加工食品）的糖分百分比。例如按重量计算，家乐氏（Kellogg）葡萄干麦片糖分为30%，切克斯（Chex）多麸麦片的糖分为21%。

大家有没有发现，成分表中的糖分包含多个种类，也就是说加工食品不只是含有甘蔗的蔗糖（成分表中名为“食糖”），还含有食材天然带有的糖分，例如牛奶中的乳糖、水果（例如葡萄干麦片中的葡萄干）中的果糖，以及葡萄糖、麦芽糖，还有可能添加的玉米糖精中含有的果糖。所以除了食糖（蔗糖），还要查看是否含有果糖、麦芽糖、乳糖、蜂蜜、玉米糖浆、高果糖玉米糖浆、糖蜜以及浓缩果汁等成分。“健康食品”供应商很狡猾，会用“浓缩甘蔗汁”这种婉转用语来代替糖分，避重就轻地让消费者以为糖含量并不高。然而，“浓缩甘蔗汁”就是纯粹的糖。

还有糖醇（多元醇），从化学上来讲并不属于糖，不过这种物质口感确实发甜，甘油（丙三醇）就是一个例子。糖醇的分子同时带有糖类和酒精物质的特性，其产生的卡路里仅约为食糖等物质的一半至三分之二，因为糖醇转化为葡萄糖的速度非常缓慢，没等人体完全代谢，就已经顺着消化管道从人体另一侧端口逃走了，所以人体过量摄入糖醇才会有腹泻反应。

由于糖醇不会引起蛀牙或突然导致血糖升高，因而主要用于无糖糖果和口香糖。这些糖醇各自在成分表中的名字为：山梨糖醇、木糖醇、乳糖醇、甘露醇或麦芽糖醇（请注意名称中都带有“醇”字，英文后缀原为 -itol）。

数个世纪以来，南美洲人民一直以当地灌木植物甜菊的叶子作为马黛茶的甜味伴侣。但美国、加拿大和欧洲一些国家则不允许在食物中添加甜菊叶，因为这种“纯天然产品”的食用安全性尚未得到证明（但讽刺的是，一些“健康食品”商店会将甜菊叶当作营养补充剂来售卖）。显而易见，南美洲人口并没有因为甜菊叶这种茶水增甜剂而有所减少，卫生当局的理由是：如果美国和加拿大允许将甜菊叶作为食品添加剂，那北美地区人民就会开始用甜菊叶来增加软饮甜度并习惯于此，从而大量消耗甜菊叶。而且目前尚未调研畅饮加入甜菊叶的大杯思乐冰和大杯饮料（Big Gulps）会对人体造成哪些影响。

中世纪时期有所应用的另一种增甜剂（罗马人最为之痴迷）是铅糖。这是一种味道发甜但具有高毒性的化学物质，化学家称之为醋酸铅。罗马人会用衬铅炊具来熬干压碎的葡萄和部分酸化的陈旧红酒。酸化（氧化）的红酒含有醋酸，而任何一名化学系的新生都知道，醋酸加金属铅即会形成醋酸铅。任何一种铅化合物都具有毒性，而醋酸铅是少数可溶解（即可溶于红酒）的铅化合物之一。因此，这种做法不仅会再次让酸化的红酒变甜，还能形成用来增甜其他饮料和食品的铅糖。1 世纪时期的罗马美食家马库斯·加维乌斯·阿皮基乌斯（Marcus Gavius Apicius）的著作《论烹饪》（*De Re Coquinaria*）是现存最古老的烹饪书籍，其中有数十份食谱的食材用到了铅糖。

铅毒会在人体内累积，并引起痛风、不孕不育以及精神失常等一系列疾病。古罗马时期，只有贵族才能享用铅糖增甜的红酒和食物，因此他们也是主要受害者。恺撒大帝身边不乏女人，而他却只育有一个孩子（而且还是私生子）。据说恺撒大帝的继承人恺撒·奥古斯都则是完全不育，妻妾都没能给他诞下子嗣。

如今，无论是提取自甘蔗还是甜菜，纯蔗糖已不再是主流增甜剂，但这种佳品除了能增加食品的甜度之外，在烹饪中还发挥着诸多其他作用，能让面包、饼干等面团更加水润娇嫩。纯蔗糖能够稳固打发蛋白一类的泡沫、附着其他食物的风味；加热后还能制成焦糖，为食物裹上一层焦黄色，并带来焦糖独特的酸、甜、苦味；还能起到防腐作用——尤其是对于果酱和其他水果蜜饯。

套用菲尔兹（W. C. Fields）[①]的说法——一个人讨厌狗和小孩，并不意味着就是坏人；那么，会让人蛀牙和发胖的糖，也并非百害而无一益。

吃货字典：糖蜜——甜甜蜜蜜的副产品。

## 婴幼儿为什么不能吃蜂蜜？

有许多健康美食家都把蜂蜜标榜为最天然、最健康且最具营养价值的增甜剂。毫无疑问，相较精制糖，蜂蜜肯定最好，但我听说，婴幼儿不能食用蜂蜜，这不是互相矛盾吗？你说是吗？

---

① 美国喜剧演员兼喜剧作家。——编注

既然没人能合理地说明甘蔗和甜菜的天然属性不如蜂蜜，又何来“最”健康这一最高级说法，难道只是因为甘蔗和甜菜并非产自长毛的昆虫？

不过从化学角度来讲，这两类食品之间确实存在很大差别。甘蔗和甜菜所含的糖分属于蔗糖，而蜂蜜的主要糖分是 39% 的果糖、31% 的葡萄糖和 7% 的麦芽糖，其蔗糖含量仅为 1.5%（参见第 202 页表 4）；此外，蜂蜜中有 4% 是由碳水化合物和少量矿物质、维生素和酶组成；余下 17.5% 大多为水分。因此，造就了蜂蜜的过饱和糖溶液形式 —— 即相较于通常情况下水能够容纳的糖分，这种糖溶液溶解了更多糖分。正因如此，时间较久的蜂蜜中多余的糖分慢慢会变得“不再溶解”，并沉积为结晶体（蜂蜜呈颗粒状）。结晶过程中主要是葡萄糖发挥了作用。

我个人喜欢颗粒状蜂蜜的口感。50°F 至 70°F（10℃至 21℃）的储存条件能加速蜂蜜结晶，而高于或低于这一温度范围都不利于其结晶，大家各取所好。

蜂蜜含有酶，**转化酶**是其中之一。这种酶能将蔗糖转换为葡萄糖和果糖的混合物或**转化糖**（参见第 199 页“科学边栏：以纳米角度解析碳水化合物”）。

蜂蜜中的另一种酶 —— **淀粉酶** —— 能将淀粉分解为更小的单位。蜂蜜还含有少量 B 族维生素和维生素 C，钾、钙、磷、钠等常量元素以及一些其他微量矿物质。

蜂蜜有益于健康的美名无疑得自于这一小部分成分及其含有的黄酮类抗氧化剂。在医学史上，蜂蜜一直因治疗和抗菌作用而得到赞誉，此外，较其他糖分而言，蜂蜜因其迷人的丰富味道（具体味道取决于当地蜜蜂经常光顾的花蜜）而更具吸引力。

但对于肉毒杆菌来说，蜂蜜这种厌氧（无氧）环境不失为完美的繁殖场所。肉毒杆菌会生成致命的肉毒毒素。蜜蜂觅食时可能会沾上肉毒杆菌孢子（存在于土壤中），并将之带入蜂蜜中。成人免疫系统已完备，体内肠道菌群能消火一定数量的肉毒杆菌孢子，但一岁以下的婴幼儿免疫系统尚未发育完整，食用后就可能会引起肉毒中毒。尽管此类中毒事件罕有发生，但为了让家里的小宝贝吃一口蜂蜜增强营养而冒着中毒的风险，孰轻孰重需要好好掂量，况且宝宝们长得已经够甜了。

**吃货字典：**肉毒中毒——不是毒中了毒，而是你中毒。

# 第六章

# 自海至光辉之海①

除个别情况外，大多数生命都需要依靠地球上的两个环境条件来存续：空气和海水。遨游在空气的汪洋——大气——之中的动植物多达数百万种，我们这种智人也是其中之一；而徜徉在海洋中、尚待发现的物种数量与之相当，也许只多不少；不需要水的好氧生物以及不需要空气（尤其是氧气和二氧化碳）的水生生物（仅限目前已知物种）少之又少。

但人类对食物的需求打破了这种数量上的对等关系。人类这种好氧生物，最初只是简单地采集大自然现有的动植物，而后开始种植和培育经过优选的动植物，以此开辟出自己的生活环境。尽管面对汪洋大海，人类仍处于狩猎采集阶段，依然会出海冒险，打捞能追寻到的食物，但近代人类已开始培育优选的物种，开始发展水产养殖业。

适合人类口味的海产食物中，有几十种皆为归属于脊椎动物的鱼类以及诸多归属于无脊椎动物的物种，包括软体动物（蛤蜊、牡蛎、贻贝、扇贝、鱿鱼、章鱼等）和甲壳动物（龙虾、螃蟹、

---

① 19 世纪初美国人认为上帝赋予其神圣使命，应将领土覆盖整片北美大陆。正是在这一时期，美国版图由大西洋扩张至太平洋，即“from sea to shining sea”。——译注

对虾、淡水螯虾等）。

本章事实上是一次渔业考察，不过旅程短暂，可供我们谈论的鳍鱼类、贝类和甲壳类动物，也只占人类喜爱的海产的极少数。

**吃货字典：**美洲大鳃鲈鱼——某种翻车鱼，不新鲜的更爱翻车。

## 野生鲑鱼和养殖鲑鱼的颜色为什么不一样？

作为一名十分注重营养的厨师，我一直在想，为了让鱼肉颜色粉嫩，养殖鲑鱼的饲料中会添加染料，针对这一问题大家争论不休，是否有人想过将番茄中的番茄红素作为染料？它还能起到抗氧化的功效。

我更乐意回避这个问题，原因如下：（1）我不知道答案；（2）休想把我拖进鲑鱼养殖户与野生鲑鱼捕捞者和环保人士之间的激战。但为了展示一下已经想好的比喻措辞，我还是冒险走一次钢丝，穿越一次雷区，尽我所能地帮大家探出一条路。

根据数十年之久的经验，市场总结出消费者喜爱鲜美的橙粉色鲑鱼。野生鲑鱼的肌肉组织颜色由深红色（红鲑鱼）到淡粉色（大鳞鲑鱼，或称王鲑）都有。鱼肉的颜色取决于它们的饮食——南极磷虾等小虾类，这些甲壳类动物含有一种名为**虾青素**的粉色类胡萝卜素化合物，野生（并非草坪上的摆件）火烈鸟身上的粉色也来源于此。

类胡萝卜素属于天然化学色素，自然界中一众鲜艳美丽的植物和动物（摄入食物后获得颜色），其身上的颜色都源自类胡萝卜素。目前在花朵、水果、蔬菜和鸟类身上发现的类胡萝卜素多达 600 多种。

在养殖围栏里养育的水产均以添加过染料的人工饲料喂养，没有太多机会接触南极磷虾含有的类胡萝卜素色素。添加的染料要么是虾青素，要么就是另一种经美国食品药品监督管理局批准的类胡萝卜素——角黄素。后者还被当作人类的皮肤晒黑药剂售卖，怪哉怪哉。虾青素的色调比角黄素更偏红色，而鲑鱼养殖户会在色盘中挑选混合饲料的颜色，从而实现其预期的鱼肉色度。

2003 年 4 月 23 日，西雅图一家律师事务所提交了三起集体诉讼，将克罗格（Kroger）、西夫韦（Safeway）和艾伯森（Albertson's）连锁超市送上被告席。这家律师事务所主张在过去四年来购买过水产养殖鲑鱼的所有消费者（当然包括诉讼律师本人）均应获得百万美元的赔偿，因为这些超市没有向消费者告知其售卖的鲑鱼均为人工染色这一惊人事实。我们只能假设这些消费者在获悉自己吃了人工染色鲑鱼后抱憾而死，而他们的家人因此必须得到慷慨的赔偿，大家是否认同呢？不过法院并不认同这些主张，否决了这些诉讼。

（此处可以回忆一下你遇到过最可笑的律师段子。）

就鲑鱼养殖业而言，以下质疑显然更合时宜：野生鲑鱼数量是否濒危；从养殖场逃走的鱼，会不会与野生鲑鱼杂交繁殖，从而危害基因多样性；在养殖网中挤在一起的鲑鱼会不会互相传播寄生虫和疾患，污染其生活环境；围栏是否受到多氯联苯等近两百种潜在致癌合成工业化学品的污染（自 1997 年均已停产，但目前在环境中仍能检测到这种污染物）。

问题中提出以番茄红素代替鲑鱼饲料中的虾青素，这一提议基本不可行，除非人类能让鲑鱼爱上富含番茄红素的西红柿，那也许才值得一试。

## 酥脆鲑鱼

一流的主厨都会以尽量简单的方式来烹饪野生鲑鱼。为了烹饪出最美味的鲑鱼，厨师们会小心谨慎地加料烹煮，刚刚熟透即止，生怕酱料和食材压住了鲑鱼本身的鲜美。这道烘烤鲑鱼颇受家人欢迎，罗伯特喜欢烤至酥脆的鱼皮，并经常提醒我鱼皮中含有益于健康的 Ω−3 脂肪酸。

- 2 大匙橄榄油
- 4 块野生王鲑无骨鱼片（带皮），每块抹 170～227 克盐和现磨胡椒粉

1. 预热烤箱至 135℃。
2. 用大号不粘煮锅加热橄榄油。倒入鱼肉，带皮一侧朝下贴锅。大约 1 分钟之后鱼皮涨破，将煮锅放入烤箱，烘烤 8～12 分钟到三分熟。
3. 取出煮锅，放在炉火上以高温加热 2 分钟，或直到鱼皮酥脆。此时煮熟欠透的状态最完美。上菜时鱼皮朝上。

**本食谱可制作 4 人份**

**吃货字典：**偷捕鲑鱼——从渔场偷出来的鲑鱼。

## 用一氧化碳处理的金枪鱼肉能吃吗?

我喜欢吃寿司，尤其是黄鳍金枪鱼生鱼片寿司。但是生金枪鱼的鱼肉颜色有所不同，从粉色到深红色都有。就这一问题我从来没深思过，但我刚在报纸上看到一篇文章，上面说生金枪鱼会用一氧化碳处理，以此来让红色鲜亮，即便不新鲜的鱼肉也能变得鲜红。一氧化碳中毒不是会致死吗?

一氧化碳中毒确实会致死，但需要适合的环境——即出了差错的条件下。但食用经一氧化碳处理的金枪鱼并不会致死。

先为寿司新手介绍一下，黄鳍金枪鱼在菜单上可能会标为金枪鱼寿司（日语惯用的叫法为 maguro），不要与黄甘鱼（amberjack，一种鲕鱼）或拖罗（toro，蓝鳍金枪鱼的鱼腩）混淆。生鱼片寿司就是在枕头状的醋香米上面放了一款去骨生鱼片。

美国每年有上千人因一氧化碳中毒被送进急诊室抢救；使用熔炉、多用铁灶、热水器和室内采暖器等燃气设备时因通风不当而丢掉生命的人数多达两百人；还有许多人死于在车厢密闭的情况下运转汽车发动机而引起的一氧化碳中毒。

一氧化碳的毒性尤为特殊，它会随空气进入肺部再进入血液，取代血液中氧合血红蛋白中的氧气，摧毁血液向身体细胞输送氧气的功能。缺乏氧气极可能造成心脏和大脑衰竭。

所有依靠碳基燃料燃烧的设备，包括以汽油为燃料的汽车，燃气熔炉、燃烧煤油的取暖设备，甚至是木炭火盆，都会由于燃料未能充分燃烧而产生一氧化碳；燃烧过程不可避免地无法充分燃烧，导致燃料中的一些碳原子找不到第二个氧原子，无法形成二氧化碳（$CO_2$，由一个碳原子和两个氧原子组成），最终只能变成一氧化碳（CO）。所以有些设备不应在密闭环境中操作，因为不可避免地会产生一氧化碳，并累积至致命浓度。

但食用经过一氧化碳处理的生金枪鱼，不会像上述情况那样引起中毒。因为食用这类鱼肉时，人体不会吸入一氧化碳气体，当然也不会把一氧化碳吃进肚子里。气体具有转瞬即逝的特性，在让鱼肉变得鲜亮之后，萦绕在鱼肉周围的一氧化碳也会散去。美国食品药品监督管理局已声明经一氧化碳处理的金枪鱼肉达到公认安全级（GRAS），因为鱼肉上残留的一氧化碳微乎其微。

但食品加工者为什么要做这种奇怪的事，要将鱼肉暴露在有毒的气体之下呢？是为了赚钱。现切金枪鱼的鱼肉颜色，在短短几天内就会由鲜红变为褐色，令人食欲全无，消费者看到变了颜色的鱼肉也会乐意付钱让它“看起来更鲜美”，因此加工者就开始运用以一氧化碳制成的“胭脂”。

金枪鱼鱼肉同陆生动物肉一样，含有肌红蛋白，一种色素蛋白，负责在肌肉组织中贮存氧气。但肌红蛋白会因氧气可用量等因素而发生改变。现切金枪鱼鱼肉呈现出深紫红色，因为此时肌红蛋白处于脱氧状态，即脱氧肌红蛋白，暴露于空气后，会先变为鲜红色的氧合肌红蛋白，然后再变为褐色的高铁肌红蛋白。因此，只有捕捞后即迅速送至寿司店的金枪鱼才能保留鱼肉鲜红的氧合肌红蛋白。

一氧化碳能够阻止此类颜色变化，因为它会替代氧合肌红蛋白分子中的氧气（同人体中的氧合血红蛋白经历一样），将之转换为非常稳定的复合物——呈西瓜红的碳氧肌红蛋白。氧合肌红蛋白从此脱离了变为褐色高铁肌红蛋白的既定轨道。

像其他售卖的气体一样，“金枪鱼美容师”当然可以购得一氧化碳，储存在钢罐中。但还有一种划算的获取方式——烧木材。在上述不充分的燃烧过程中，木材冒出的烟即含有一氧化碳。烟尘的细小颗粒连同烟雾中散发气味的柏油质化学物质都会被过滤掉，留下混合了二氧化碳、一氧化碳、氮气、氧气和甲烷的气体——即所谓的过滤烟或无味烟。这种混合气体也可以用来让鱼肉变得鲜亮，起到纯一氧化碳的功效。就降低身体危害方面而言，无味烟确实因其过滤掉了一些物质而完胜传统烟熏鱼肉和其他肉类使用的“完整烟雾”，但根据美国食品药品监督管理局规定，以过滤烟处理的食物不得标为“烟熏食品”，因为这种食品根本不带有大家预期的烟熏风味。

讽刺的是，未经处理的金枪鱼，其颜色并不能作为一项鲜美指标。早在鱼肉开始腐败之前，肌红蛋白的颜色就会开始变化。颜色鲜亮代表肉品新鲜，完全是消费者的主观臆断。

那么，经一氧化碳处理的金枪鱼存在哪些问题呢？问题不在于推测臆断的健康危害，而是有些不良商家试图以此润色一番，掩藏鱼肉的不新鲜。根据美国食品药品监督管理局规定，这种行为属于犯罪，均可予以起诉。此外，佛罗里达大学食品科学和人类营养系进行的研究表明，即便是经过一氧化碳处理颜色后，性命攸关的变质反应仍会发生，依然鲜亮的鱼肉就像中国古典浪漫主义小说《西游记》里的蜘蛛精一样，引诱毫无戒备的进食者掉进盘丝洞。

为防止商家偷奸耍滑，许多国家已禁用一氧化碳处理金枪鱼肉。作为寿司之乡，日本自 1997 年起已取缔这种做法，而欧洲直到 2004 年才开始强制执行该禁令。

消费者应像往常一样，信赖可靠的最佳来源，只选择最值得信赖的寿司店，不食用任何其他来源的生鱼片。当然，这样做的原因并非一氧化碳。不会售卖受污染或变质鱼肉的餐厅，势必也不会售卖修饰过外表的鱼肉。新鲜的金枪鱼入口清爽，肉质较为紧实，可能颜色不再鲜亮，但没什么气味。所以如果觉得鱼肉可疑，那就闭上眼，让味觉和嗅觉来判断。

黄鳍金枪鱼的肉质颜色因身材大小而异，个头较小的肉质发粉，身材渐大颜色会渐深，个头大一些的则呈深红色，所以再一次提醒大家，颜色并不能作为新鲜度的指标。

如果鱼肉鲜亮呈西瓜红色，但看起来却非常不自然，那这块鱼肉极有可能经过一氧化碳或过滤烟处理。不过，对于肉质新鲜和口感清新的鱼肉，使用一氧化碳处理后也不存在已知的健康危害。

## 真的有商家用鳐鱼翅做假瑶柱吗?

我曾听说过海鲜市场售卖的一些瑶柱是假的，是用鳐鱼翅或其他鱼肉以打孔器制成的，这是真的吗?

我不敢说绝不会有这样的不良商家，但是我认为这种行为并不常见。而且无疑有些消费者即便发现这些鱼贩或餐厅如此偷奸耍滑，也还会继续光顾。鳐鱼曾经一度是渔民在捕捞有利可图的猎物时，误捕捉到（混在渔获物中）的廉价货，但今非昔比，鳐鱼价格不再便宜，这种缺德行为的成本也水涨船高。

对于这一都市传说，更为合理的质疑理由是鳐鱼翅内是一层薄薄的、塑料般的软骨组织。一个中间带有塑料层的“瑶柱”实在难以说服消费者购买。的确，对于个头足够大的鳐鱼（鳐鱼通常能长到 200 磅），其鱼翅可以切为两个厚片，剔除软骨，并用打孔器压出看着逼真的粗“瑶柱”，但这样做未免复杂，靠造假盈利也要讲求效率和成本。

如果你曾决定到瑶柱柜台消费，留意鳐鱼皮肤上的细小（几乎肉眼不可见）的毛刺，它们不会刺伤人的皮肤，但会让你有刺痛感。不要问我是如何知道的。

鳐鱼（法语为 raie）是魟（英语为 ray）的一种。魟是一个大家族，涵盖多个体形扁平、底栖大海并且像鲨鱼一样浑身都是软骨的鱼纲，包括最常被当作食物的欧洲灰鳐，以及刺魟（带有一条毒尾）和蝠鲼（体重可达 3 000 磅）等。魟鱼展平身体后，肋状“翅膀”呈扇形，能优雅地起伏以便在海里洄游。魟科鱼类皆可食用，但有些算不上美食。

即使有不良商家用曲奇饼成形机把鳐鱼翅切成圆柱形，想以假乱真当成瑶柱售卖，任何尝过鳐鱼滋味的人也都能识别出来。鳐鱼翅肉和瑶柱的味道、颜色相似，但质地和口感完全不同。鳐鱼翅美味的长缕肉与瑶柱肉不同，更像蟹肉。要是瑶柱看起来呈缕状或层状，那就要小心了。

还有，在海岸发现的那些呈四方形、带有小凹坑、似皮革一般且有时还缠绕着海草的黑色“美人鱼钱包”，是被冲上岸的鳐鱼卵袋，在幼崽破袋而出后，这些曾装着两颗大鱼卵的卵袋即被遗弃。

**吃货字典：**路易卷——怎么也猜不到是蟹肉拌沙拉。

## 科学边栏：冰镇鳐鱼

鳐鱼有一对大“翅膀”，与海水接触的面积较大，故而其鱼翅组织中的水分可能会因渗透作用流入盐分更多的海水中。为化解这种潜在的脱水风险，鳐鱼的体液含有一种极易溶解的高浓度含氮化学物质——尿素［$CO(NH_2)_2$］。这种物质最初发现于尿液中，但那属于合成尿素。尿素会分解为二氧化碳和氨气，所以鳐鱼会散发一股氨水味（即使是年幼的鳐鱼也无法幸免），而其他鱼类只有当肉质腐败时才会发出这种味道。为了消除这种氨水味，可将鳐鱼肉放入柠檬汁或醋等任意酸性液体中浸泡一番，或放入冰箱冷藏——更好的方法是冰镇——直到所有尿素逸散净尽。

## 腌鱼卵该怎么吃？

我的一位姨母从西西里岛回来时给我带了一些腌金枪鱼卵。我通过包装上赫然醒目的食品名称认出是腌金枪鱼卵，但其余说明均为意大利文，我担心再三询问“这种食品要怎么吃”会让姨母觉得我不领情，也就没有多问。我知道这是鱼卵，但它几乎硬如鹅卵石，它到底是什么？我该怎么食用？

骗你说那是一种石鱼的鱼子显然不地道。我愿解释说明。

腌金枪鱼卵是经过干燥、腌制的地中海金枪鱼（意大利语为 tonno）或乌鲻（mugine）的鱼子。金枪鱼卵（亦称为鲔鱼卵或金枪鱼子）和乌鲻鱼卵是意大利地中海岛屿西西里和撒丁岛的地方特产，在意大利全国皆享有美食盛誉。

刚捕获的雌鱼的卵囊会立即被取走，然后再进行清洗、盐腌、压榨（通常会用木板或大理石板）、干燥（通常会在阳光下晾晒一到两个月）处理。成品呈深琥珀色的木板样，且足够结实，就像帕尔马干酪一样能磨碎。压碎后的鱼卵借助其卵白和油脂黏合在一起，盐能吸走其中带有的水分，从而便于干燥。腌金枪鱼卵味道咸香浓郁，而鲻鱼卵味道则较淡。对于这两种腌制鱼卵，最简单、最美味的烹饪方法就是做成撒丁岛地方美食——鱼子意面。在煮好的意大利面里倒上特级初榨橄榄油，加上蒜末、欧芹和匈牙利红辣椒粉，拌匀后再铺上一层鱼子碎，别忘了鱼子是佐料，味道鲜咸带有腥味，放上些许即可。

**吃货字典：**鲐科鱼——喜欢和海星赖在一起。

## 酸橘汁是怎样“烹熟”鱼肉的？

对于拉丁美洲的海鲜料理——酸橘汁腌鱼，我一直好奇是怎么回事，烹饪书上说只消把鱼浸泡在酸橘汁中“烹制”即可。酸橘汁真的能“烹熟”鱼吗，还是它始终是生的？

美食作家每次介绍酸橘汁腌鱼（西班牙语为 ceviche）时，几乎都会介绍一番酸橘汁对蛋白质的作用（而加热也能发挥一样的作用），因此这道海鲜料理基本上就成了由酸橘汁“烹制而成”。

那么，“烹制而成”是否烹熟了呢？如果有必要加上双引号来表示该词引用自他人，那请问又出于何处？很显然，所有人都在引用他人之言论，周而复始地重复着同一个错误。不置可否。“熟”需要加热，“生”通常就是指“未经”烹制，因而大家可据此加以判断。

在开始有关蛋白质的化学微课堂之前，我们先以下面的“前菜”来热身。

有许多海水鱼，甚至瑶柱或其他贝类海鲜、鱿鱼或章鱼，都可用来制作酸橘汁腌鱼，但需要将生鱼肉切成小块，倒入酸橘汁中浸泡，并放入冰箱静置数小时，随后再添加一些食用油、蒜末和其他蔬菜、辣味调料，拌匀即可冷食。只有新鲜的鱼肉（必须符合这一点）才能采取浸泡方法，且浸泡五至六个小时才算安全；酸橘的酸度（pH 值约 2.2）足以抑制细菌生长。

柠檬酸和酸橘汁会通过**蛋白质变性**作用改变鱼肉的蛋白质。通常扭结在一起的蛋白质分子会被拆开，形状不再那么盘绕。分子的形状会决定其大多数物理和化学特性，蛋白质尤为如此。蛋白质变性就是蛋白质丢失了最初的自然属性，发生了变质。

的确，烹饪加热也会让蛋白质变性。

但除了浸于酸性物质和加热，还有许多其他条件能让蛋白质发生变性。高浓度的盐，包括食盐（氯化钠），也能实现这一点。空气也可以促使蛋白质变性，奶油打发时产生的泡沫就是例子。甚至与酸性物质相对的碱性物质，以及与加热相对的低温，都能起到同样的作用，只是较为少见而已。以烹饪作为示例，是因为厨房最常导致蛋白质变性的就是加热。

维持蛋白质分子扭结形态的键并不牢固，所以让蛋白质分子变性或解开缠绕的蛋白质分子并不难。进化可能合理地说明了这一切：历经世代变迁，特定的蛋白质一直在进化，以便在特定的生命体中完成特定任务，因此当其寄宿的有机体主要环境发生翻天覆地的变化时，这些蛋白质也就无须保持稳定。动物肌肉通常仅呈中度酸性，然而体温却相对较低，海洋生物就是典型例子。因此，酸度和温度高出动物肌肉中的水平，肉类的蛋白质就会失去稳定性。所以制作酸橘汁腌鱼时，酸度次于酸橘汁的酸性物质，甚至在冰箱的低温环境下，也能让鱼肉中的蛋白质变性。

不同的蛋白质变性方法能彼此互补强化，例如，蛋白质遇到的酸性物质越酸，其受热变性的温度要求就越低，即肉类被含有柠檬或酸橘汁（柠檬酸）、醋（醋酸）或红酒（主要是酒石酸和苹果酸）的腌料浸泡过后，所需的烹煮时间较短。如果你非要说酸性物质部分“烹熟”了肉类，那我也无话可说。

食物中的蛋白质分子在遭遇任何一类变性环境而被拆散之后，可能就不会再维持原样了。原因如下：当情况应该发生变化时，它们就会重新缠绕在一起，回到最初的形态或与之类似的形态。但一般不会如此，因为分子被解开，即意味着蛋白质分子将先前一直被隐藏在缠绕之后的部分暴露了出来，这部分会与附近的其他化学物质发生反应，而这样的反应或多或少将永久改变其形态。

或者说，新剥开的部分会彼此黏合，形成所谓的交联（分子编织在一起，形成更为紧密的结构）。所以通过烹煮方法或以酸橘汁浸泡制成的酸橘汁腌鱼，鱼肉质地会变硬，而且透明度也会降低，因为光线无法穿透紧紧抱团的交联蛋白质分子（同样的情况还适用于鸡蛋清中的蛋白质，烹熟鸡蛋后，蛋清会变成不透明的白色）。在合适的条件下，被拆散的蛋白质分子经酸化，会紧贴在一起，蛋白质会凝结，例如乳酸让牛奶中的酪素变性从而形成奶酪块。

对于烹饪，酸性物质为什么如此重要？首先，所有肉类和植物类食物均天生呈弱酸性或中性（非酸性，亦非碱性），因此即使是细微的酸度变化，食物的化学组分（包括烹饪中的化学组分）都会非常敏感。酸度（pH 值为 0 至 7）是烹饪时发生的诸多化学转化的关键所在。

而与酸度相对的碱度（pH 值为 7 至 14），在烹饪过程中则几乎没什么作用。在人类食物中，碱性化学物质大多数非自然产物，通常会起到不好的作用，烹饪中很少使用。大自然为碱性物质设定的舞台，就是让其尝起来发苦，带有肥皂味；而所有酸性物质则能为食物增添一丝酸味，成为人类味觉宝库中一个非常重要的元素。

关于食用安全性，烹饪时的高温能杀灭几乎所有细菌以及大多数孢子，酸性物质主要处理食物表面，任何藏在肉里的寄生虫经过冷冻或烹饪加热都会被杀死，不过酸性物质起不到这样的作用。

再次强调，只有用可信赖的供应商提供的经检疫合格的新鲜鱼肉制成的寿司、生鱼片和酸橘汁腌鱼才能食用，万万不能向那些开着一辆 1985 年产的雪佛兰汽车，停在路边的鱼贩买鱼。

## 野生贻贝该如何处理?

我在餐厅吃过许多次贻贝，于是我试着在家烹煮贻贝，但发现里面都是沙子，而且还多筋。我该怎么清洗它们呢?

你买到的贻贝可能是野生的，不是人工饲养或养殖的贻贝。沙子大概是海沙，“多筋”的部分是残余的**足丝**，“经驯化”（驯服？）的贻贝的足丝通常在上市销售之前会被人工去除。

贻贝不像蛤蜊会钻沙，不像牡蛎会加固壳体，也不像扇贝那样能自由地游来游去。不过，贻贝会利用足丝将自己锚定在一些固定物体上，足丝是一簇坚硬的线状物，是贻贝挤出的一些液体蛋白质，这些液体蛋白质在海水中会硬化，且黏性甚至超过强力胶，能让贻贝黏附于几乎任何物体上。事实上，科学家已尝试在实验室里再造这种黏性超强的物质，以便探究用于术后缝合的可能性。

各地区在水下养殖贻贝时，所选用的供其锚定的道具各有不同：西班牙地区用麻缆，泰国用竹竿，法国会用橡木板，瑞典和加拿大选用“延绳钓”（同美国传说中的伐木巨人保罗·班扬一样大的袜子被挂在水下晾衣绳上），在荷兰和美国缅因州则会利用浅海海底为其提供锚定场所。在这类环境中，贻贝很少吸入沙子（如果有的话）。送到市场前，人们会用机器修剪掉它们的足丝，不过消费者有时还是会发现一些没有修剪干净的足丝。除了用冷水冲洗以外，人工饲养的贻贝无须多做清理。那些壳体开口，并且用其同胞迅速轻击之也不会合上壳的贻贝，已经死掉，应该丢弃。

缅因州使用水底饲养法——从选定的自然地点挖出体长 1 英寸的野生蓝贻贝宝宝，然后把它们撒在租用的饲养床上，保持稀疏的间距，并提供足够的口粮，因此它们无须面对海底丛林的食物危机；18 到 24 个月内，它们就会长成 2 英寸到 3 英寸大小，而野外环境中的蓝贻贝则可能需要 7 至 8 年才能长成相同大小（成功躲过鸭、蟹、水母和人类捕捉的贻贝，其寿命为 12 至 13 年，更有甚者可存活 50 年之久）。人工精心饲喂的贻贝肉质丰满，按带壳体重计算，可食用的贻贝肉至少达到 25%，而野生贻贝的这一数值很少超过 15%。

锚定时，贻贝必须以洋流带来的食物为生，同蛤蜊和牡蛎一样，它们不停地吸入海水，筛出浮游生物。一只 2 英寸长的蓝贻贝，通常一天可吸入 10 至 15 加仑海水。然而，其过滤系统只能圈住细菌以及其他带毒性的微生物，因此，生活在受污染水源中的贻贝食用安全性极其堪忧；贻贝的身体就像是吸尘器的吸尘袋一样，细菌会在其中累积。而人工饲养的贻贝，其生活水域则受到严密监控。

全球目前有 17 种已知的可食用贻贝品种，蓝色（严格讲是深蓝色）的大西洋贻贝就是大家常见的品种之一，名为紫贻贝（*Mytilus edulis*），美国缅因州和加拿大爱德华王子岛水域饲养的贻贝大多为该品种；与之类似品种还有油黑壳菜蛤（*Mytilus trossulus*），生长在华盛顿州。从 5 月至 7 月，蓝贻贝很可能会全身心地投入到产卵中，此时的贻贝虚弱不堪，肉质松弛，故而口感不佳。

好在西海岸饲养的地中海贻贝（*Mytilus galloprovincialis*）的产卵期为 1 月和 2 月，填补了嗜贻贝如命的朋友们的贻贝空窗期，使他们整个夏天都能大啖美餐。地中海贻贝味淡、甜嫩，肉质丰腴且个头大，可生长至 7 英寸长，最佳状态下的贻贝肉占到 60%。

还有两种人工饲养的贻贝——新西兰的绿壳青口贝（*Perna canaliculus*）以及东南亚的绿壳菜蛤（*Perna viridisis*）正逐渐在美国市场中占据一席之地。青口贝一类只有一块肌肉——闭壳肌——掌控着外壳，而紫贻贝一类则有两块肌肉。

青口贝体长 3 英寸至 4 英寸，壳体边缘呈鲜亮的翡翠绿色，肉质通常为淡黄色或橙色（雄性通常为淡黄色，雌性常见橙色）。青口贝可冷链运输，所以全年有售。

如今，即使是缅因州的蓝贻贝，市场上也是全年可见，因为贻贝饲养床位置略有不同，产卵时间也会随之不同。而且精明的养殖户在整个夏季会选择那些不产卵的贻贝供货。因此，一年中的所有时间都能尝到那些能叫得出名字的美味贻贝。

### 炒贻贝

这道食谱再简单不过。把贻贝倒入热锅中翻炒，直到它们的壳张开，汁多的肉质丰满起来，完成！蘸上可口的酱料——烟熏大蒜蛋黄酱等更完美。本道食谱可作为开胃菜或轻便晚餐，还能用硬壳农夫面包蘸一蘸美味的菜汁。

- 900 克贻贝，擦洗干净并去除足丝
- 犹太海盐或粗海盐
- 现磨胡椒粉
- 1 或 2 颗柠檬，切半
- 烟熏大蒜蛋黄酱（参见第 375 页）

1. 选大号炒锅，开大火加热 2 分钟，或直至锅体通热。在锅内轻拂几滴水，以此确定锅体热度足够。若水滴在锅内起舞，即证明锅已热。

2. 轻敲贝壳后未闭合的贻贝证明已死，应扔掉。将其他活贻贝倒入热锅中，用炒菜铲或大号木质铲或不锈钢勺子翻炒贻贝 4～5 分钟，或直到贝壳张口，流出汁液。用力翻炒，让堆叠在一起的贻贝均匀受热。贝壳与锅体发出的咔嗒声越大，说明翻炒越均匀，这种声音就像对味蕾的呼唤，打动着每一位爱吃贝类海鲜之人的心。
3. 当所有贻贝都张开口，且肉质丰腴（丢掉没有张开口的），撒盐和胡椒粉，连同锅内汁液盛入两个大碗内（或四个小碗）。每只碗内放半个柠檬，以便挤柠檬汁调味。每份贻贝还要搭配一人份的烟熏大蒜蛋黄酱作为蘸料。

**本食谱可制作 4 份开胃菜或 2 份主菜**

## 如何抓蛏子？

蛏子味道可口吗？为什么它的名字这么怪？

蛏子颇为美味，裹着面包屑油炸或制成油炸馅饼皆可。美国市场上售卖较少，欧洲地区相对常见。

蛏子的英文名字是 Razor clam，直译即为“剃刀蚌”，但它的名字并非得自于贝壳锋利如刀，而是因其贝壳形状像极了老式弯柄剃刀：两个带有弧度的长贝壳绞合在一起，沿着外部弧线，另一侧可张开，方便其探出头来做它需要做的事儿。

据传美洲土著男性会将一种硬壳蛤（*Mercenaria mercenaria*）

的贝壳打磨锋利，用来剃须。这些贝壳的光滑衬里（**珍珠层**）有着珍珠的色泽，还带有绚烂的紫色斑块，印第安人会将其刻成管状的珠体并串起来，作为与荷兰人和英国殖民者进行交易的货币用（本段内容与“剃刀蚌”毫无关系，但学无止境，知识总是不嫌多）。

美国东海岸常见的**大西洋刀蛏**（*Ensis directus*）能长到10英寸之长，而太平洋海岸常见的**太平洋荚蛏**（*Siliqua patula*）身材较为短粗。两种蛏子都生活在浅海湾低潮地点的沙子或沙质淤泥里，它们保持垂直站立，“脚”朝地，而另一端（蛏子没有头）则朝上。这两端均从呈管状的敞口式蛏子壳伸在外，所以蛏子不好保存，烹煮时必须挑选鲜活的。

对于所有蛤类，“脚”并不是用来走路的，而是用来钻洞的。蛤蜊会把“脚”（有时也称为“钻洞器”）伸进泥里，然后让“脚”的底部变粗，并试着把这只“脚”收回壳内，这样身体就会被拖进泥里，完美地运用了牛顿第三定律：每一股向上拉的力，都有一股向下相互作用的推力（并非第三定律原话）。

但千万不要以为你能轻松从泥里抓出一只蛏子来！这些小家伙挖洞的速度要比人类的手速快得多，即使你逮住了一只，它也会紧紧地抓着淤泥不松“脚”，用力从泥里拽出来很可能会把它脆弱的外壳弄碎，这也是地方鱼贩一般很少售卖蛏子的原因。无法经常品尝蛏子的鲜美，实属可惜。

在此我要向所有尝起来可口的物种献上敬意，它们战胜了人类贪吃的速度，仍留存于世，真是了不起。

## 极品西班牙海鲜饭（烤箱版）

大家可能会觉得西班牙海鲜饭很难做，实则不然，只需要完成一系列简单的步骤即大功告成。本道食谱为海鲜饭初学者详细列明了每个步骤。海鲜饭并不是一道菜，而是一款加入了地方特色（例如海鲜、家禽或兔肉，取决于你想要的西班牙地区特色）的杂烩米饭，掌握步骤之后，大家即可尽情发挥。

平时大家多熟用平底锅，而且在煤气灶上平底锅相较于西班牙饭锅更好掌控，因此在备料时，为便于翻炒，应优选大号长柄黑色铸铁平底锅。在开饭半个小时前，再打开烤箱，把所有配料都倒入西班牙饭锅，放入烤箱中焗烤，直到米饭熟透。

本食谱可选用 14～16 英寸大小的西班牙饭锅。我家的这口西班牙饭锅，是我和罗伯特在西班牙海鲜饭之乡巴伦西亚购买的。为什么挑这个尺寸？因为我们的行李箱只能放下这个大小的锅了。

- 24 只小个头蛏子
- 12 只贻贝
- 570 克中等个头的鲜虾
- 5～6 杯鸡汤
- 一撮优质藏红花丝
- 230 克西班牙辣肠
- 6 至 8 根带皮鸡小腿的肉
- 盐和现磨胡椒粉
- 约 ⅓ 杯橄榄油

- 1 个大洋葱，切碎
- 1 个甜红椒，切碎
- 1 个甜黄椒，切碎
- 6 瓣蒜，切碎
- ½ 茶匙匈牙利红辣椒粉，优选烟熏甜辣椒粉
- 西班牙烟熏甜椒粉
- 1 杯熟樱桃番茄，用刀刺穿
- 1 杯冷冻豌豆（已解冻）
- 2½ 杯西班牙短粒米，优选邦巴品种
- 柠檬角（摆盘用）
- 烟熏大蒜蛋黄酱（参见第 375 页，调味用）

准备工作：

1. 轻敲贝壳未闭合的蛏子和贻贝证明已死，应扔掉。用活水洗净其余蛤蜊壳。统一盛入一个碗里，并冷藏。剥掉虾壳，留下备用，去虾肠（虾背部的黑线），另取碗盛放，放入冰箱。
2. 将预留的虾壳倒入炒锅，加少量橄榄油，从而让高汤浓郁。以中大火翻炒约 8 分钟，或直至虾壳变红。在炒锅中倒入 1½ 杯鸡汤，文火焖煮 5 分钟左右。将过滤后的高汤盛入玻璃量杯中。丢掉虾壳。
3. 用两个勺子相互按压，或用手指在勺子上按压，充分碾碎藏红花丝，制成 ½ 茶匙藏红花碎。将这部分藏红花碎和些许完整的藏红花丝一同倒入热高汤中浸泡。倒入更多鸡汤，确保足够分成 5 杯，取其中一杯清汤搁置一边，后续可能需要用到。
4. 将西班牙辣肠切段，每段 10 厘米长，并用清水焖煮 15 分钟。

静置冷却后再切片，每片厚 1.3 厘米。搁置一边备用。

5. 清洗鸡小腿肉，轻轻拍干。均匀撒上盐和胡椒粉。取厚铸铁平底锅或西班牙饭锅，开大火，并倒入足够覆盖锅底的薄薄一层橄榄油。鸡肉炒至半熟即可。将鸡肉盛入盘里，锅里余下的油备用。
6. 在上一步留有余油的锅里倒入洋葱和甜椒，以中小火翻炒 10 分钟左右，或直至洋葱和甜椒熟软，但不要炒过火，以免焦黄。倒入蒜和辣椒粉，继续翻炒 2 分钟，不要炒过火，以免大蒜焦黄。倒入樱桃番茄，继续翻炒 2 分钟。将锅里翻炒好的酱料（西班牙语称为 sofrito）搁置一边冷却。

成品：

1. 开饭前 35 分钟，在烤箱底部支起烤架。预热烤箱至 205℃。
2. 将先前制备好的酱料倒入 16 英寸的饭锅，铺平，然后倒入大米与之搅拌，让大米粘上锅中的油汁。
3. 取煮锅，将 5 杯高汤煮开。将饭锅放在灶头，开中大火加热。将煮开的高汤浇在大米和蔬菜上。煮开后，调至小火慢炖 10 分钟，无须搅拌。
4. 关火，倒入香肠段，并将其埋入大米中。倒入虾肉，倒入蛏子和贻贝，贝壳绞合处朝下。
5. 如果锅中还有空间，可同时倒入鸡腿肉，要是几近塞满，那就将鸡腿肉放入浅烤盘，并放至烤箱上层烤架（饭锅在底层烤架）。
6. 小心地将海鲜饭放入烤箱中，烘烤 10～20 分钟。检查一下是否熟透，如果米饭有些干，添加一些预留的高汤即可。切勿搅拌。烘焙完成时，贝壳应开口，虾已变红，米饭带有一些浓香。如果觉得没有熟透，可继续烘烤3分钟左右。

7. 从烤箱中取出饭锅，铺撒上已解冻的豌豆。在饭锅上蒙上一块茶巾（擦拭已洗餐具的毛巾）或锡纸，静置5分钟。静置期间，米饭会吸收锅内的液体，从而变得更软。这一步非常重要。
8. 配上柠檬角。将盛放海鲜饭的锅摆在桌子中间，以便大家盛饭。互相传递未能放入锅内一同焗烤的鸡小腿肉和烟熏大蒜蛋黄酱。

**本食谱可制作6至8人份**

## 潜水捕捞扇贝、干贝、加工扇贝有什么区别?

我在一家海鲜店里听说根据美国食品药品监督管理局的规定，所有海产扇贝都要经过化学物质浸泡，以此延长保质期。我将信将疑，美国食品药品监督管理局居然允许商家为了延长保质期而做出如此无益于食品安全的行为？这是怎么一回事呢？确实有这样的规定吗？能否普及一下有关“潜水捕捞扇贝”“干贝”和“加工扇贝”的知识？

别再去那家海鲜店购物了！“美国食品药品监督管理局要求商家浸泡处理扇贝”完全是谎话。在我解答这一疑问之前，我们先来解释一下有关扇贝的词汇。

扇贝呈白色，是一团形似蘑菇的海鲜食品，这样解释对吗？不对。若按此解释，奶牛则干脆成了牛排。扇贝是一种神奇的生物，许多人甚至从未见过完整的扇贝。从海底打捞上船以后，渔民尚未靠岸就会剥掉大多数扇贝的壳，并且只留下最终会上市售卖的灰白色的大块肌肉——即扇贝用来关闭上下绞合贝壳的闭壳肌。壳牌石油的标志就形似扇贝。诸如蛤蜊、牡蛎、鸟蛤以及大多数贻贝等双壳（有两瓣贝壳）软体动物都有两个闭壳肌，而扇贝只有一个强有力的闭壳肌，可谓是贝壳界的施瓦辛格。

对于扇贝肉的其余部分，美国人表示不屑，但实际上，所有扇贝肉皆可食用。如有机会，大家要尝尝还带着一瓣贝壳的生扇贝，不过要确保食用捕捞不超过一天、来自干净且经检疫水域的新鲜扇贝。完整的生扇贝，其味道较蛤蜊更甜，而且没有牡蛎的硫黄味。扇贝变质的速度比其他大多数贝壳类海鲜都要快，因为它的贝壳无法紧紧咬合。多数双壳软体动物都经受得住长途运输，因为它们不会轻易张嘴，一路上会“守口如瓶”，到达目的地时依然鲜活。但扇贝离开海水很快就会死去，张开的贝壳就是在敞开怀抱，欢迎腐败细菌入驻。

在美国市场上能买到的两个主要品种泛称为海扇贝和海湾扇贝（*Argopecten irradians*）。美国的海扇贝大多数为麦哲伦海扇蛤（*Placopecten magellanicus*），个头较大，每磅平均 20 头至 30 头，每头扇贝肉厚度约 1 英寸或更高，其外壳直径为 8 英寸至 12 英寸。海湾扇贝个头较小，肌肉厚度小于 1 英寸，外壳直径为 2 英寸至 3 英寸，每磅平均有 60 头至 90 头，但通常在近海岸水域就能捕捞到。在市场上偶尔还能看到一种特别小的扇贝——大西洋花斑扇贝（*Argopecten gibbus*），每磅有 70 多头。多数鱼贩会忽略三种扇贝在生物和地域方面的细微差别，直接基于大小或更甚者看心情泛称为海扇贝或海湾扇贝。

个头非常大的扇贝称为潜水捕捞扇贝（10头及以下的扇贝），据说都是由潜水员人工捕捞，而不是由海底拖网打捞的。因为个头不寻常且相对罕见，这种扇贝价格不菲，通常只能在高级餐厅品尝到。不过对于潜水员下海捕捞扇贝的传说，大家可不要轻易上当。只要个头够大，餐厅老板都愿意说它是潜水员捕捞来的。

遇到捕食者或者海星（海底世界犹如危机四伏的丛林），野生扇贝就会利用其强壮的闭壳肌有力地合住贝壳，并借助喷水动力弹射逃走。它们甚至能将其喷射水柱对准任何方向，不过通常都是从贝壳绞合端的方向喷水，从而“向前走”。

你以为野生扇贝就这点儿噱头？继续瞧！许多扇贝品种都长有蓝色的眼睛，千真万确。扇贝是唯一一种长眼睛的双壳软体动物，而且还是一双淡蓝色的眼睛。仔细一窥扇贝壳间的正前方边缘，你就会发现上下排列着五十多只小圆点般的眼睛，它正回望着你。当然，扇贝的眼睛肯定看不到视力表上的最底行，但它能识别光强度的变化，这样的视力足以让扇贝警觉任何让它眼前一黑的陌生物体，然后迅速溜走。

在科德角浅滩蹚过一片扇贝的体验让我兴奋至极（想必读者会认为我需要用别的方式调剂一下生活），每当我的身影落到扇贝面前，这些个“他/她”（请编辑注意：大多数扇贝都是雌雄同体，所以请以“他/她”来表示）就会迅速喷射水柱逃走。欧洲人会留下雌性扇贝的黄，与闭壳肌一起制成一道美味，盖上一层奶油沙司，并在上面撒一些烤焦的面包屑，就成了经典的法式圣雅克扇贝（coquilles St. Jacques）。

扇贝的瑶柱肉容易流失水分，从而减轻重量，有损其按重量计算的售价。所以批发商或渔船船员若出海时间较长，都会用清水或三聚磷酸钠（STP）溶液把瑶柱泡起来，以此留住肉质水分。生活在海水中的扇贝，以天然方式处于盐分饱和状态，因此在渗透作用下，盐分较少的浸泡液体，其水分也就会流入扇贝体内。三聚磷酸钠有助于保留扇贝肉的水分，浸泡过的扇贝肉即称为“湿扇贝”（或加工扇贝），以便区分未经浸泡的“干扇贝”。

加工扇贝充盈着水分，体重会剧增，每磅售价自然也应当便宜（购买须知！）。磷酸盐还具有漂白功能，因此加工扇贝或“湿扇贝”几乎呈纯白色，丢掉了自身的天然象牙色、奶油色或浅粉色。此外，这种乳状黏液也为扇贝提供了能够窝在一起休憩的场所。这种扇贝不能用来煎炒，因为体内贮存的大量水分受热后会产生蒸汽，无法煎炒至焦黄色。

那么，美国食品药品监督管理局会从哪些方面监督扇贝产品呢？答案是扇贝产品的水分含量。因为生活在大海中，扇贝体内水分可高达 75% 至 80%，但有些市售扇贝的水分甚至超过了 80%，对此，美国食品药品监督管理局会要求该产品标明“注水百分比”；如果该产品经过三聚磷酸钠浸泡，则美国食品药品监督管理局会要求该产品予以标明；而水分含量超过 84% 的扇贝甚至不得出售。不难看出，“美国食品药品监督管理局要求商家浸泡处理扇贝”的说法简直是谎话连篇。

问题是这些美国食品药品监督管理局强制要求的标签，只会贴在批发商的海产品包装桶上，大众去消费的零售市场可能根本见不到这些标签。为避免以干贝的价格买到湿扇贝，消费者应选择可靠的海产品商家。根据个头大小和捕捞季节，干贝价格每磅高达 40 美元到 90 美元不等，以这样的价位买到湿扇贝，多出的费用真可谓是“打了水漂”。

## 生虾呈粉色是否意味着不新鲜？

我购买的生虾，为什么有时是青灰色，有时却像是已经煮熟的虾一样呈粉色。是不是不那么新鲜的虾才会发出粉色？

非也。青灰色和粉色的虾是不同品种，在它们仍在海底嬉戏玩闹之时，已然有了灰虾和粉虾之分。但不论灰色还是粉色，在经过烹煮后，其外壳都会变成亮粉色。这种颜色一直藏在虾壳之下，只是被较深的颜色所遮盖，后者受热会分解。

至少对于北美洲大西洋对虾来说是这样的。这种浅水对虾或多或少地带有沙黄色，以便看上去与水底的沙子浑然一体。深海水域的光线带有蓝色光晕，偏红的颜色不会反射过多蓝色的光线，因此对虾可以长成粉色且不会显眼。

除非住在捕虾船坞附近，否则消费者几乎买不到鲜活的对虾。几乎所有对虾都会趁鲜活冷冻起来再运输至市场售卖，甚至有时还没下船就已成冻虾。运抵市场后，商贩会先成批解冻对虾，然后再放进陈列筐以供消费者挑选。同其他海产品一样，对虾解冻后会迅速腐败。所幸大家随身携带有一款小巧敏锐的“设备”——鼻子——能用来觉察任何变质气味。购买海产品来美餐一顿时，除了清新的海洋味道，还要小心辨别其他气味，不要羞于要求凑近闻一闻对虾样品。

有一次在法国马赛的海滨，我挑选了一条鱿鱼使劲嗅，这可惹恼了摊主，险些挨了揍。我根本没意识到那鱼贩是位刚下船的渔民，那条鱿鱼得有多新鲜啊！

## 是螯虾还是对虾？

“螯虾”中的“螯”是指什么？

不知道问题中的“螯虾”是指物种名称还是一种烹饪方法。

海螯虾（意大利语为 scampi）是一种体形较大的虾。什么是螯虾？严格来讲，相较于对虾，这种甲壳类动物与龙虾关系更近，不过各地叫法略有不同。

海洋物种多达数百万，已知的甲壳类动物就有 2.6 万种。许多海洋生物长相相近，而全球各地对同一种生物的称呼也是千变万化。美国人称为对虾的生物，在大洋彼岸则可能会被称为螯虾，这种现象屡见不鲜（不过有时会反过来，有时也未必如此）。

在欧洲及多数其他地区，螯虾是指特定的大型（长达 9 英寸）甲壳类品种，有着长长的触须，且没什么脂肪，前方还有一对龙虾般的钳爪。这种虾并非对虾，因为对虾没有钳爪。此外，螯虾非常类似于美国人所谓的小龙虾（路易斯安那州的叫法是“泥虫”）。来自爱尔兰都柏林海湾的海螯虾被誉为虾中极品，美味至极！

法式菜菜单上的 crevette 一词有以下两种含义：若为 crevette rose，则表示螯虾；若为 crevette grise，则表示小褐虾（法语 grise 意为灰色，大家可据此推理一下 rose 之意）。当然，主厨们也可以随时管螯虾叫作“挪威海螯虾”（langoustine）。西班牙的螯虾（langostinos）到了比利牛斯山脉的另一边——法国——就变成了挪威海螯虾。

到了美国，主厨为了让食客为之称赞，凡是个头大的对虾都可以被称为螯虾。但要是对虾个头没达到“巨型”标准（每磅 20 只或略少一些），那称之为螯虾就未免过于牵强了。唯一可以肯定的是，美国餐厅菜单上的“螯虾”并非真正的海螯虾或螯虾，它们只是这些餐厅唾手可得的活了较久（所以个头大）的普通对虾而已。

意大利威尼斯的主厨喜欢将新鲜的面包屑撒在螯虾上，放入蒜香黄油酱汁烹煮。美国人照搬此法，只是将螯虾换成对虾，并管这道菜叫作“对虾螯虾”（shrimp scampi），若按实际食材来起名，应该叫作“对虾对虾”才对。

这让我想到了有一次我和女儿莱斯莉（Leslie）准备做晚餐时发现食材捉襟见肘，于是从市场买来一些品相不错的茄子，茄子在北美之外的地区被称为 aubergine。我们挖出茄子肉，我大致记得做了一些蒜、橄榄油和面包屑的填料，填回茄子壳里并烘烤了片刻。最后我们给它取名为“茄子 aubergine”。

真是画蛇添足，多此一举。

---

## 螯虾螯虾

在美国的意大利餐厅就餐时，对虾螯虾（或在意大利，就是螯虾螯虾）几乎是必点的一道菜品，受欢迎程度甚至超过了意大利本土。在蒜香对虾上面盖上一层黄油面包碎屑，口感酥脆十足。大家可以挑选自己喜爱的面包屑。我个人喜欢用超级酥脆的日本面包屑（panko 牌），现在有许多非日本食品超市会出售这种面包屑。

面包屑浇料：

- 1 大匙无盐黄油
- ¼ 杯粗粒干面包屑（优选 panko 牌）

对虾：

- 3 大匙无盐黄油
- 1 大匙特级初榨橄榄油
- 450 克对虾，剥皮、去尾、去虾线
- 4 大瓣蒜，切片
- 犹太粗盐
- 现磨胡椒粉
- ¼ 杯干白葡萄酒
- 2 大匙切碎的新鲜扁叶欧芹
- 2 大匙鲜榨柠檬汁

柠檬角（摆盘用）

1. 制作面包屑浇料：取小号煮锅，开中火热锅，倒入黄油。黄油熔化后，倒入面包屑并搅拌，面包屑颜色变焦黄时立即移走煮锅，搁置一边待用。
2. 烹煮对虾：取大号煮锅，开大火热锅，倒入黄油和橄榄油，锅内混合油嗞嗞作响时，倒入对虾并不时颠炒，1 分钟后倒入大蒜，继续翻炒 1 分钟左右，或直到对虾熟透颜色变粉。大蒜不应炒过火变焦黄。加盐和胡椒粉调味。
3. 调为中火，倒入干白葡萄酒，煮至锅开，然后调至小火焖煮 2

分钟。取走煮锅。在虾上撒欧芹、浇淋柠檬汁，来回摇动让虾均匀附着柠檬汁。

4. 将虾分别盛入一人份砂锅中，并撒上酥脆的面包屑，趁热端上桌享用。传递柠檬角以供用餐者多挤一些柠檬汁。

**本食谱可制作 4 份开胃菜或 2 大份主菜**

## 第七章

# 食肉动物的嘉年华

美国人每年要消费 460 亿磅牛肉、牛犊肉、羔羊肉和猪肉，以及 360 亿磅的家禽肉。

美国农业部 2001 年的统计数据显示，每位美国居民的平均肉类消费明细如下：68.2 磅牛肉，51.6 磅猪肉，1.8 磅牛犊肉、羔羊肉和羊肉，77.8 磅鸡肉，17.9 磅火鸡肉。以上均为美国居民在零售店的消费数字。平均人数算上了全美国的男女老少，甚至纳入了素食主义者，每人肉类消费总量高达 200 多磅。

想象一下 200 多磅重的肉，有没有饱腹感?

确切地讲，肉类包括所有动物（包括鱼和贝壳类动物）的血肉或肌肉组织。但我们在上一章已经探讨了水产类，故而本章将着重于长有两条腿和四条腿的生物 —— 家禽类和红肉类。

猪肉生产商有意将猪肉划为“其他白肉类”，因为猪肉不如牛肉或羔羊肉那般红艳。原因是猪很懒惰（大家入睡时肯定没有数过跳出栅栏外的猪）。因为猪天生好吃懒做，它们的肌肉中只含有极少量的红色储氧化合物 —— 肌红蛋白（参见第 270 页“超市如何保持汉堡肉品的新鲜?”），而其他动物会在肌肉组织中囤积这种化合物来应对突然的能量需要。

除了负责运动和行走的肌肉，大多数动物还长有骨架以及维持生命的内脏。所以除了肉本身之外，本章还会谈及骨头炖的高汤，并简短地探究一下那些可食用的内脏。

世界各地文化习俗迥异，对品尝肉类也有着不同的要求，例如哪些肉可食用、要如何烹饪以及何时食用。美国人食用的红肉几乎都来自牛、绵羊（羔羊）、猪这三种哺乳动物，而异域饮食文化还会以其他哺乳动物为食，包括山羊、兔子、马、鲸鱼和狗，还有青蛙、蜥蜴、短吻鳄和蛇等两栖动物或爬行动物，甚至还有蝗虫一类的昆虫及其幼虫。看到这些不同的饮食风格，大家往往会因新奇而为之着迷并带有不同程度的惊愕。

而其他文化反过来可能会对牛、绵羊、猪等红肉有所抵触，例如印度人不食用牛肉，犹太人不食用猪肉。许多天主教徒会在周五戒食肉类，而素食者则是长期拒绝所有肉类，用当下流行的时间表达方式来讲就是一年 52 周，一周 7 天，每天 24 小时都拒绝食用肉类。

不过，在全世界，肉食仍然占据“人类餐桌上的中心地位”，无论是在富裕国家还是贫困国家（只要有肉可吃），这一地位都无法撼动。那些以畜牧业为基础的人类文明，拥有可再生资源牛奶和羊毛，通常不会为了一个汉堡包牺牲自己的“珍贵牛犊”。

下面我们来极为简要地介绍一下肉类的结构以及烹饪时发生的变化。

哺乳动物的肌肉由肌肉细胞（亦称肌纤维）组成（出乎意料）。这些细长的细胞含有许多个单独的细胞核，并且在一个具有弹性的外皮（肌纤维膜）内部平行地捆扎在一起，就像一束塞进浇水软管里的生意大利面条。这些由纤维填充的“软管”大部分始终彼此平行，它们如同一摞圆木层层堆叠，构建起能够正常运转的肌肉组织，让红肉带有纤维结构或纹理。

肌肉组织大部分为蛋白质。例如西冷牛排（牛上腰部分），有 57% 的干重是蛋白质，约 41% 为脂肪（具体取决于切块方式）。肌肉细胞中最细小的**肌丝**含有真正的蛋白质分子，其中大多数为**肌动蛋白**和**肌球蛋白**。当神经系统发射出“移动”的化学和电子信号，这些受到激发的蛋白质分子（**横桥**）会彼此结合，形成更紧密、更短的蛋白质分子，从而使肌丝带动整个肌肉开始收缩。

现在回到厨房。

肉类经烹煮主要会发生的变化在于其蛋白质分子，即**蛋白质变性**或**重新配置**。蛋白质分子受热躁动，其盘绕的结构会展开，随后再通过黏着结合聚集在一起。这一我们熟知的凝固作用，会产生多重影响。

首先，凝固会扰乱肌肉组织中整齐排列的纤维束，让肌肉结构更加复杂、无序，变得愈发僵硬。其次，重新配置的蛋白质有着更紧密的结构，会挤走水分（肌肉中有 65% 至 75% 为水分），让肉质更干。所以烹饪过久的牛排就会变得僵硬、干瘪。而得当的烹饪能在增添风味、美化外观的同时确保肉质鲜嫩，并杀死微生物以达到食用安全标准。

接下来，要进入“食指大动”的环节了。肉类是丰富的高品质蛋白质（含有人体必需氨基酸）和脂肪（富含脂肪酸）来源，此外还含有大量铁元素、维生素 A 和维生素 B，所以赶紧拿起牛排刀美餐一顿吧。

## 食用“机械除骨肉”安全吗?

所有食物的标签我都会读一读。以前在法兰克福香肠和其他加工肉类食品的标签上，我常能看到“机械除骨鸡肉”或“机械除骨牛肉”等字样。我一直好奇那是怎样一种处理方式，而且我发现现在的标签上不再标注这些字样了。什么是机械除骨肉？为什么现在不再使用这种方法了？

美国食品安全检验局（FSIS）和美国农业部为了遏制疯牛病（牛海绵状脑病），已禁止这类食品使用“机械除骨肉”。

机械除骨肉是由机器将骨肉分离，这些肉并非由“庖丁”完成。第一次看到标签上的“机械除骨牛肉”字样，我自我安慰道：“难不成你指望屠夫一刀一刀切?”（我对自己在自言自语时大为不敬的态度不甚满意。）大家是不是也认为市场上售卖的肉，都是由双手沾满血水的屠夫以人类史前祖先在成功狩猎乳齿象后那样的方式，从动物胴体上一刀一刀切下来的?

事实也的确如此，大多数屠宰工作都是人工完成的。不过如今，手沾血水的屠夫挥舞屠刀完成人工作业后，机器会继续完成人力不及之处，它们可以从骨头上刮下剩余的肉。

肉类产品加工的第一步是在包装加工厂开始的，其实称之为“屠宰加工厂”更为合适。“包装加工厂”只是一种委婉的说法，始于殖民时期，当时盐腌的猪肉会被装入桶里，以便运输至海外，可能许多人从未对此种叫法有过疑虑。动物被屠宰后，其血水会立即被放干（肉制品生产商，即肉制品行业，分别将两个步骤委婉地称为“宰前麻昏”和“放血”），先前仍是骨骼肌（指附着于骨骼的肌肉，并非指循环系统肌肉部分，例如心脏）的肌肉此后正式成了肉制品。但一具胴体并非全部是肉，其中还有内脏、骨头、软骨、肌腱、韧带，还有皮肤和脂肪，在后续“大卸八块”阶段，这些部分都需要被切除。这部分工作由包装加工厂手持锯子和利刀的工人来完成。

胴体被电锯劈成两“扇”之后，工人会用刀将每扇切成九个部分，即初步分切，分别为肩胛、肋脊、前腰脊、里脊、臀腿、前胸、腱子、胸腰和肋腹。随后，初步分切部分会按原样进行包装并运输至市场，有些还会根据零售店客户随后需要再次切割的程度（如需要）细分为更小块（二次分切切块），甚至是陈列框大小的切块。无论是否再次分切，切割时都会留下许多有待回收的肉。此时轮到机器上场了。机器几乎可以刮下所有残留在骨头上的肉。

回收机器分为两类（区别在于骨头是否先要被压碎）：自 20 世纪 70 年代开始使用的机械除骨肉（MSM）系统，以及新一代的高级肉类回收（AMR）系统。

老一代机械除骨肉系统会先连骨带肉一同压碎，再以高压强行过筛，将软组织（肌肉和脂肪）与骨头碎片、软骨、韧带和肌腱相分离。过筛后的肉呈糊状，可以直接扔进混合桶，用作热狗、香肠，以及汉堡包、比萨浇料和墨西哥卷饼填料等一类加工肉类食品，但此类食品标签必须标注“含有机械除骨肉”。

新一代的高级肉类回收系统则不会破坏骨头。整块骨头进入机器后基本会完好无损地出来，而肉经过刮、剔、推或撕等一系列动作后已成小片。美国农业部允许此类肉制品的标签直接标为“肉类”。这种肉可能带有食盐颗粒大小的碎骨。一些大家本以为不会含有太多钙质的加工肉制品，其营养成分表中的钙质即来自这类骨头。

20世纪80年代，疯牛病先在英国出现，随后传到北美。美国农业部自2003年3月3日起，要求对新一代高级肉类回收系统生产的牛肉进行常规采样和检疫，以确定是否带有任何脊髓或脑组织，这两个部位是染病动物体内传播疾病的朊病毒所在之处。朊病毒又称朊粒，这种相当神秘的病毒没有DNA或基因供其自我复制，不属于活病毒，但却能引起动物和人类发病。通常，微生物和病毒核酸在遇到酸性环境等极端环境或受热后即会灭活，但朊病毒并不会。在人体内，疯牛传播的疾病，称为克雅氏病（CJD）。

美国农业部于2003年12月30日宣布：（a）不得以高级肉类回收系统加工任何中枢神经系统组织部分（即脊椎上的神经细胞，不仅仅涉及大脑和脊椎组织）；（b）严禁人类食物使用机械除骨肉（因为这种处理方法带入中枢神经组织碎片的可能性更高）。

肉制品包装标签中的“机械除骨肉”自此消失了。

机械加工能让“肉类包装商”增产，有更多的肉可供出售，这是显而易见的道理。不过，美国肉类行业在其网站上宣扬机械加工的优势时写道：“人工切肉需要工人持刀重复用力，从而因重复动作损害员工的身体。使用高级肉类回收系统，减少损伤，爱护员工。”

肉类包装公司如此关注自己员工的四肢健康，真是令人欣慰。

仔细品读肉类包装盒上的标签，就会发现有些热狗标注着含有“杂碎肉”。杂碎是一种委婉的说法，指代动物的非骨骼肌，包括心脏、大脑（牛脑除外）、大肠、脾、胰腺、胸腺、肾脏、唇舌。

动物身上的其他部分，也能以不同的方式派上用场，例如维也纳香肠一类的香肠，还有其他神秘的肉制品，有血、骨髓、脸部肉和其他头部的切肉、脚（猪蹄）、尾巴（牛尾）、毛肚、肺、小肠（肠衣）、皮肤（猪皮脆）、胃壁和睾丸（油炸草原“牡蛎”、煮草原“牡蛎”或山蚝）。拿不上台面的部位，委婉的别名也特别多。

孩童时，父亲曾经告诉我“除了呼噜声，猪浑身上下都物尽其用了”。“呼噜”困惑了我好些年，我一直不知道它是哪个部位。

该把它归为杂碎吗？

## 超市如何保持汉堡肉品的新鲜？

我家附近的超市，为了让消费者放心购买，在肉类柜台处挂了一个标志，主要是说打开绞牛肉的包装，如果透过塑料膜看到外层的肉是红色的，而里面的肉却是褐色的，请不要担心，汉堡肉饼成形后，其肉的颜色会变回红色。那么，为什么里面的肉会变成褐色？如果超市说的情况属实，为什么肉会变回红色呢？

在我的上一本书 *What Einstein Told His Cook: Kitchen Science Explained*（中文版译为《厨房实验室：食物的物理化学奥秘》）中，我曾简短地就这一常被提及的问题进行过解释。但既然又有读者来信，表达了自己对颜色萎靡的汉堡肉的担忧，那就在此针对这一问题更为详尽地讨论一番。

自从消费者亲眼看到隔壁肉铺的店家在店里铺满锯屑的地板上踱着步、绞着肉，“褐肉综合征”就成了大家的心病。如今，超市会在“后面的柜台”绞肉（甚至会在超市以外的地方绞肉），然后装入塑料盘，覆上塑料膜等。有些超市的肉品可能已在冷藏箱里度过了一两天，而这些产品被购回家后，甚至还得在冰箱里驻足更久，直到食客打开包装，发现内里变成了糟心的灰褐色。

商家对上面那层肉喷洒了某种红色染料吗？不是。褐色的肉是坏了吗？如果没有发出异味（因细菌腐败或脂肪哈喇），肉就没有坏。所以食用没有异味的褐色肉完全没有问题。

肉质（任何肉）颜色变化的化学因素略显复杂，对于这种情况，我们的形容是：在“红肉”面前，变色龙都得稍逊一筹。但总体而言，三种带颜色的蛋白质的相对数量决定了肉的颜色，就像画家调色板上的三种颜料一样，不同的比例能调出不同的色调。三种蛋白分别为：**脱氧肌红蛋白**，例如呈深紫红色的新鲜牛肉切块；呈樱桃红色的**氧合肌红蛋白**；呈褐色的**高铁肌红蛋白**。肌红蛋白还有其他形式，上述为主要三种。

三种本色化学物质彼此保持着动态平衡，即它们能够互相转换。这三种蛋白在任何给定时间的相对数量，均取决于氧分、酶和抗氧化剂的可用程度。但其中任何一种都不会对风味或新鲜度产生任何影响，它们仅具有美化作用。

猪肉和小牛肉含有的任何形式的肌红蛋白都不太多，但牛肉中的肌红蛋白含量要多得多，而超市试图尽量让肉品保留氧合肌红蛋白的颜色——消费者喜欢的樱桃红。如何才能办到呢？

首先必须有氧气，来将新鲜肉质呈紫色的脱氧肌红蛋白变为红色的氧合肌红蛋白或褐色的高铁肌红蛋白。变红色还是变褐色，则主要取决于肉品接触到的氧气量。在氧气几乎为零的环境中（例如真空包装），肉品能保持脱氧肌红蛋白的紫色。这不就解决了会变褐色的问题？可惜在消费者看来，紫色并不讨喜，红色才得人心。因此，零售鲜肉（非腌肉）很少会用真空包装。

暴露于少量氧气之下，肉在化学方面就会倾向于变成高铁肌红蛋白的褐色。所以，暴露于空气的牛肉外表面就会呈现氧合肌红蛋白的亮红色，而被压在下面缺氧的肉就会缓慢地变褐。大多数零售超市出售的肉类均以硬质塑料盘包装，并覆盖一层不透气的塑料膜（通常采用聚氯乙烯材质）。肉表面接触大量氧气，外表越红，越受消费者欢迎，但氧气所能触及之处仅此而已，而越深的地方，褐色越重。

此外，大家是否注意到，肉类塑料包装盘底部都有一个充盈着液体的吸水垫？那可不是为了让肉保持舒适姿势的垫子，而是为了吸潮，肉铺称之为渗出垫和净化垫。显而易见，吸水垫中的液体都是从肉里渗出来的，这些液体含有肉中的部分水溶性蛋白质和营养素，而“渗出来”即有损肉的味道和营养价值。我们不愿意把这样的肉买回家，所以应挑选吸水垫尚且干燥、没有浸透血水的那一盒肉。吸水垫干燥表示肉还没有渗出液体，那才是我们想要买回家的肉。

对于问题中提到的超市声明——“内里呈褐色的肉，在室温下（冷藏会减慢转化速度）暴露于空气时会再次变红”，这种说法有一定的道理。高铁肌红蛋白事实上可能会与氧气发生反应，并转变为氧合肌红蛋白，但即使把肉铺平，最大限度地与氧气接触，这个过程也十分缓慢且无法充分发生反应，况且从卫生角度来看，这也不是可取的办法。反正入锅的肉颜色都会变得更深，为什么要这么麻烦地避免它变褐色呢？烹饪时的热量会产生美拉德反应（参见第288页“红烧为什么需要先将肉炒至焦黄？”），让肉变成褐色，还会促使氧合肌红蛋白变成高铁肌红蛋白。

牛肉由红色变褐色的第二个主要因素在于脱氧肌红蛋白和氧合肌红蛋白都含有一个孤零零的铁原子，深埋在各自大号的球形分子中。化学家通常将该铁原子称之为还原形态（**亚铁**）。但如果铁原子发生改变，成为氧化形态（**正铁**），蛋白质分子就会从紫色或红色变为褐色。肉中含有的抗氧化酶通常会阻止发生这种改变，但保存过久的肉，即便是放入冰箱，酶活性也会衰减，褐变自然也就得到加速。

因“高龄”发生褐变的肉类通常味道也不再鲜嫩，消费者自然认为鲜红的肉才新鲜。但正如我们刚才讲到的，单纯只是未充分接触氧气的新鲜肉也会发生褐变，所以直到细菌在肉品上称霸并散发出异味之前，肉并没有发生实质性变质。让鼻子发挥作用吧（无意冒犯大鼻子情圣西哈诺[①]）！

无论绞肉前后还是绞肉期间，只要细菌有机可乘落在肉的表面，就会引起褐变和变质反应。腐败细菌不仅会将红色的氧合肌红蛋白变成褐色的高铁肌红蛋白，还会将后者变成绿色的胆绿蛋白和硫肌红蛋白。要是看到绿色的肉，就应该毫不犹豫地离开肉类柜台。此外，高铁肌红蛋白变为硫肌红蛋白期间，细菌还会释放一种恶臭气体——硫化氢。

疑心重的消费者可以在超市结账后立即在肉品包装上戳一个

① 法国剧作家罗斯丹创作的《西哈诺·德·贝热拉克》中的主人公。——译注

洞，透过此洞闻一闻气味，以便发现变质肉后及时找到负责人发泄心中的怒火（难不成还要温和地讲理？）。

优质超市会严格管控其绞牛肉供应链，根据销售量确定磨削量和投放量。如此一来，柜台里的肉类始终会处于红色的氧合肌红蛋白状态。如果这些超市因疏于管理导致肉品不再鲜红，即使并非“高龄肉”，只是缺少氧气而发生褐变的肉，消费者也会倾向拒绝购买。这时，零售商不得不降价促销，而精打细算的（或是预算有限的）消费者就捡到了实惠。

对于肉类行业，最小化这些因颜色变化而导致的经济损失势在必行。业界选择了先发制人的方法，在送这些牲畜去见上帝之前，就先饲喂一种抗氧化剂——维生素 E。抗氧化剂能够阻碍肌红蛋白分子中的铁原子被氧化为正铁。

然而，还有一项棘手的利益问题有待行业解决。饲养场经营者为了保证供应，不得不承担维生素 E 掺料成本，而零售商却坐享其成，从增长的销售额中获益。这实在是不公平，不过我不想因深思这一问题而失眠。大概只有某家大型农业综合企业以垄断优势，包揽了饲养牧场到超市的肉类包装盒等一切业务，可以说掌管了牧场牲畜的生死，事态发展才会得以解决。

或是在我们的平行宇宙空间里，每个地方都增加了不少小型牲畜农场，从而保证了本地新鲜美味的肉类供应，免去千里迢迢的运输，业界也就无须在颜色上动手脚了。

面对现实残酷，幻想不失为一件美事。

**吃货字典：**肌红蛋白——可不是肌肉的蛋白。

## 猪头肉冻是什么?

我喜欢尝鲜。有一次在附近超市看到一种塑料膜包装的标着“猪头肉冻”（Souse）的食品。包装上没有任何简单的烹饪说明，我在自己购买的数十本烹饪书籍里也没有找到相关食谱。所以我按往常制作炸猪杂布丁的方法将其切片，裹了一层玉米粉，然后试着用炸锅炸至焦黄，结果做出了一锅油脂，我哪里搞错了？

“猪头肉冻”和炸猪杂布丁有着难听的名字，而且都会冻成方块，但除了同系猪肉出身，二者再无其他相似之处。

炸猪杂布丁（Philadelphia scrapple）是费城名吃。德裔宾州人将熟猪杂和边角肉（没有“呼噜”）混合在一起，制成布丁，再拌入玉米面糊，加上香料即可。放入冰箱，冻成富含脂肪的蛋糕块，可切片油炸当作早点。德裔宾州人将美国其他地区的人都称为英国人，而讽刺的是，英国人制作了一款相同的食物，并为其起了一个德语名 ponhaus。

猪头肉冻是——请读者做好心理准备——用煮熟的猪头、猪蹄和猪耳朵腌制而成，然后再添加香料调味。猪头肉冻没有添加玉米糊，之所以能凝结在一起，靠的是烹煮杂碎时形成的动物明胶。把猪头肉冻放入炸锅，等同于在尝试炸果冻。

作为所谓的“肉冻”，尝鲜时需要冷食。意大利的腌制萨拉米香肠（soppressata）与猪头肉冻做法相似，前者会烹煮去脑猪头，直到头上的肉和舌头分离，然后切成小块，加香料调味，再放入棉布袋压制（即意大利语 soppressata）成香肠状。

通常，美国一些高级的肉类美食市场很少出售炸猪杂布丁和猪头肉冻，而这些市场的主顾们，可能更倾向于诸如散养牲畜肉制成的萨拉米香肠、烤乳鸭和草饲鳟鱼等看起来“政治正确”且时髦的食物。仔细想想，就会发现这类食品都得用细香葱作为配饰。

## 熟牛肉片为什么会带有彩虹光泽？

能否讲讲烤牛肉、咸牛肉和五香熏牛肉上怪异的彩虹光泽是怎么回事？我是否有必要对此感到担忧？如果我不再介意这一点，食用它们是否安全？我已经好几年没吃过熟食店的牛肉三明治了。

替你感到惋惜。什么也比不上纽约街头那种犹太人的咸牛肉三明治，夹在裸麦面包里的牛肉薄片油脂饱满，实在太美味了。但是节食仿若来回摆荡的钟摆，在你读到这段内容时，可能会选择热狗店的脂肪食物，也可能会选择摄入碳水化合物，总会有人建议来一个要么不加肉、要么不带面包片的三明治。

下面进入正题：切片肉有时会色彩斑斓，带有彩虹光泽，那并不是有毒的霉菌或腐坏物质，而是一种光学作用。火腿或咸牛肉等盐腌肉，或者烤牛肉或烤猪肉等未经盐腌的肉，都会带有这种光泽。这种色彩源自切片处理过程。

动物肌肉（肉类）由**肌丝**——细小的蛋白质纤维束——组成。它们彼此平行，成捆绑在一起，形成**肌原纤维**，而后者再依次绑在一起形成纤维，从而构成完整的肌肉。当非常锋利的刀或是切片机器以某一角度逆纹切开肌丝，大小可与光波长度比肩的刀尖或是机器尖端就会变一次光学戏法。一种理论认为，透光的刀尖将光波弯曲（使光线产生折射）为两个不同方向。这种光学反应名为**双折射**。然后两个折射光波在进入人眼时，就会互相干扰，分散形成局部的彩虹颜色。

抑或肉类表面的彩虹可能是因为光的衍射。肌原纤维末端紧密排列的模式形成了所谓的衍射光栅，从而分散了光，形成衍射。无论是哪种情况，大家看到的颜色都会以绿色为主，因为人眼最易察觉绿色。

彩虹色泽无害，请放心食用。

## 腌肉致癌吗?

为什么火腿、咸牛肉和热狗等腌肉都带有亮粉色?

“腌”是指为避免肉类变质而进行的处理，方便保存供将来食用（有意思的是“腌”只是遏制问题，而不是处理问题）。原先人们的腌制步骤包括烟熏、干燥和盐腌。当冰箱和机械包装走进日常后，这类强化风味的方法就不再适用，人们自此步入化学腌制。

用纯盐（氯化钠，NaCl）腌制的肉类，外表容易变成灰褐色，让人看着没什么食欲。但大约一百年前，人们发现在腌制盐中添加硝酸盐（硝酸钾，$KNO_3$）能改观灰褐色，让肉变成玫瑰粉色。如今，人们发现硝酸钾已被肉类中的微生物还原成了亚硝酸钾（$KNO_2$），而玫瑰粉色得自亚硝酸盐的作用。所以，现在的腌制用盐会直接添加亚硝酸钾或亚硝酸钠，很少再使用硝酸盐了。亚硝酸盐能让肉类的味道浓郁以及产生更能引起食欲的颜色，而这多亏于亚硝酸盐和肌红蛋白产生反应形成的**氧化氮肌红蛋白**。

亚硝酸盐还能防止肉类酸败和变味，延长储存时间。

但亚硝酸盐最主要的作用是抑制致病菌滋长，例如金黄色葡萄球菌以及引起肉毒中毒的肉毒杆菌。

这种玫瑰粉（指亚硝酸盐）带来的问题只有一个：亚硝酸盐不仅能杀灭肉毒杆菌，只消大约 20 毫克 / 千克的剂量就能杀死一个人。幸运的是，腌制过程中添加的大部分亚硝酸盐在烹饪时均已分解。

美国农业部规定了所有生熟肉成品的亚硝酸盐最高残余量为 0.007%。相当于一位体重 150 磅的人要一口气吃掉 43 磅的生熟肉成品，其摄入的亚硝酸盐才能达到致死剂量。需要吃掉多少根博洛尼亚大红肠！

然而乐往哀来，受热肉类蛋白质中的氨基酸会产生胺物质，与腌制肉中的亚硝酸盐产生反应后，形成名为亚硝胺的化合物，科学家已在试验动物身上证实这类化合物具有致癌性，很可能对人类也如此。培根就是最佳的例子，烹饪高温特别有利于亚硝胺形成。为此，美国农业部对腌制培根的亚硝酸盐含量要求更甚于其他腌制肉类。

有些人类食物（例如鱼）天然含有少量亚硝胺。此外，许多蔬菜中都含有硝酸盐，而人体口腔内的细菌会将其变为亚硝酸盐，然后再与蔬菜蛋白质中的胺发生反应，形成亚硝胺。当我们咽下一堆含有胺物质的食物，这些食物进入胃部并与强酸胃液发生反应，也会形成亚硝胺。除此以外，啤酒和香烟中也含有少量亚硝胺。

这些科学发现骇人听闻，但不要为了避开亚硝酸盐和亚硝胺而放弃腌制肉。社会现实是，我们无法永远吃到新鲜的肉类，有些肉制品在上市销售之前必须进行腌制。权衡对比少量且严格管控的亚硝酸盐含量与肉毒杆菌中毒风险，采用前者还是利大于弊的。

为了避免因亚硝胺中毒而见到上帝，在抽了若干包香烟后，千万不要再来上 43 磅腌制香肠外加几加仑啤酒。

恐怕也只有在德国慕尼黑啤酒节才能实现这一目标了。

**吃货字典**：德国熏腊肠——身材短粗还带有蒜味。

## 科学边栏：鲜红的博洛尼亚大红肠

亚硝酸盐的腌肉魔法：首先将自己转换（**还原**）为一氧化氮（NO），这个过程只会在肉类自带的抗氧化剂（亦称为**还原剂**）作用下缓慢进行；然后一氧化氮会结合红肉中的主要色素——肌红蛋白——形成颜色更为鲜艳的氧化氮肌红蛋白。在烹饪或加热熏制时，氧化氮肌红蛋白会转变为亚硝基血色原（相当拗口），即最终使所有腌肉带有典型的粉红色的化学物质。

肉类加工者会添加还原剂来加速颜色变化，例如一种抗坏血酸（维生素 C）钠盐（同分异构体）——异抗坏血酸钠。火腿、博洛尼亚大红肠、香肠、热狗和培根等腌肉食品的成分标签中，都有异抗坏血酸钠或异抗坏血酸的身影。

腌制用还原剂还具有颜色增强功能。肉中的肌红蛋白有多种颜色形式，有紫色、亮红色和褐色（参见第 270 页“超市如何保持汉堡肉品的新鲜？”）。还原剂能将肌红蛋白分子中的铁原子从**正铁氧化态**转变为**亚铁氧化态**，这一小小改变足以改变肌红蛋白分子的颜色，从而使肉的颜色从褐色变回红色。

## 肉类在下锅前到底需要腌渍多久?

我是一名烹饪课教师，并著有烹饪书籍，但我有一个疑问始终不解，为什么一些食谱要求将肉腌渍一至两个小时？我现在就有泡在橙汁里的猪肉、泡在朗姆酒酱里的鸡肉和泡在啤酒里的羔羊肉，要是泡一夜或一整天，那就更简单了（就能抽开身做别的了）。

英文中 marinating 源自拉丁语意指海洋的 mare 一词，指加味腌渍，即在烹饪前，先以液体调配品浸透红肉、禽肉或鱼肉，以此加味或使肉质更鲜嫩。由于食物受诸多因素影响，并没有一套固定的腌渍规则。腌渍时间取决于腌料的类型和酸度，以及腌渍对象的大小、形状和质地等。

海洋女神忒提丝为了让儿子阿喀琉斯刀枪不入，在斯提克斯河里将其泡了一泡，这一典故促就了疗养浴或康复浴的概念，迎合了人类对快速简单疗愈之法的渴求。全世界的水疗中心和矿泉疗养池多到数不清，这些场所迎合了人类的渴求，真正地“泡一泡客户”，并从中谋取利润。“疗浴”可能会用上泥浆、黄瓜泥或岩盘。事实上，无论水里加了什么成分（在合理范围内），只要是热水泡澡，都能让客户舒心解乏，满意而归。

可惜病根往往深植于体内，人体皮肤也不会像吸墨纸吸入墨汁一样（想到了吸墨纸吗?），吸收这些“疗愈性”灵丹妙药。但这并不会阻碍无数款油膏、香脂和药膏生产商宣称自己的产品能够“深入穿透以缓解疼痛”或有类似的功效。大多数产品只是刺激皮肤，让局部血液在尝试缓解刺激时加速循环，从而使皮肤组织感到温暖。

这些疗愈方法实在令人生疑，况且即便磁场确实能够穿透人体，那又能怎样呢？各种缝入了磁铁的护膝和垫子，其天花乱坠的健康声明，简直好比塞入了各种肉的博洛尼亚大红肠。

对那些江湖骗术的一番抱怨是为了说明“泡肉”（希望读者不会见怪这样的上下文衔接）并不会让液体透过皮肤进入更深的一层。牛肉、猪肉、鸡肉和鱼肉也同样如此。当然，烹饪时我们不会按照浸泡自己的方法来浸泡整猪（包括皮肤和指甲等）。

即使是不带皮的肉，腌料也无法渗入整块肉并留下香味。因此，腌渍只是一种表面功夫，腌料成分穿透深度不过几毫米（少于 6 毫米，具体取决于肉的密度和结构、切块部位、新鲜程度、厚度和温度）。不过纤维状或多筋的肉块，例如牛后腹，其纤维之间的毛细血管可能会方便腌料进入内部，尤其是那些从锐角逆纹切成小块的肉。把握好切肉角度，能最大化暴露毛细血管的开孔，就像斜着切开了吸管一样，圆孔会变成截面更大的椭圆形。

为了检验以上内容，我选择将生的牛后腹肉排逆纹切成 1.3 厘米 × 1.3 厘米 × 5 厘米大小的长肉条。我选用了一把非常锋利的刀具，逆纹切开肉条的两端，以便在不压塌开孔的情况下尽量让上述通道大面积暴露在外。然后我用水、醋和绿色食品着色剂制成的腌料在室温条件下按不同时间（最多不超过 1 小时）浸泡肉条。

在腌渍结束时，我取出肉条，并顺着肉条的两端切成极小的片状，以便确定腌料的渗入程度。最后的结论是，腌料也只是渗透了几毫米而已。

一目了然，腌料就像人类的“疗浴”水，只能触及皮肤层，泡得再久也不会带来实质性的深入效果。我进行的试验并非纸上谈兵，正如我不止一次在发表的研究论文结尾写道“有待进一步研究来确定研究结果是否通用于其他体系”（话外音：我需要更多的研究资金）。

话虽如此，但腌渍肉已经有很长的历史了，只要人们认同这一做法，无疑还会继续流传下去。无可厚非，腌料确实给肉的表面增添了味道，并丰富了烹饪风味，但提到这种做法时，我仍然会报以“不要对腌渍有太高期望”的态度。

调味腌料有别于嫩肉腌料，其中可能含有多种调味料，并加入了一种液体或混合液体。以红酒作为基底的腌料很常见，这种腌料通常会搭配香草、香料等调料，厨师想让这些调料渗入内里留香，并丰富烹饪风味。肉表面越大，腌料就越容易发挥，因此切片肉或肉串等小块肉较之厚牛排更易入味。长时间（超出最优时间）腌渍不会让腌料更深入地渗透，只能强化肉外部的味道。

用叉子在肉上扎几个小孔以便让腌料渗入，这种做法也是徒劳之功，而且只会适得其反。肉带有的弹性会让这些小孔迅速闭合，而随后烹饪加热时，潜在的伤迹又会张开，让肉皱缩，从而为肉里的汁液开辟出一条逃逸路径。不过在腌渍前，在厚肉块上斩开或割开几道口子，能在腌料中暴露更多表面，有利于入味。

嫩肉腌料几乎都含有一种酸性物质，因为酸能解构肌肉组织中的蛋白质（**蛋白质变性**），不过嫩肉腌料功效发挥缓慢。尽管小切块和纤维状小肉块所需的浸泡时间较短，但通常酸性腌料较调味腌料需要更长的时间才能起到“嫩”的作用。

腌料越酸，最优嫩化时间就越短。为了强化酸度，腌料可能会添加酸奶、脱脂乳、啤酒、番茄汁、红酒、橙汁、醋、柠檬汁或酸橙汁等。嫩肉腌料通常还含有一种油脂，因为硬质肉往往是干柴的瘦肉（对于多汁的肉而言，脂肪和水同等重要）。用精制的油醋沙拉酱作为嫩肉腌料可谓事半功倍，其中醋汁能够嫩肉，而油脂和调味料能丰富汁液和味道。

那么，腌渍时间要怎么把握呢？这可真是一道难题。由于腌渍时会遇到各种变量因素，所以针对腌渍时间，没有可用的通用建议。但根据常识来看，大多数鱼肉较软且略有透气，腌渍时间要短，只需要 10 分钟到 15 分钟，不过肉质紧实的鱼肉，例如金枪鱼和鲑鱼，腌渍时间可能需要加倍；去皮鸡肉大概需要 2 小时至 4 个小时，带皮鸡肉则需要腌渍 6 个小时或更久；各类牛肉和猪肉切块通常需要腌渍 4 小时至 8 小时不等。8 小时的腌渍时间通常被称为隔夜。腌渍时长超出上述时间值，腌料中的酸性物质会重新配置肉中的蛋白质分子，让它的形状变得更紧实，表面质地更坚硬。所以不要贪睡错过腌渍时间，长时间腌渍不会带来意外惊喜。想要做出肉质水嫩的口感，只有通过长时间文火湿煮的方法或选择鲜嫩的切块肉才能实现。

说了这么多，腌渍的第一法则终归是要按照食谱来。任何通过信得过的途径刊登的食谱，都要经过多次测试，直到色香味俱全，才对得起烹饪时会用到的盐和胡椒粉。腌渍时间也是一项烹饪要素，好比洋葱碎和蒜末的数量，马虎不得。当然，总有人觉得蒜末不够多。

最简单的腌肉方法（而且鉴于食用安全，必须放入冰箱）是放入密封袋，并挤出袋子里的空气，以此最大化腌料与肉的接触面。如果想将腌料当作随后烘烤的浇卤汁或制成酱卤，那要在放入肉之前拨出一部分待用，因为无论家里有多么干净，生肉始终会藏匿致病菌。腌过肉之后的腌料要丢弃。

**吃货字典：**法式调味汁——一番煞费苦心的装饰。

## 科学边栏：不要听信“真空”的谎言

市场上加速腌渍的真空小设备有很多，甚至有些肉铺都会用到这类设备，然而，这类商品不过是蒙骗消费者而已。

消费者买回这种设备后，就能把肉放进一个密封容器，用小型手动泵或电动泵抽走空气。经此一抽，肉上的孔和血管中的空气都会被抽走，肉就能更快地——“只需若干分钟，而不是若干小时”——吸收腌料。

对于这种商品，我从来不买账。

以下是不要上当的原因。抽走肉上血管中的空气只会压缩肉，而不会让血管张开，就像在浇水管上装了一个真空泵。此外，由于容器中——肉以及周围的空气——真空度（空气压力）均等，因此没有任何力能让液体从一处流到另一处。在没有引力或压力差的作用下，水怎么会从水管中流出来呢？

再来听听研究人员的分析。美国农业部农业研究院研究人员扬（L. L. Young）和史密斯（D. P. Smith）同时以抽真空和未抽真空的方式，将256块切半的鸡胸脯肉腌渍30分钟（《家禽学》83:129–131，2003年）。结果发现，经过抽真空腌渍的鸡肉吸收的腌料略多（该团队早期的研究显示大约多出10%），但“在烹饪之前或烹饪期间，这部分多出的腌料就丢失了”。研究总结道：“在本研究条件下，相较于未经抽真空的腌渍过程，抽真空似乎并不具有实质优势。”

我决定亲自进行一次实验，以便有理有据地告诉大家腌渍期间发生的事情。一款“莱姆急速腌肉机”（Rhyme of the Instant Marinator）居然售价24.95美元，还需要运费，所以我决定制作一款自己的真空腌肉机，用透明的醋瓶子和一个梵酷（Vacu Vin）[①]抽真空机：一个由泵和瓶塞组成的装置，用于抽走红酒瓶里的空气，大概是为了让红酒若干天再打开后不被氧化（我没有测试用梵酷抽走瓶子里的空气后，红酒是否真的能保存更久，对此我持保留意见。不过使用它让我感觉很高级）。

我在瓶子里放了一些模拟腌料（有水、醋和绿色食品着色剂），又放入几块牛后腹肉排，塞上梵酷瓶塞，连上手动泵，然后抽出空气（请注意，泵能够减少容器中的空气量，但是无法创建一个真正的真空环境，也就是没有丝毫空气的空间。任何一台泵都能减小空气压，形成半真空环境）。

抽走空气时，我看到肉块居然漂了起来，浮在腌料表面！这时肉上出现了许多气泡贴在肉表面，仿若许多个微型救生圈托着肉块浮起来（气泡很小，无法独自浮到表面，因为它们不得不因其表面张力而附着在肉块上）。

正如预料中的一样，肉块孔和血管中的空气被抽了出来，并且压缩在一起，并没有延展开来。

重复试验中，肉块同样腌渍了5分钟或更久。之后我让空气回到瓶内，此时由于气压大于气泡的内部压力，大多数气泡都消失了，肉块立即沉了下去。

---

① 荷兰创意厨房与红酒用具品牌，最先发明真空存储葡萄酒方法。——译注

但肉块下沉是因为附着的气泡消失了，或是气孔吸入了一些腌料而变得更重了，就像一块受到挤压的海绵突然在水中得到了释放，并且完成了腌渍流程吗？

我从腌料中取出了肉，并用刀片切成薄片。尽管连接组织和表面结缔组织带有绿色，但肉里几乎没有着色剂的痕迹。

所以是否要购买真空腌肉机，想必大家都有了答案。正如美国农业部的研究所示，释放真空后肉里吸收的任何少量腌料，无论腌渍多久，在烹煮时很可能都会消失。

不要被真空腌肉机所蒙骗。

## 腌泡裙排法士达（Fajita）

裙排位于隔开动物胸腔和腹腔的横膈膜部位，此处肉味十足。原先很难买到这个部位的肉，不过自从法士达成为流行菜品之后，超市就有售卖裙排了。裙排肉质干瘦，带有劈裂纹，切块质地坚硬，进行腌渍处理再合适不过。

墨西哥俚语中，法士达是一种小号的腹带、腰带或宽腰带。之所以命名为“法士达”，是因为它是用墨西哥玉米饼包裹肉和其他食材，而包裹形状酷似腰带。

配上一堆玉米片以及一碗热黑豆或是清凉的黑豆沙拉就更完美了。

- 2 大匙橄榄油
- 2 大匙鲜榨酸橙汁
- 2 瓣蒜（粗切）
- 1 根魔鬼辣椒（去除种子和叶脉，粗切）

- 2 小块或 1 大块裙排肉，总重约 900 克
- 2 大颗甜洋葱（切片）
- 12 个面饼或玉米饼（每个直径 20 厘米）
- 粗盐和现磨胡椒粉
- 墨西哥鳄梨酱（配菜用）
- 莎莎酱（配菜用）

1. 用小型食品加工机或搅拌机搅拌橄榄油、酸橙汁、大蒜和魔鬼辣椒，直到打成均匀的浓浆。将裙排肉放入不会发生反应的盘子或可密封塑料袋。在裙排两侧抹匀混合物。盖上盖子或密封好放入冰箱，腌渍 2 小时（至少）至 8 小时。烹饪前恢复至室温。
2. 预热明火烤架或烘烤用具。预热烤箱至 150℃。
3. 用烤盘或明火烤架烘烤洋葱切片，并让烤箱保持温暖。用略湿的茶巾包裹玉米饼，放入派饼烤盘或烘烤板，然后放入烤箱加热和蒸干。
4. 用烤盘或明火烤架烘烤裙排肉，翻一次面，每一面烘烤约 5 分钟，或更短时间至五分熟即可。将烤好的肉移到切菜板上，静置至少 5 分钟。
5. 取菜刀，刀刃与切菜板保持斜角，逆纹切薄片。用粗盐和胡椒粉调味（粗盐能让肉更有嚼劲）。
6. 就餐宾客可以自己制作法士达。拿起一张玉米饼，放上几块肉条，配上烤洋葱，再各加上几勺墨西哥鳄梨酱和莎莎酱，卷起玉米饼，手卷法士达就做好了。

**本食谱可制作 4 人份**

## 红烧为什么需要先将肉炒至焦黄？

*差不多所有烹饪方法我都了解过，包括煮、慢炖、蒸、烤、烘焙、煎炒和烧烤。有些方式属于湿热烹调，有些则为干热烹调。我想了解一下红烧是怎么回事，这种方法既像是湿热烹调也像是干热烹调。红烧到底属于哪一种？还有相较于其他烹调，这种方法有什么特别之处吗？*

要了解湿热和干热烹调，那选择红烧就对了。红肉、鸡肉、鱼肉和蔬菜都能用来红烧，不过此处将仅限于红肉。

我个人的红烧方法有两个步骤：先将肉块炒至焦黄，强化风味；然后慢炖，让肉软化。完成之后，就是一锅肉质软嫩、多汁味美的蔬菜炖肉块或油焖肉块。跳过炒至焦黄的第一步，就会错过独特的风味。然而，许多美食作家在介绍红烧时，只会提到用电炖锅和电焖烧锅来湿热烹饪。在这类介绍里，肉块没有经过焦黄步骤，因为此类设备并不具备高温灼热功能。大家可以用长柄平底锅来轻煎肉块，然后加一些水刮起锅底的焦肉屑，连肉带汤一并倒入焖烧锅。不过，单用焖烧锅免去了多洗一个锅的麻烦。

当然，要不要先炒至焦黄，取决于大家。许多红烧食谱都跳过了这一步骤，也能做出不错的味道。

法语中的红烧（braise，发音时，重音放在第一个音节）一词意指“发光的煤块或余火未尽的木块”，而这些燃烧的木块常用于烹饪啤酒炖肉、红酒炖肉或炖菜，或作为燃料为长时间慢炖的带盖厚底锅提供热能。红烧是为了让“食古不化”的胸脯肉、厚肉块、牛后腹、臀腿肉等硬肉块入味。

下面我们先来进入“炒至焦黄”的步骤。

爱尔兰和阿巴拉契亚山脉的传统民谣歌唱爱情时会唱到“我的爱人，头发乌黑”，不过对于大多数美国人而言，爱人的头发都是棕色的。所以表面焦黄的肉、棕黄色面包片或略带焦黄的面包屑（常常还会浪漫地称呼为“金黄色”）才是美国人的“菜”。烤出焦黄色的面包片，味道可要比没烤过的好很多，火烤牛排的味道同样完胜煮牛肉的味道。长期以来，人们都会通过加热让食物带上焦黄色，以此强化食物的风味。跳过焦黄步骤，直接慢炖肉块和蔬菜，那红烧成品的味道会大打折扣。

红烧第一阶段：取厚底锅（例如荷兰烤锅，随后将进行讨论），倒入少量油加热，并将肉块所有表面炒至焦黄。在煎炒期间，肉块会发生一系列复杂的化学反应，最后变成焦黄色。这些反应以路易斯·卡米拉·美拉德（Louis Camille Maillard，1878—1936）命名，称为美拉德反应。这位法国（显然是法国人）化学家将第一步总结为果糖、乳糖、麦芽糖和葡萄糖等所谓的还原糖与蛋白质发生的反应。

具体说来，第一步发生的美拉德反应，由糖分子的特定部分（其中的羰基）和蛋白质分子的特定部分（其中一个氨基酸的氨基）完成。第一步完成之后，一系列同步且连续的复杂化学反应会延续美拉德流程，形成一锅由最终化合物组成的大杂烩。这些化合物中有许多是暗色系的聚合物，其大多数都带有香味，但也有些带有苦味，甚至更糟糕地引起突变——增加可遗传性基因损伤的风险。

同其他无意成为专业食品化学书的书籍一样，本书针对美拉德反应的解释也必须到此为止了。因为这些反应过于复杂，化学家仍在试图分离和鉴别参与其中的大量过渡化合物和最终化合物。迄今为止，在美拉德反应中分离出的各类化合物已超过两百种。

把读者送进“糖基胺、脱氧邻酮醛糖和阿马多利重排”的迷宫，然后撇下大家站在那块无人之地，望着眼前的死胡同，这对于作者来说毫无意义。大多数化学家（我本人位列其中）只会提及最后形成的黑褐色——含氮化合物蛋白黑素（英文为 melanoidin，源自希腊语 melas，意指黑色或极暗），以此来避开这一复杂的话题。

现在步入红烧的第二阶段，此时需要在完美褐变的肉块中以及另外煎熟的蔬菜（当然是在做了菜的前提下）中倒入少量高汤、红酒、西打酒或啤酒等。就在此时，红烧与焖炖烹饪方法开始分道扬镳，红烧烹饪只需要用到少量汁液，而以焖炖烹饪时，肉块和蔬菜则需要完全浸在汁液中。肉块在红烧汁液中慢炖时，会产生水蒸气，并在锅盖内侧凝结，最后形成水珠再滴落回锅内，持续以略低于沸腾的温度滋润肉块。高温结合蒸气，会将肉块中的一种重要蛋白质胶原蛋白转为另一种形式，即形成明胶。

在哺乳动物体内的蛋白质中，大约 20% 至 25% 为胶原蛋白，主要存在于结缔组织；哺乳动物的骨骼肌和骨骼由肌肉纤维以及坚硬的肌腱和韧带牢牢固定在一起，而胶原蛋白就是这些组织的护套。胶原蛋白的所在位置，就预示着肉会因它而更坚韧，但湿热烹饪（即在红烧汁液中受热），胶原蛋白分子会经历一次蜕变。胶原蛋白的三螺旋结构外形酷似三股编起来的意大利面，在水中受热时会分解为一团团杂乱的小线圈，就像一堆超小号弹簧。这些线圈就是明胶的分子。明胶比胶原蛋白软，这种蛋白质的锁水能力惊人，能以其线圈结构困住数倍于其重量的水分。

任何普通果冻的成分说明都能证明这一点，只消 8 克明胶（其余成分为糖），就能锁住两杯水（237 克）。这些水分（几乎是明胶重量的 30 倍）完全被吸收，冷却后就会形成半固态胶体。

红烧烹饪同时捕捉了美拉德反应和明胶的妙处，让菜品富有美拉德反应的褐色和美味，并带上了明胶的软嫩口感，这也是任何烹饪方式都无法兼具的。

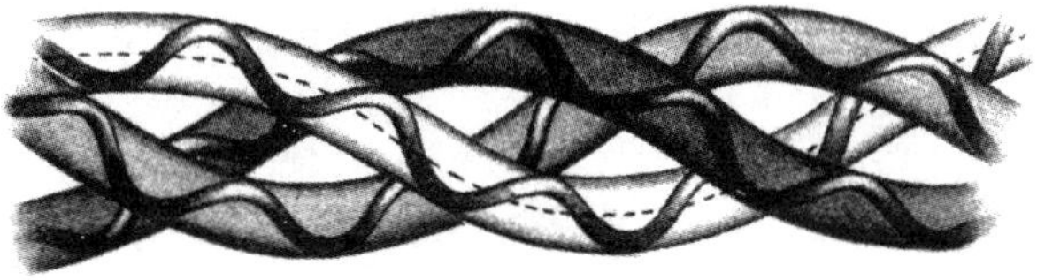

**胶原蛋白分子的三螺旋结构。经过湿热烹饪，绳股会展开，并分解成一段段的线圈——明胶分子。**

## 科学边栏：罗伯特的褐变规则

美拉德褐变和焦糖褐变或焦糖化反应很容易产生混淆。对于美拉德褐变（亦称为糖氨褐变）而言，糖分子的羰基和蛋白质分子的氨基都必须存在才能发生。美拉德褐变反应在高温下能够加速，但 50℃的温度即可促成褐变反应。这些反应甚至在室温条件下也能缓慢进行，例如因老化而发生褐变的食物。

相较之下，纯糖或其他碳水化合物在缺少氨基酸或其他含氮化合物且高于120℃的温度条件下发生的褐变反应，则完全是另一种复杂的化学反应，即**焦糖化反应**。貌似有许多主厨喜欢使用**焦糖化烹饪**，并无差别地用这种烹饪方法来介绍那些烹饪后会褐变的所有食物。但是红肉、禽肉、鱼肉、蔬菜等富含蛋白质的食物都不会焦糖化，它们只是发生了褐变。褐变一词没那么花哨，但至少用法很准确。

第三种食物褐变名为**酶促褐变**，顾名思义，就是由食物中的酶促成的褐变。切块后的苹果或鸭梨表面，由于其破裂的细胞释放了酶，就会发生这样的褐变。

---

**吃货字典：**胶原蛋白——听着就像某种保健品牌。

---

## 炖小牛胫

在湿热烹饪过程中，包裹着骨头且坚韧的结缔组织中的胶原蛋白会被软化，变成均匀的明胶，而本道食谱即是最佳例证。

烹饪时，要选用家里锅底最厚的荷兰烤锅（优选搪瓷铸铁锅）。选购牛胫骨时，要确保每块骨头中心的骨髓都充盈，有些骨头没有骨髓。要为每位就餐者配上一把细长的小刀（龙虾叉可以叉起骨髓），以便他们取出奶油状的骨髓。将骨髓涂在吐司上或撒上盐和胡椒便十分美味。牛胫骨要搭配烤意大利玉米糊（参见第223页），并以硬皮农夫面包作为传递菜品。

- 4至6根带肉小牛胫骨，每根约230～340克，厚5厘米左右
- 约½杯普通面粉

- 约 4 大匙橄榄油
- 盐和现磨胡椒
- 1 块鳀鱼鱼片
- 4 瓣蒜（切片）
- 2 根小胡萝卜（去皮切片）
- 1 个洋葱（切片）
- 1 根芹菜秆（切丁）
- ½ 杯干白葡萄酒
- ½ 杯番茄泥

调味料：

- 2 大匙新鲜的欧芹碎
- 1 瓣蒜（切碎）
- 1 大匙柠檬皮碎
- 盐和现磨胡椒

1. 将烤箱预热至 160℃。
2. 在小牛胫骨表面两侧涂抹面粉，并抖掉涂抹过多的部分。取大号厚底荷兰烤锅，以中火加热 1 分钟。倒入 2 大匙橄榄油和 2 块小牛胫骨，每面煎烤 4～5 分钟至焦黄，加盐和胡椒粉调味，然后再倒入另外 2 块小牛胫骨，以同样方式进行处理。4 块小牛胫骨共需 15～20 分钟。
3. 倒入剩余的 2 大匙橄榄油和鱼片，在油锅里将鱼片捣烂，并倒入大蒜、胡萝卜、洋葱和芹菜，调至中小火烹煮约 10 分钟或直到煮透，其间不时搅拌。

4. 倒入小牛胫骨，单层平铺在蔬菜上面。取小碗搅拌白葡萄酒和番茄泥，然后再倒入锅中。
5. 盖上锅盖（确保密封性良好），然后将锅放入烤箱。烘烤 1.5 至 2 小时，或直到牛肉软嫩并从骨头上脱落，锅内汁液已经浓稠。烘烤期间，如快要干锅，可添加少量白葡萄酒和清水。
6. 配制调味料：准备上菜前，将欧芹、大蒜和柠檬皮碎倒入一个小碗中拌匀。
7. 准备上菜时，将胫骨倒入一个预热过的深盘中，并盖上盖子保温。一些厨师喜欢滤掉汤汁，但其他人喜欢保持原样，所以根据自己的喜好决定是否滤汁。将调味料拌入汤汁，并用盐和胡椒调味。以中火加热锅，焖炖 2 分钟。
8. 将汤汁浇在牛胫骨上，然后上菜。

**本食谱可制作 4 大份**

## 科学边栏：为什么是褐变？

用平底锅或明火烤架烤焦牛排时，为什么牛排不会发生“绿变”，或者“红变”？

首先需要注意的是，褐色可以说只是深黄色。因此，烹饪过程实际上是让食物“变深黄”了，换言之就是加热调出了一种黄色浓度很高的化合物。

那么，为什么是黄色呢？物质会显现出黄色，是因为它主要吸收了太阳光（我们称之为“白光”）全光谱中的蓝光。一部分蓝光被吸掉，反射回人类眼中的光就会带有更多的互补色——黄色。

但是为什么人眼会“褐化”主要吸收了蓝光的食物呢？不要掉队，马上就要揭晓谜底了。

当分子从所在的台阶“跃升”到更高层（看似进阶，实则退步），进入更高的能量状态过程中，分子会吸收一“块”可见光能（**光子**），吸收任务由分子的电子完成。各类分子中的电子偏好不同，对于要吸收多少特定的能量——有意跃升的特定阶梯数量——有意且能够吸收的特定光能，可谓各有苛求。这就是量子理论。

美拉德反应和焦糖化反应中产生的高分子化合物由非常大的分子组成，这些分子会紧紧地抓牢其电子，并因此能主要吸收光能最高的光子。在全色中，人眼能识别的光能最高的光是蓝色，故而当蓝色被吸走，其他颜色看起来就会发黄，或是更浓的褐色。

## 高汤怎样煮才好喝？

烹饪书上说，制作高汤时，应用冷水煮棒骨和蔬菜，因为冷水更利于发挥食材的味道，但这种理论有悖于我的常识。大多数物质在热水里不是更容易溶解？

的确有很多烹饪食谱推荐这样做。你可以试着不开火慢炖，光是把调料浸泡在凉水里，看看多久才能制出高汤，或是看看用凉水要多久才能泡好一壶茶。

不过照搬食谱前，劝大家三思。大家可曾听说过“环保型天然”太阳茶？这种茶饮是将茶包放入用玻璃罐盛装的凉水里，然后再将玻璃罐放在太阳下暴晒酿泡数小时。79℃的水温再加上水里的有机物，非常适合细菌繁殖，而且“暖入人心的阳光”更适合写写诗词、歌颂生活，在沏茶方面起不到任何作用。为安全起见，沏茶还是要用水温超过91℃的开水。

烹饪书籍在介绍如何从肉或鱼骨或蔬菜中提炼出一锅风味满满的浓缩液（即高汤）时，基本不会解释烹饪步骤背后的原理。烹饪书籍旨在帮大家完成一道菜，不多做解释无可厚非。只是如果帮助学习者理解了背后的缘由，而不是指指点点地告诉你“照这样做”“不要那样做”，那学习者也能够更快地牢记步骤。在理解了烹饪背后的缘由之后（本书的初衷即是让大家了解背后的科学），也许下次就不需要任何烹饪书籍，凭借这些知识即可在厨房里探索出一条自己的路。

高汤有“褐高汤”（将棒骨肉或蔬菜放入锅里之前，先放入烤箱烘烤）和“白高汤”之分（实际上算不上白色，只是并非褐色而已）。用小牛肉熬成的高汤通常是褐色的，用鸡肉和蔬菜熬成的高汤往往就是白色的。

在慢炖之前先以干热烹饪法烘烤棒骨肉能带来一种特别的味道，这得益于美拉德褐变反应（肉类和棒骨上附着软组织中的蛋白质与碳水化合物发生的化学反应，参见第288页“红烧为什么需要先将肉炒至焦黄?”）。未经过美拉德褐变的高汤也就不会带有这些味道。此外，高水温慢炖时，湿热烹饪的味道也会得到释放。

下面来介绍一下常见高汤烹饪方法背后的原理。

- **棒骨肉和蔬菜入锅时水温要凉**。“凉水逐渐煮沸最能释放味道”，这种说法完全是错误的。在释放味道方面，凉水并不优于热水。若将棒骨肉和蔬菜直接扔进热水里，在随后慢炖阶段，一些味道丰富的蛋白质将难以得到释放。所以没有选择热水的做法会让高汤味道更佳。

再来说说具体原因。

受热后，蛋白质会重新得到配置（**蛋白质变性**），即蛋白质分子卷曲的外形会先展开来，然后再重新结合，形成更为紧密、复杂的结构。相较于其最初的结构，此时用水炖更难从变化后的凝结结构中释放味道丰富的蛋白质。所以为了让高汤味道浓郁，就不能一开始就用热水让蛋白质加速变紧。

凉水下锅的棒骨肉和蔬菜，水溶蛋白质部分（有些蛋白质可溶于水，有些则不能）就在因蛋白质变性而变得不可溶解且难以释放味道之前，有足够的时间在水中进行分解。此外低水温能让一些我们不想要的水溶杂质（例如血水）获得时间来分解，随后这些杂质会在水开时凝结在一起（布料上的血迹要用凉水浸泡亦是同理，因为热水会让蛋白质凝结，从而让血迹“固定”）。

冷水逐步变热的过程中，这些不受欢迎的蛋白质会慢慢地在液体中凝结，形成相对大块的黏性物质颗粒。与此同时，棒骨肉上的脂肪部分会熔化并浮到水面。在上升过程中，油脂会遇到凝结的蛋白质颗粒，然后像救生衣一样裹住这些颗粒一同漂到表面，形成油腻的浮沫，我们可以将之撇掉。

另一方面，如果一开始就以热水下锅，杂质蛋白质会更快速地凝结，形成的黏性物质颗粒会更细小，它们不会沉淀，熔化的油脂也无法将其裹挟。这些颗粒会悬在液体中，让汁液混浊。不过多说无益，出于自身原因，许多主厨还是会在热水中下菜。

- **倒入的冷水刚好没过棒骨肉即可**。过多的水会稀释高汤的味道；当然，大家肯定想让食材释放出足够浓郁的味道，然而水太少，会有部分棒骨肉露在外面。尽管棒骨肉的味道会留在高汤里，但水分只会摄取浸泡其中的物质的味道，露在外面的棒骨肉就会干柴，让高汤变黑或变色。要确保水量充沛，在焖炖过程中蒸发掉的水分，必须予以补充。
- **水一烧开，就立即调至小火慢炖。焖炖时不能让锅内液体沸腾**。为什么**慢炖**高汤不能让液体沸腾呢？主要原因是沸腾的水会搅动那些由脂肪包裹着的、由凝结蛋白质组成的黏性物质团，变成细小的颗粒，钻过撇油滤网，让高汤变得混浊。

牛肉和小牛肉高汤需要慢炖的时间最久（6 小时至 8 小时），因为它们的骨头相对较大，且相较而言，其带有味道的化合物不易溶于水。所以牛棒骨应切成 7 厘米至 10 厘米大小。鸡肉骨头较少，所以鸡汤一般需要慢炖 3 小时至 4 小时，而鱼汤和蔬菜高汤慢炖时间更短，只需要 30 分钟至 45 分钟。慢炖的目的是尽可能释放美味，并尽可能地将结缔组织的胶原蛋白转换为能让高汤顺滑浓香的明胶。

但慢炖过久，有些带有味道的化合物就会开始分解，或是变得不那么美味（尤其是鱼汤，相较于其他陆生动物，鱼的肌肉蛋白十分不稳定）。餐厅主厨制作高汤时，可能会慢炖至少 6 小时至 8 小时，甚至还会取出食材后继续收汁。但对于普通家庭来说，高汤慢炖 3 小时至 4 小时即可。这个时间段能在凝结出最多的明胶的同时，保留最佳风味，而短于这个时间段，则会略微稀薄、味道欠佳。

- **撇去不时出现的浮沫**。先前已介绍过浮沫里含有大量不可溶解的蛋白质凝块，不过这些物质无毒无害，只是看着会影响胃口。如果烹饪期间任凭其在水里翻滚，那蛋白质会更加紧实，形成黏糊糊的灰色微粒，大部分都会顺着水位线粘在锅内壁，好似浴缸上的一圈污垢（请不要见怪）。

撇油时，要用细网制成的撇油网，不要用任何形式的勺子。大漏勺会让浮沫全部掉下去，实心汤勺不只舀走浮沫，还会带走漂在表面且应随后再处理的味道丰富的脂肪层。撇油网的网孔大小刚好只够捞走浮沫。

按照要求的时间慢炖之后，舀出棒骨肉和蔬菜（实心汤勺现在派上了用场），用两层或三层厚的薄纱棉布过滤锅内剩余的高汤。

大家可能会有疑问，既然都要过滤，又何必担心汤汁会混浊呢？这是因为即使是多层薄纱棉布，也不能剔除会让高汤混浊的极细悬浮颗粒（胶质体）。

- **迅速冷却高汤**。高汤也是细菌喜欢的美味，可谓是完美的细菌培养基。缓慢的冷却过程，会让高汤过久地处于 40℉到 140℉（4℃至 60℃）这一适宜细菌生长的温度条件下（另参见第 302 页“油炸食物不太容易滋生细菌?”）。

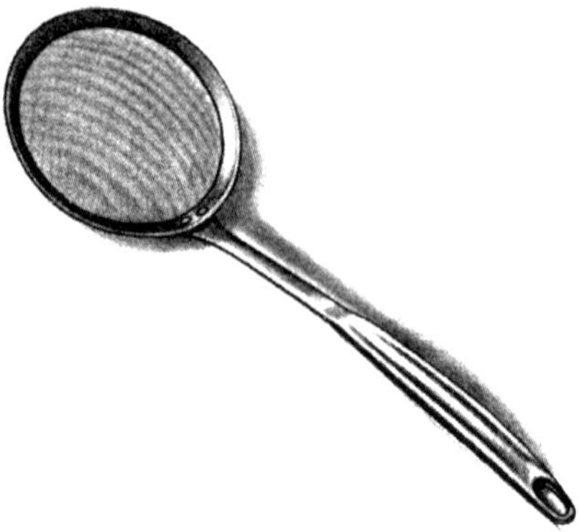

**卡福莱品牌的不锈钢细网撇油滤网不会带走味道丰富的油脂层，是撇去高汤浮沫不可或缺的帮手。**

餐厅后厨配备的深水槽都装有溢流管，可以将一大锅热乎乎的高汤放入水槽，用流动的冷水来为其降温。对于家庭厨房来说，则可以将锅放入洗碗池，池内装一些冷水，水位高度与锅内的高汤液位保持一致（水位高出锅内液位，锅就会漂起来），定时搅拌高汤，如果洗碗池内的水变热了就重新换冷水。

- 将经过滤且已冷却的高汤放入冰箱，捞走浮在表面的凝固油脂。这一步不只是为了缓解“恐油症患者”内心的恐惧，而且是因为油脂在凝固时能圈住所有油性浮沫，以便我们捞净先前撇油时的漏网之鱼（这些浮沫附着在凝固油脂的底部）。但油脂味道丰富，大可手下留情，留下部分油脂是可取的（尤其是鸡汤）。

无论如何冷却高汤，切记不能把热腾腾的锅直接放入冰箱。

一大锅液体含有大量热量，会加热其中的所有物质，加速食材变质。放入冰箱之前，务必要按照上述方法整锅冷却，或另取小号密封容器分成若干份冷却。分成小份后，高汤有了更多接触冷却空气的表面，冷却速度也就会更快。

撇过凝固的油脂之后，就可以根据平时做饭时需要的量按比例把高汤冷冻起来，方便拿取解冻，为汤羹、酱汁增稠，或“滋润”意大利肉汁烩饭等美味。

## 科学边栏：慢炖和煨

当看到不时有气泡升到水面翻腾时，即代表着正在慢炖。气泡就是一小袋水蒸气，形成于温度最高的锅底部。形成后的气泡就会开始向上升，但大多数气泡都无法触及水面，在上升之旅中它们会降温，变回液态并崩裂。而我们认为的“真正气泡”，则是那些一路走到底，浮到水面的气泡。

一些烹饪书籍在介绍慢炖时会试图定义一个特定的水温，关于温度值的分歧常常很大，不过大约都低于212℉（100℃）。但慢炖锅的准确温度取决于灶具、锅及锅内食材的特性，而且不得不提及所在地的海拔和气候因素（低大气压环境下的水沸点也低）。那么，既然要测量具体的慢炖温度，又该测量哪个部位的温度呢？测量锅底部温度最高的高汤温度？还是要往上一些，温度稍微低一点儿的位置？

所以不要在意特定的温度了。不时冒出的少量气泡即可作为已进入慢炖阶段的依据。

法国的厨师在对待慢炖带有固体食材的汤或炖肉，以及慢炖水、牛奶或较稀的酱汁等液体时会加以区别。前者他们会用动词“文火慢炖”（法语为 mijoter，基本与英语中有“慢炖”之意的 simmer 同义），但面对没有什么肉块或蔬菜“冰山”阻挡视线的一锅“汪洋”（液体），很明显处于慢炖和冒气泡前的阶段，法国厨师则会称之为“煨”（法语为 frémir，英语中有“颤动”之意的 quiver 或 tremble 同义）。

在锅内液体马上进入慢炖状态，但还没有气泡冒出之前，贴近观察正在加热的水面会发现轻微的波动，有人认为这是水在微笑。波动由**对流**引起，热水羽流升起时穿过冷水区域升到水面，并向空气中释放了部分热能，然后因温度较先前有所下降而下沉。液体表面轻微的波动，就是这些热水羽流掉头沉回锅底时产生的可见震动。

煮鸡蛋时鸡蛋会浸没在水中，而且其平均水温略低于慢炖时的水温，因此鸡蛋可以说是在略低于沸点的水温中煮熟的，或者可以说是煨熟的，而非以文火慢炖的方法煮熟的。

## 油炸食物不太容易滋生细菌？

为什么针对迅速冷却汤羹或高汤的提示，都会提醒大家小心滋生有害细菌？可是食材经过了足足几个小时的慢炖。要是冷却时储存容器一直盖着盖子，新的细菌无法入内觅食，是不是就不存在细菌的问题了？

很遗憾，你的做法并不能避开细菌。212℉（100℃）的温度条件不能杀死所有的细菌。有些细菌会以几乎无懈可击的生物膜作为护盾，从而存活下来。这类细菌称为芽孢。

大多数细菌种类会通过双裂变——一个有机体分裂为两个完整的新有机体——来完成繁殖再生，所以细菌的增长速度呈指数级别。举例来说，就是一旦细菌开始生长，其数量就会从 5 000 变为 1 万，再变为 2 万、4 万……每 10 分钟就能翻倍 1 次，直到每毫升汤羹或高汤中的数量可达到 100 亿，而这时营养物质已消失殆尽。

遇到不适合细菌多产、不停繁殖的环境，有些细菌（以及霉菌）种类可以变成细菌芽孢——一种几乎坚不可摧的休眠体——蛰伏起来，等待这段困境结束。因为有角质状的坚硬盔甲作为护盾，即使遇到沸水淋浇、营养匮乏、干旱、寒潮、紫外线照射等灾难，甚至在重金属摇滚乐的轰炸下，细菌芽孢都能撑得过去。一旦环境有所改善，例如高汤温度降到适合滋生的舒适温度，芽孢就会蜕变为完整的新细菌，一如既往地开始繁衍再生。

土壤、水源和人体及动物消化道中常见的芽孢类致病属细菌是**梭菌属**，引起食物中毒的**产气荚膜梭菌**尤为常见，形成肉毒杆菌毒素（已知的一种最强剧毒）的**肉毒杆菌**较为罕见。梭菌属细菌不需要氧气，实际上它们在空气中无法存活，所以锅内的高汤可谓良好的生长环境。

杀灭芽孢需要的温度远高于 212℉（100℃），所以医疗外科器械必须在高压灭菌器（一种高压蒸汽炉）中杀菌。在较高的压力下，水在较高的温度下才会沸腾。压力蒸汽炉一类的灭菌器属于密闭容器，沸水产生的蒸汽压力累积足够后，会将沸点温度提高到 250℉（121℃），这一温度足以杀灭最强的细菌芽孢。

出游国外的经历中，我的胃碰到不少偶感不适的情况，应该说我的胃对当地食物中的微生物十分敏感，所以我一直都在尽可能地选择经过高温煎炸的食品，好在各地最佳小吃通常都是这类食品。

对于梭菌芽孢来说，食品罐内可是一个非常不错的无氧繁育场所。所以在罐装和密封之后，罐头食品会在高压蒸汽水锅或压力蒸汽炉内以 116℃至 121℃的高温条件进行杀菌。如果杀菌不彻底，活菌在罐头内生长会形成氢气，导致罐头胀气。食品罐头受到外部压力，一端（通常是外包装较薄那一侧）即鼓胀凸起，即使是略有凸起，那大可练习一下投篮，将它朝着最近的垃圾桶投去。

## 在骨头汤里加些柠檬汁能溶解更多钙吗？

我妈妈说在熬高汤的时候倒一点柠檬汁、醋或者红酒等酸汁能释放更多骨头中的钙。这样做有效吗？

有效，但效果甚微。

骨骼由两种物质结合形成：一种是柔软的有机细胞和蛋白质，熬汤时会有部分释放到液体中；另一种是坚硬的无机矿物质，不会明显溶解于水中或丰富汤的味道。骨骼和牙齿中含有的这种矿物质主要是羟磷灰石，这种磷酸钙化合物会受到酸性物质的腐蚀，例如牙科医生发现蛀牙时，会告知你酸性物质（由细菌生成）腐坏了你的牙。

除非汤里加了极强的酸性物质，否则要溶解大量磷酸钙需要花上很长时间。即使煮再久，少量的柠檬汁、醋或红酒等这类相对较弱的酸性物质都不会让骨头释放太多的钙。

要是想找点乐子的话，可以试试这个方法：在带盖子的罐子中倒入未稀释的醋，将煮好且洗干净的鸡骨头（鸡腿骨最佳）浸泡其中，静置四至五周。质地坚硬的羟磷灰石会被醋酸充分溶解掉，留下的大多是柔软的有机物质，鸡骨头会变得非常柔软。你可以叫来朋友，当面表演能弯曲的鸡骨头，让他们大吃一惊。

告诉他们你买到了一只橡皮鸡。

## 烹饪时倒点红酒能增添味道吗？

*“炒菜时倒点红酒能增添味道，因为有些风味元素不能溶于水，而酒精能溶解释放这部分元素。”我常看到这类说法。我是一名化学家，在我看来这并不正确。这种说法到底对不对？*

我与之交流过的主厨们都认为这种观点有一定道理。而且从表面来看，情况的确如此，许多不溶于水的物质确实会溶解于酒精。

然而，这一说法是错的。烹饪时用红酒调味的真正原因，在于好红酒本身浓郁的味道就是一种调味品，并不是它会溶解什么风味元素。

关键在于红酒是一种酒精和水的混合物，其中酒精不再是纯酒精，水也不再是纯水。二者混合在一起成为酒精和水的混合物，其特性与彼此先前的纯粹状态截然不同。

例如，混合均等数量的酒精和水，混合物的黏稠度将是纯酒精或纯水的 2.5 倍以上。因为酒精分子和水分子形成了氢键，彼此吸引并黏附在一起。它们无法再像先前纯粹状态下受阻较少的分子一样自由地流动。混合物的特性（包括是否能进行溶解），因酒精的比例而异。某种物质能在纯酒精或纯水中溶解，并不意味着它一定会在某种酒精和水的混合物中溶解。

结束纸上谈兵，下面来进行实证。

胭脂树籽（别名胭脂树果）是热带常青灌木胭脂树的种子。它们外部带有膏状的油脂，其中含有一种颜色介于深黄色和橙色的类胡萝卜素色素，名为胭脂树橙。这种色素可溶于油脂和酒精，但不溶于水。胭脂树橙是经美国食品药品监督管理局批准的着色剂，用于奶油、人造黄油和精制干酪等脂类食品。在本次就此进行的实验实证中，我使用了可见度很高的胭脂树橙，以此模拟食品中酒精可溶解的味道元素。

我分别在 4 个小号试管放入 5 粒胭脂树籽，并在每个试管中倒入了 15 毫升的水、酒精含量 13% 的霞多丽（葡萄酒）、酒精含量 40%（80 度）的伏特加以及酒精含量 95% 的纯乙醇。随后我将试管于室温下静置多天，不时摇动一下。

下面是试验结果：无论是水还是红酒，都没能溶解出胭脂树橙的颜色。水依然无色，白葡萄酒也依然保持本色，就是白葡萄酒的颜色。伏特加溶解了少量胭脂树橙，带有淡黄色，而酒精含量 95% 的纯乙醇则变成了深黄色。

结论：红酒——即使未经稀释——无法溶解或“释放”胭脂树籽可溶于酒精的颜色。酒精含量必须要达到 40% 或更高，才能浸泡出可见的胭脂树橙颜色。但是烹饪时，我们不会使用这类高浓度的酒精。即使在酱料中倒入半杯伏特加，酱汁中的酒精含量也会被稀释到5%左右，这个浓度甚至低于酒精浓度未经稀释但完全不起效果的红酒。

得出室温情况下进行的试验结果之后，我们再来看看高温烹饪条件下的试验结果。

尽管大多数物质在较高的温度条件下更易于溶解，但现实总是残忍的，氢键终究存在。热的纯酒精能在较高温度条件下提取更多可溶于酒精的化合物，而热红酒依然无能为力。所以“红酒释放味道”的说法站不住脚。

不过，除了红酒本身内在的味道之外，红酒中的酒精可以增加风味。烹饪时，酒精可以与食物中的酸性物质发生反应，形成一种带有果味的酯类芳香物质。找一个密封的瓶子，倒入一些变性乙醇（五金店和油漆商店有售）与醋（醋酸），然后用力摇动就能证实这种香味。摇动几分钟后，小心翼翼地打开瓶子，闻一闻，除了酒精和醋香之外，瓶子里还带着一股醋酸乙酯的果香调，这是一种菠萝果香中含有的酯类物质。

热锅中的酒精还会和氧化物质发生反应形成乙醛，这种化合物能散发出杏仁、肉桂和香草的香气。醋酸乙酯和乙醛都会带来最初食材并不具有的新味道。而且与普遍认知相左的是，酒精始终不会“蒸发净尽”，它们有大把时间参与这些化学反应。

所以尽情用红酒来烹饪红酒焖鸡和勃艮第牛肉丁吧，它能增添多种风味，就是别指望它能为锅里的食物“萃取”或“释放”任何溶于酒精的风味元素。

仔细想来，我们为什么一定要把食物中带有味道的化合物释放出来呢？要是某种食物带有这种味道，无论是块状还是液态，我们咀嚼的时候自然会品尝得到。

## 科学边栏：有关溶剂、溶解物和溶剂化

对于一种可溶性物质（即**溶解物**），在酒精等液体（即**溶剂**）中溶解时，溶剂的分子必须包围每一个溶解物的分子（即**溶剂化**），好比一群饥饿的食人鱼将猎物拖下水底一样。但要是酒精中掺了水，则二者间的氢键就会影响酒精分子溶解该溶解物分子的能力。因此，酒精和水的混合物无法有效溶解纯酒精能够溶解的物质。

此外，水里的酒精含量越低，溶解能力就越差。例如，在 1 夸脱红烧汁里倒入 ½ 杯酒精含量为 12% 的红酒，酒精浓度会被稀释到 1.5%。水分子数量几乎以 200∶1 的压倒性优势超过酒精分子数量，酒精分子根本不足以聚集在溶解物分子周围来进行溶解，溶解物周围反而聚集了特别多的水分子。

## 明火烧烤该用炭炉还是气炉?

我在选购花园烧烤炉，在气炉还是炭炉之间徘徊不定。为此我咨询了其他人，但有人坚定地说气炉好，有人则强烈推荐炭炉。您能给我一些客观意见吗?

尽管本书竭尽全力避开那些争论不休的话题，但这个有待做出选择的问题太重要了，而且面对如此迥异的两个“候选方案”，我不得不就我们这个时代最具争议的话题——用气炉还是用炭

炉？——表达一下自己的立场：我完全赞同炭炉。

请注意：以下内容无意煽动大家购买炭炉。还请读者谨慎选购。

如今烤炉大热（故意为之的双关语，不知读者是否能感受到其中微弱的关联性），我家书架上就摆着 11 本要用到烤炉的烹饪书。不过这些书的作者都睿智地带过了两个关键点：一是明火快烤（grilling）和慢火熏烤（barbecuing）并不同；二是使用的燃料并不总是一样的。

当发现几乎没人知道明火快烤和慢火熏烤存在区别之后，烹饪书籍就开始同时介绍两类食谱，以便尽可能地全面覆盖读者中花园烧烤界的埃斯科菲耶。鉴于美国估计有 70% 的“烧烤烤炉”（一个只会困惑消费者的名称）是烧天然气的，于是这些作者摒弃了他们一致同意但却秘而不宣的事实——炭炉明显优于气炉。身为作者，他们不能让大部分潜在读者流失，而这些读者中，许多人都以大把钞票购买了巨大的 18 轮不锈钢燃气炉。气炉配备齐全，就差巡航控制和全球定位系统了。

真正的明火烧烤需要将食物放在极高温（500℉ 至 1 000℉，即 260℃至 538℃）的无烟明火下迅速烤熟。牛排、猪排、汉堡肉、烤肉串、香肠、鸡肉块、整鱼、整虾这些最常见的明火烧烤食物就是例子。

慢火熏烤的过程需要较长时间，要很慢地以相对低温（300℉至 350℉，即 149℃至 177℃或更低的温度）来烤熟，食物会被送进一个通常都会冒烟的深洞或某种密闭环境中。典型的食物有牛小排或猪排骨、猪肘子或胸脯肉，会有一个戴着牛仔帽的男人在这些肉上浇上他绝密的调味品。就这一点，我就会坚持用明火烧烤。

下面来聊聊烧烤烤炉的三种燃料：木炭块、煤砖和天然气。

- **木炭块**：木头在缺少氧气的情况下受热无法燃烧，反而会分解（这一过程名为干馏）。首先，其水分会被蒸发掉，然后其碳水化合物（主要是纤维素和木质素）会开始分解为甲醇（因而也称为木醇）、醋酸、丙酮、甲醛以及许多其他烟气成分。最后不会留下任何其他物质，几乎只剩下纯碳，即木炭块。

人类利用木头生产木炭并以此作为烹饪燃料的历史至少已有四千多年，可不是那个常被当成传奇的亨利·福特[①]的创举，当然木头和火也不是他的发明（不过请往下看）。

如今市场上的木炭块仍然保持着木块形状，燃烧时烟少、干净、温度高。要是明火烧烤专家来一场“谁是明火烧烤最好的原料”的不记名投票，我肯定会投票给木炭。

- **煤砖**：煤砖也不是亨利·福特的发明。煤砖含有太多除了木炭之外的杂质，因此我不会称它们为木炭球。俄勒冈大学的奥林·斯塔福德（Orin F. Stafford）教授发明了燃料煤砖并申请了专利，然后到处寻找商机的福特公司才有所投

① 福特汽车创始人，起先是一名机械工程师。——译注

入，建立了一座超大规模的工厂来生产煤砖，并将福特 T 型汽车工厂产生的锯末和木头废料转变为了一款赢利商品。

最初的煤砖是将木炭粉压缩并用淀粉黏合在一起而制成，但今天的煤砖不再那么简单。根据福特木炭公司（Ford Charcoal Company）的继承者——金斯福德产品公司（Kingsford Products Company）——2000 年一份刊物的数据显示，其煤砖含有木炭、丝炭（一种褐色的软煤）、石墨、石灰岩（用来生成漂亮的白灰色涂层）、淀粉（充当黏合剂）、硼砂（用于煤砖脱模）、锯末（助燃）和受热会释放氧气并加速燃烧的硝酸钠。

我个人是不会选用含焦油、淀粉、硼砂和锯末的煤块来烘烤牛排的。

- **天然气**：现代气炉使用的燃料要么是甲烷（即天然气，$CH_4$），要么就是丙烷（$C_3H_8$）。这两种气体的分子只有碳原子和氢原子，正是氢原子拉开了木炭（碳）和气体燃料之间的距离。木炭燃烧只会形成二氧化碳（和一些一氧化碳），甲烷和丙烷燃烧则会形成二氧化碳和水蒸气。取一个透明玻璃盘支在燃气火焰上方，就能发现盘子会聚集水汽。

每一个燃烧后的丙烷分子都会形成四个水分子。一款典型的 4 万 Btu[①]/ 小时的气炉，每小时可生成 1½ 夸脱的水。因此，肉的

① 英热单位，约等于 1055 焦耳。——译注

底面实际上是被蒸熟的，而且这种炉子的温度无法与干烧木炭的温度相比。如果家里配备的是这种炉子，那做不出炭炉那种外表焦脆的美味也不是你的错。

对比下来，答案已在大家心中。

懂行的明火烧烤人士都知道两种烧烤方法：直接明火烤，即将肉直接放在木炭床上；间接明火烧烤，即木炭堆在一边。

直接明火烧烤可以通过热对流（上升的热流）和辐射（红外线），让热能直接接触到肉块；而在间接明火烧烤时，由于肉块并不在热源的正上方，所以其热源主要通过热辐射传递到肉块（第三种热转换机制——热传导——作用并不大），因而肉块不会达到高温状态，烤熟的速度也就比较慢。如果炉具配有盖子，那么炭块产生的上升热流就会被困在炉内，并在密闭环境中循环，从而变成了一种对流烤箱。这时候往炉子里扔进几片湿硬木，就能达到熏烤效果。

你看！一个设备能同时用来明火烧烤和慢火熏烤，一不小心我们就跑偏了话题，从明火烧烤讲到了慢火熏烤。况且基本上没人（包括设备生产商）在意这些语义区别。

## 烟熏食物是怎样制成的？

我的邻居买了一款烟熏烤炉。看着就像一个绿色的大号鸡蛋，足有3英尺高，窄的一端在下面。邻居用这个烤炉熏烤肉和鱼，他们还有各式各样的一堆木头，说是这些木头的味道都不一样。木头是如何烟熏食物并增添味道的？

我不曾体验过白蚁的生活，所以对于木头的味道不敢妄加评价。但在燃烧木头并且吸入它们冒出来的烟时，我的确做过一些观察。

问题中邻居家那款“绿色的大号鸡蛋”名字叫作大绿蛋（Big Green Egg），是卡马多（Kamado）的一个品牌。卡马多的名字源于日本蒸米饭使用的传统炊具 mushikamado——意思就是米饭蒸锅，这种炊具形似鸡蛋，是一个以烧制过的陶土制成的中空瓮，柴火在底部加热，再在盖子上悬挂一口米饭锅，米饭不仅煮熟了，还会带上了一股不错的烟熏味。

20 世纪 60 年代初期，一名富有进取心的美国飞行员理查德·约翰森（Richard Johnson）在日本发现了 Mushikamado 这个神器，并决定进行一些改进，以能为美国人在花园烹饪和烧烤所用。四十多年后，这名飞行员的公司 —— 卡马多公司（Kamado Corp.），至今仍然在位于加利福尼亚萨克拉门托市或其他地区的工厂生产着这款烤炉。理查德·约翰森以大写 K 为首的 Kamado 注册了商标，不过大绿蛋的员工会以小写 k，也就是 kamado 来介绍自己的产品。

美国市场上有多达数十款外形像油桶、矩形铁盒（烟熏烤箱）的烟熏炉或你能想象得到的烟熏炉，都是在装着食物的密闭环境中收集硬木块或木片燃烧的烟雾。从木炭炉到老式冰箱，这些“烟鬼们”借鉴了所有能想到的外形。

烟熏食物颇受欢迎，鳟鱼、鲑鱼、牛腩肉、猪肘、火鸡，甚至还有土豆和西红柿等蔬菜都可以熏制。温度会维持在 125℉ 到 220℉（52℃到 104℃），以便以长时间的慢烤过程软化肉的硬度（不包括快速熟透的鱼肉），并确保足够的熏烤时间来丰富味道。

采取一定的预防措施就能在室内进行熏烤，可以在炉箱内熏烤，也可以使用专门设计的炉顶烤盘，关键要记得关掉烟雾探测器并时刻观察熏烤过程，还有熏烤完毕后别忘了再打开烟雾探测器。

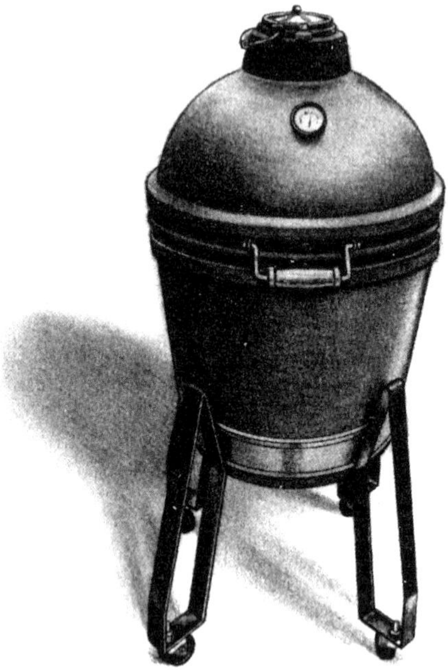

**大绿蛋——用于烟熏、明火烧烤和慢火熏烤的设备。外形借鉴了日本的传统炊具。图片由大绿蛋品牌提供。**

请注意，此处谈论的是所谓的热熏制，在125℉至220℉（52℃至104℃）的温度条件下，食物不仅会带上烟味，在一定程度上已经烤熟。熏肉店还会利用一种冷熏制方法（参见第344页“为什么烧烤酱里会有烟熏液？”），这种方法要求食物（例如培根）的温度不得超过90℉至100℉（32℃至38℃）。常用到的方法还有液体熏制（参见第 344 页“为什么烧烤酱里会有烟熏液?”）。

在地面挖一个坑，在坑底点燃柴火，再把肉块悬在上面，这是人类最早发明的烹饪方法之一。古人的本意是以火之热烤熟肉，而深究之下发现，有火就会有烟，而烟会带来不能忽视的功效。在诸多功效中，有一项较为重要——尽管直到现代社会才为人发现并理解——即烟扮演着防腐剂的角色，它能杀死导致腐坏的微生物。最终，烟本身变成了人们需要的工具，而通过熏制来保存食物（尤其是火腿）也变成了全球通用的手段。

如今，食物从生产商到消费者的分销系统行之有效，人们不再需要像旧时代那样长期保存食物。此外，家家户户都有了冰箱，尽管这种设备不能杀死致病菌，但能减缓其生长速度。所以目前看来，大众之所以还会在家熏烤食物，是因为我们喜欢烟熏风味。没错，不同的硬木——桤木、苹果木、樱桃木、山核桃木、槭木、橡木和胡桃木——会通过其燃烧的烟雾，为食物带来不同的味道。毕竟，如果木头的化学性质相同，那么其燃烧的烟雾也具有相同的化学性质，那就不会有什么品种各异的树了。但松木、杉木和云杉木等软木不适合用来熏烤食物，因为它们含有过多的树汁和树脂，燃烧会形成有毒的黑色烟雾。

下面我们来对比一下天然气灶头、气炉冒出来的蓝色火焰。燃烧的火焰始终无烟，这是因为天然气有足够的氧气用来充分燃烧。燃烧后，几乎每一个天然气分子都会转换为隐形的气态产物——二氧化碳、一氧化碳和水蒸气。而几乎所有其他燃料（包括木头）鲜有充分燃烧。木头是固体的，因而不是每一个分子都有机会与空气中的氧气轻松搭配。缺氧的燃料无法充分燃烧，其中那些燃烧了一半且依旧为固体的细小颗粒，会被卷入火焰的旋涡，随着气体飘升，形成黑色或灰色的云，也就是烟。

如果想让燃烧的木块产生最大量的烟雾，那必须在一定程度上让其缺氧。我们会先将木片浸泡在水中一小时左右，然后再加热到冒烟点，这段慢燃期间会赋予食物一种其他烧烤方式无法提供的独有风味。

万事万物有利有弊。

在朝着充分燃烧（切记，木炭永远无法充分燃烧！）迈进的过程中，有上百种化学中间体会形成，并随着烟雾一起升腾。这些中间体包括甲醛、甲酸、酚类物质、苯、喹啉以及许多其他有毒化学物质，有一些是致癌物。其中最要命的非多环芳烃（PAH）莫属，这类物质中包括主要致癌物苯并 [a] 芘（B[a]P）。B[a]P 的分子形状扁平，可以从人体 DNA 分子螺旋梯结构的梯级间溜过去，并把这个结构搞得一团糟。这就会成为癌症的引子。因味道独特而大受欢迎的牧豆树属于多脂木材，据报道，这种木头燃烧烟雾中的多环芳烃尤为丰富。

所以，美味的代价是什么呢？我第一次用牧豆树是在亚利桑那州，当时烤了一块牛排，那味道实在太棒了（希望年轻读者能喜欢我的用词）！但我不会每顿饭都来一块用牧豆树来熏烤的牛排（或者任何其他类型的牛排），尽管它并不一定会引起健康问题。不过于我而言，即使这种牛排会加倍极小的多环芳烃致癌风险，它还是值得一尝的。

基于风险统计数据，我为自己超过 20 年之久的吸烟史画上了句号，但从同样的依据来看，我认为没有理由拒绝偶尔来一块烟熏三文鱼。

正如伏尔泰的那句话："节制是智者的乐趣。"

## 科学边栏：树中的砖和水泥

木头燃烧烟雾中的数百种化合物来自其燃烧着的两个主要构件：木质素和纤维素。木质素是一组聚合（大分子）化合物，负责将植物细胞中的纤维素壁胶合在一起，犹如水泥黏固砖一样。因此，木质素会强化木头的强度和硬度。没有木质素，树就会像一个用橡胶制成的电话杆一般耷拉着垂到地面。

木头燃烧烟雾中负责产生主要味道的化学物质，也来源于燃烧中的木质素；它们是酚类化合物丁香酚和邻甲氧基苯酚及其衍生物。而燃烧中的纤维素会生成易变的环戊烯酮，这种化合物会为烟熏味道添加一丝焦糖味。

# 第八章

# 花样人生——香料

请将以下香料或佐料与最常使用它的国家菜肴连线配对。答案在本页最下方，不要作弊哦。

| | |
|---|---|
| 1. 咖喱 | a. 中国 |
| 2. 哈里萨辣酱 | b. 法国 |
| 3. 普罗旺斯香草 | c. 匈牙利 |
| 4. 甜酱油 | d. 印度 |
| 5. 味噌 | e. 印度尼西亚 |
| 6. 摩尔 | f. 意大利 |
| 7. 甜椒粉 | g. 日本 |
| 8. 松子青酱 | h. 墨西哥 |
| 9. 烟熏甜椒粉 | i. 西班牙 |
| 10. 八角茴香 | j. 突尼斯 |

答对 7 道或更多，即证明了我的观点：不同民族、不同国家、不同地区文明的美味佳肴，在很大程度上都能以其使用的香料、香草和佐料作为特征。香料的确丰富了全世界的菜肴种类。

但香料和香草之间有什么区别呢？

答案：1.d；2.j；3.b；4.e；5.g；6.h；7.c；8.f；9.i；10.a。

按照描述，它们都是植物源食材，而且都有“小投入大回报”的特点，也就是说少量就能释放丰富的味道。大多数情况下，香料和香草的使用方法没有太大区别，这一点再方便不过，而对于烹饪而言，了解香料和香草特别的味道和使用方法，比了解其植物学细节要重要得多。不过，香草和香料之间还是存在合理有据（尽管往往都带着泥巴）的技术差别。

香草的英文单词为 herb，源自拉丁语 herba，意指“草”或“绿色的刀锋”。对于植物学家而言，香草是一个术语，涵盖植物上柔软的非木质部分。对于普通人来说，香草就是一种叶状植物食材，用来发挥其味道、香气或所谓的药用特性。

历史上，香草不只用于烹饪，据传还用在一些神秘的治疗仪式上。所以近来不少地方刮起的一股“草本疗愈”的保健品风潮，不过是旧时狗皮膏药换了个花样而已。许多人出于某种原因认为“草本”就代表着“天然”，因而就是健康的化身（插入一段形象的画面：此时苏格拉底喝下那杯纯天然的草本保健品——毒芹茶[①]）。

而香料就没什么科学地位了，这个词语可谓一把抓，包括能为食物添加浓郁的香气和味道的任何植物原材料（植物的叶子通常除外）。香料的英文单词为 spice，源自拉丁语 species，意为各式各样的商品，最初是指从东方来的贸易货物，其中包括进口来的香料。某种香料可能是植物的根茎、树皮、种子、果实或花瓣（通常都是种子）。香草通常是绿色的，气味相对温和，而香料则呈褐色、黑色或红色，味道更浓郁。

① 苏格拉底被控侮辱雅典神、引进新神论和腐蚀雅典青年思想之罪名判处死刑，在众位弟子面前饮毒芹汁而死。——译注

大多数香料都是热带地区的产物，而香草是典型的温带生长的植物。文化和语言上的差别往往复杂化了这些商品的描述，例如香菜，英语国家以西班牙语 cilantro 称呼其植株及其散发香气的叶子，但对于香菜种子（一种香料）却采用英式拼写 coriander。

大自然发明了这些香气怡人的植物源物质，纯粹为了让人类烹制美味？不要想入非非，我们这些智人以为自己是谁？这些植物进化出带有特殊化学物质、能够愉悦人类的香草和香料，背后势必有一定的逻辑。下面我们就此进行一番探讨。

大多数植物的繁殖都有赖于蜜蜂和其他昆虫传粉。植物必须结合物理和化学手段方能吸引来这些“传粉工具”。以艳丽的花朵引起昆虫的察觉是主要的物理手段，同样重要的还有化学手段。许多植物进化出了散发香气的精油（参见第 323 页“精油是油吗？”），这种化学物质极易挥发，就是说它轻易就能随风飘散（鲜花和香水通常也是拉开人类繁殖序曲的良品）。

其他带有难闻气味化学物质的植物是为了驱赶觅食者，然而我们人类却发现了它们的潜能，烹饪时，添加少量就能为我们的食物增添风味。

以下是为人类烹饪提供了香草和调料的三大植物科：

- 唇形科：有罗勒、百里香、牛至、迷迭香、薰衣草和猫薄荷。
- 伞形科：有茴芹、土茴香、香菜、葛缕子、土茴香籽、毒芹（！）以及一系列不同风味的蔬菜，例如胡萝卜、芹菜、欧防风和茴香。
- 十字花科：有小萝卜、辣根以及西蓝花、抱子甘蓝、卷心菜、花椰菜、羽衣甘蓝、球茎甘蓝、蔓菁、油菜、芜菁甘蓝等蔬菜，这些蔬菜的叶子都带有胡椒味，不过它们通常不会被用作香草。

辣椒自己组成了一个**辣椒属**，归入茄科。在所有香料中，辣椒属最为辛辣。“名如其人”，这种原产于新大陆的炙热植物，入口也十分热辣。

全世界可添加到食物中的香草和香料多达数百种，在此我们只能降低俯瞰高度，缩小范围，讲讲知名度高的品种。

**吃货字典：**芹菜——勤奋的粗纤维。

---

## 辣味巧克力超级妙脆怪

糖和调料，以及所有搭配都很棒——这就是这款饼干的妙处。味蕾会先尝到一点黑胡椒，后味是卡宴辣椒的火辣，好吃不厌，大快朵颐。这款妙脆怪外形就像那些面包店或咖啡店货架上价格离谱的超大块饼干。现磨胡椒粉颗粒不均匀，所以使用市售的粗磨黑胡椒即可。需要注意的是，本食谱中以橄榄油代替了黄油。带弹簧装置的冰激凌勺子最适合用来分切饼干团。

- 2 杯白砂糖
- ¾ 杯淡橄榄油
- 4 颗大鸡蛋
- 2 茶匙香草香精
- 2⅓ 杯普通面粉

- ¾ 杯无糖可可粉，优选碱化可可粉
- 2 茶匙发酵粉
- 2 茶匙粗磨黑胡椒粒
- ½ 茶匙盐
- ½ 茶匙多香果香料粉
- ¼ 茶匙肉桂粉
- ⅛ 茶匙卡宴辣椒粉
- 约 1 杯糖粉

1. 将烤箱预热至 175℃。取 2 个烘烤盘，喷上一层防粘锅喷雾油。
2. 取大号碗，将白砂糖、橄榄油倒入，拌入鸡蛋和香草香精。取中号碗，倒入面粉、可可粉、发酵粉、胡椒粉、盐和辣椒粉，搅拌均匀。无须过筛。
3. 将上一步混合的干料一次性倒入鸡蛋混合液中，并用木勺搅拌均匀，直到没有可见干粉颗粒。
4. 取一个四周较浅的宽盘（例如汤盘），倒入糖粉。待为饼干塑形时使用。
5. 饼干成形注意事项：先确定一下所用冰激凌勺的容积。用勺子舀满水，然后将水倒入量杯。通常一冰激凌勺的水应倒入 ¼ 量杯。如果没有这类勺子，那就是以量杯的 ¼ 大小来分配面团。食谱用到了油，因此面团不会粘满双手或器皿。如若想让饼干小一些，可以将面团捏成大号核桃的大小。
6. 塑形第一块饼干，用冰激凌勺舀出面团，并放在糖粉上。用 2 个勺子或手指转动面球，均匀地沾满糖粉。然后将面球取出放入烘烤盘。其余面团均按此操作，放入烘烤盘时，彼此间隔 5

到 7 厘米。

7. 烘烤 12 至 15 分钟，或直至饼干顶表面松脆，触及不再柔软。从烤箱取出，在烤架上静置烘烤盘 2 分钟，然后用锅铲将饼干铲起，取走烤盘后放在烤架上以便彻底冷却。

**本食谱可制作 16 块大块饼干**

## 精油是油吗？

从香料到护肤品，再到香薰产品，我常能看到精油的身影。那么，精油有存在的必要性吗？它是不是像人类饮食中必需的氨基酸一样？

精油完全不是我们的必需品。

“精油”这个名称很不恰当。一种精油并不一定是化学意义上的某一种油，甚至可能都不带有油脂的质感。从不可或缺的意义上来看，精油也没有“必要”的性质。香薰产品和化妆品的宣传广告正是利用了这一误区，在向大众兜售产品时，把其中含有的某种精油说成了健康和美丽急需的一种良剂。精油中的“精”字，只是代表了它是植物的香精物质——如果要从精神层面来理解的话，就是灵魂的集中体现。

通过蒸馏方法（将压碎的植物部分在水中煮沸，再冷凝油水混合的蒸气），或利用冷脂（脂吸法）和热脂（离析法）或会逸散的挥发性有机溶剂萃取出高纯度精油。

如果精油想要以一种味道或香气来影响人类的感官，那么它的分子必须体积小且质地轻（分子量小于 300 或 400），可以悬浮在空气中并飘到我们的鼻子底下。升空的分子要么直接通过鼻子，要么在我们吃进香料时通过口腔后部进入鼻腔。进入位于人体上方的鼻腔后，分子会锚接嗅觉神经，因此触发神经细胞生成气味信号。大脑皮层会对这些信号以及味蕾传来的味觉信号进行翻译，生成一种总体的、我们称之为味道的感觉。尽管人们习惯性地认为是口腔品尝到了味道，但实际 70% 至 85% 的食物味道都来自嗅觉。

许多精油属于名为萜烯的化学物质，这是一种不饱和碳氢化合物。例如薄荷油中的薄荷醇，橙油和柠檬油中的柠檬烯以及姜油酮（不夸张地说，没了它生姜会黯然失色）。

姜油酮的英文名是 zingerone，而生姜的英文名是 ginger，而形容生姜的浓郁味道会用 zing（意为兴奋、活力）这个单词，这是有趣的巧合吗？当然不是。ginger 这个单词一路走来真是绕了许多弯路。起初，这个单词从印度东南部古代的巴利语（现已成为佛教的宗教语言）singivera 传到希腊，变为 zingiberi，再经由拉丁语的 zingiber 变为古英语 gingifer。*Zingiber officinale*（生姜）这一物种名称及其主要辛辣成分 zingerone（姜油酮）即由此而来。而英文 zing 的“兴奋、活力”之含义可能也正由生姜的辛辣味道引申而来。

在此不等大家发问，我主动介绍一下金酒。金酒英文为 gin，这款蒸馏酒精饮料的起源与生姜毫无瓜葛。gin 这一名字源于其主要调味剂 —— 杜松子，荷兰语称为 genever。金酒是 17 世纪荷兰莱顿大学一名医学教授发明的，原本打算用来“治病”（向读者眨眼示意)。

**吃货字典**：精油——万能老虎油。

## 为什么总以热辣或辛辣形容各种香辛料?

我分不清英语中形容胡椒和其他香料的单词“hot”(热辣)和“spicy”(辛辣)。例如，为什么形容黑胡椒的辣味要用“peppery”(辣的)，而形容智利辣椒时就会用“hot”，生姜就会用“spicy”？引起这些口感的化学物质是不是都一样呢?

这些化学物质不一样。不同口感的诱发化合物均不同(参见第329页表6)。

如果每种口感都对应有单独的形容词，那么大家也就能准确地了解这些的确存在差别的口感了。可惜我们几乎用hot(热辣)、spicy(辛辣)、pungent(浓烈)、piquant(刺激)、biting(凛冽)、zingy(活力)、sharp(刺鼻)一类的词汇，不加区分地概括了所有不同的口感。但黑胡椒、智利辣椒、生姜、芥末、辣根和青芥末，完全属于不同的品种，彼此存在着天壤之别，却统一被人类归为辛辣刺激(英文为pungency，源于有“刺痛”或“刺伤”之意的拉丁语pungere)。

英语中有辛辣刺激之意的piquancy衍生于意指“刺”或“蜇”的法语piquer和西班牙语picar。piquancy常与pungency互换使用，不过前者的隐含意义略为广泛，还带有“讨人喜欢的酸涩”和“热情”之意。例如我们可能会因为某种酱胡椒味浓郁而用piquancy 来形容其辛辣的口感。

但辣椒实则不只会带来辣。同许多食物一样，辣椒有着自己复杂的味道，不同的热辣智利辣椒——通常都一概而论地将其特点总结为辣——会为菜品带来独特的泥土香、果香、烟熏味、甜味或花香。墨西哥菜肴就喜欢用不同品类的红辣椒，充分利用了其不同的味道特性。

让我们逐一来讨论这些“热辣食材”。

黑胡椒来自胡椒属植物，其物种名称是一个拉丁语单词，意为“黑色的辣椒”，非常形象。在植株上几乎熟透的浆果被采摘后，会在太阳下进行干燥，此时酶会将浆果变成黑色，而干枯后的浆果就变成了大家熟知的口感较为柔和的黑胡椒粒。

绿胡椒和白胡椒粒是同一种浆果，但采摘时间和处理方法有所不同。绿胡椒是在浆果尚未熟透且果肉柔软时采摘的，然后会进行干燥或在盐水或醋里腌渍，腌渍过的绿胡椒往往会被用来代替腌制刺山柑花蕾[1]，有时二者会让人混淆。白胡椒则会在浆果熟透变红后再行采摘，且随后可进行发酵。经发酵软化的胡椒浆果，外壳会被冲掉，露出内里灰白色的种子部分。此外，还会通过机械方式移除黑胡椒粒外壳，以此露出白色的种子。干燥后，白胡椒粒或多或少不如黑胡椒粒那么辛辣，但不想让纯白酱汁来点儿“黑”的时候，白胡椒就很实用了。

这些正儿八经的胡椒浆果中含有的刺激性化学物质名为**胡椒碱**，胡椒颗粒裂开后散发出的主要芳香就是它。由于这种带有香气的油脂会慢慢挥发掉，开裂的胡椒或研磨后的胡椒都会失去刺

① 产于地中海，腌渍于醋中用作调味料。——译注

激性。所以那些可口美味的食谱才会要求使用“现磨胡椒”。

而火热的辣椒，则是哥伦布以及一众西班牙探险家（没错，哥伦布是意大利人，但所有费用都是西班牙人买的单）在新大陆发现的另一个完全不同的类别。辣椒的英文中也带有pepper一词，但它们不属于胡椒属，不是真正的“胡椒”。辣椒属于茄科植物，明确地说是茄科植物的变种。可能有人会愤世嫉俗地怀疑那些探险家是故意用胡椒——西班牙语为pimienta——来命名这些果实，因为当时胡椒在欧洲是一种珍贵食材，稍微扭曲一下事实，就能让这些辣椒在西班牙卖上好价钱。探险家们还在阿兹特克语和泰诺印第安语名字的后面加上了一个chile和ají，从此，全世界都开始为其名字而感到困惑不已。

让我们来迅速厘清这一令人困惑的事件。

当代西班牙人将茄科植物称为pimiento（与pimienta相似），而墨西哥人称为chile。但其他拉美人民的叫法则是ají（不要与大蒜ajo混淆）。英国人随后将chile改为chilli，到了美国，拼写就变成了chili。美国人把pimiento留给了另一个茄科品种——彩色甜椒，不过有时会将pimiento拼写为pimento（不要与孕育所有辣味浆果的树种pimenta混淆哦），甜椒之所以会叫甜椒，是因为它们尝起来带有丁香、肉桂和肉豆蔻的混合味道。

智利辣椒精油中的化学物质（生物碱）包括辣椒碱和二氢辣椒碱以及一些其近亲化合物，所有这些物质统称为辣椒素，智利辣椒的火辣刺激感正来源于此。大约80%的辣椒素会驻留在植物的胎座以及将种子固定在植物壁上的叶脉中，并非储存在普遍认为的辣椒籽中。辣椒籽通过叶脉附着在其外壁上，厨师会习惯性地用勺子或刀刃刮掉这些种子，于是无意间，真正的“辣得让人流泪”的叶脉也一起被刮走了。

辣椒素无味，人类的鼻子或味蕾无法感知。各类辣味果实的真正味道，得自于那些不辛辣的果实同样含有的化学物质。无法闻到和尝到的辣椒素，会刺激我们皮肤和黏膜的神经末梢，尤其是三叉神经，这部分神经的众多任务中，有一项就是负责将脸部、口腔和鼻子感受到的疼痛和热量传递给大脑。于是，在形容这些果实时，我们的大脑就会促使我们用“热辣”和“辛辣”这类词，甚至在食用时还会让我们流汗。

辣椒到底有多辣呢？不同品类的辣椒都会以“史高维尔指标”（辣度单位）为单位，按照辛辣程度依次排列。1912 年，美国药剂师威尔伯·史高维尔（Wilbur Scoville）博士制定了一套史高维尔感官测试，对一组试味员品尝辣椒时感受到的辣度进行了测量。他将碾碎的辣椒和糖水混合在一起，并一次又一次地稀释，直到试味员尝不到任何辛辣味道为止（辣椒碱顺势疗法，有谁想试试吗？）。辣椒水被稀释的次数就是史高维尔辣椒辣度指标。

名为灯笼椒或红椒或青椒的辣椒品种只含有少量辣椒碱；按照史高维尔指标来看，它们的辣度为零。而在指标的另一端，纯辣椒碱的辣度本身直到稀释系数达到 1 600 万左右才会消失。墨西哥安祖辣椒的稀释系数是 1 000 至 2 000，魔鬼辣椒的稀释系数是 2 500 到 5 000，卡宴辣椒为 30 000 至 50 000。哈瓦那辣椒稀释至 20 万到 30 万才会消失，它是广受赞誉的冠军，不过最近这一纪录被茄科植物鸟辣椒（Aviculare 或 Tepín）——在北墨西哥山脉发现的一种身材小巧（只有四分之一英寸大小）的野生辣椒——取而代之。可惜史高维尔没见识到这种辣椒。

不过，同种辣椒的辣度会因生长条件而异，所以按照准确的史高维尔指标来争论谁能吃到最辣的辣椒（不能理解那些自诩为嗜辣狂的骄傲感）毫无意义。

继续顺着胡椒和辣椒探究，我们会发现一些比较浓烈的种类，它们的精油中混合有辛辣化学物质，引用美国名厨艾梅里尔·拉加西的口头禅来形容，就是这些食材能让食物的味道“更上一层楼”[①]。表 6 列明了这一众品种中对应各种辛辣味道的主要化学物质。读者会发现大多数辛辣植物都属于芥科，即十字花科。

大家不用枉费精力去牢记表 6 所列名称，因为总会有新的冠军诞生。不过请留意一下**异硫氰酸盐**（英文名为 isothiocyanate，thio- 代表化合物的分子含有一种或多种硫原子）在芥科植物辛辣化学物质中的比重有多大！植物的种子或根部被切断或受到挤压，或细胞出现破裂时，细胞某部分中的一种酶就会与另一部分中的特定含硫化合物发生反应，从而形成异硫氰酸盐。

**异硫氰酸烯丙酯**是辣根、芥末籽和青芥末中极强的“热辣物质”，也是芥末油（烹饪时只需滴几滴，一些大火爆炒的中国菜尤为爱用）的主要成分。

**表 6　辛辣口感的出处**

| | 物种名称 | 所属植物科 | 主要辛辣化学物质 |
|---|---|---|---|
| 丁香 | 丁香（*Syzygium aromaticum*） | 桃金娘科（Myrtaceae） | 丁香油酚 |
| 土茴香 | 莳萝（*Anethum graveolens*） | 伞形科（Apiaceae） | 香芹酮（40%～60%）和苧烯（40%） |
| 生姜 | 姜（*Zingiber officinale*） | 姜科（Zingiberaceae） | 姜油酮和姜辣素 |

① 原文为“kick our foods it up a notch”。——译注

（续表）

| | 物种名称 | 所属植物科 | 主要辛辣化学物质 |
|---|---|---|---|
| 辣根 | 辣根（*Armoracia rusticana*） | 十字花科（Brassicaceae） | 异硫氰酸烯丙酯 |
| 芥末籽 | 芥菜（*Brassica juncea*）或白芥（*Sinapis alba*） | 十字花科（Brassicaceae） | 异硫氰酸烯丙酯和异硫氰酸对羟基苄酯 |
| 小红萝卜 | 萝卜（*Raphanus sativus*） | 十字花科（Brassicaceae） | 4-甲硫基-3-丁烯基异硫氰酸酯 |
| 青芥末 | 山葵（*Wasabia japonica*） | 十字花科（Brassicaceae） | 异硫氰酸烯丙酯和异硫氰酸仲丁酯 |

互联网上流传着一些有关芥末油的骇人传说，但芥末油中的化学物质与“二战”期间德国人用作化学武器的芥子气（实际上并非气体，而是一种喷雾油液）没有丝毫关系。芥子气带有刺激的辛辣气味，像老款芥末软膏一样会刺激皮肤，故而得名芥子气。当然，芥子气对皮肤造成的刺激性没有任何治疗功能，反而会要命。

## 火烧火燎的嘴巴！

辣椒中的辣椒素会刺激口腔中感受热能的神经末梢，但辣椒素实际上不会产生热能，喝几口凉水来“冷却热过头”的嘴巴是无用功。

辣椒碱油可溶于酒精，但并不溶于水。但是——啤酒中的酒精含量只有5%，是不足以溶解口腔中正火辣的辣椒碱油的；而龙舌兰酒精含量为40%或更高，更适合搭配辛辣食物，而且几乎随处有售。

相比龙舌兰，牛奶和酸奶油更适合用来解辣，因为其中的蛋白质分子（大多数是酪蛋白）会吸引油脂，并将它们一起带走，与肥皂带走油污的方式差不多。不过如果不愿把龙舌兰换成牛奶（酒解千愁！），那就嚼一块面包或面饼，它们能吸收并擦掉舌头上的辣椒碱油。不论是用了牛奶还是龙舌兰，如果再想来一杯啤酒也不要犹豫，享受生活不需要理由！

## 科学边栏：如今火热的东西是什么？

威尔伯·史高维尔判断辛辣度的方法非常主观，因而已日渐被更为科学的方法所替代。利用一种名为高效液相色谱的技术（简称 HPLC），化学家如今已能够确定辣椒碱及其亲属（辣椒中含有的二氢辣椒碱、降二氢辣椒碱、高辣椒碱、高二氢辣椒碱）实际含量有多少。辣椒中的辣椒素大约有 80% 至 90% 是辣椒碱和二氢辣椒碱。威尔伯以纯化学形式，将辣椒碱和二氢辣椒碱评为 1 600 万史高维尔单位，而其他三种化学物质相对弱势，只占得到约 9 000 史高维尔单位。

### 智利辣椒烩洋葱土豆

即使是同一品种的智利辣椒，其辣度也有所不同。有些智利辣椒火辣无比，而有些却相对温和。如果买到了辣度温和的智利辣椒，发挥不出辣椒的特性，那就撒一些红辣椒面来调味。本食谱够辣才美味。

可在完成食谱并上菜前的 12 分钟左右开始准备辣椒和土豆。这盘烩菜可以搭配烧鸡。没吃完需要隔夜的话（几乎不可能），可以重新热一下当作早餐，配上软软的荷包蛋或两面煎鸡蛋。

- 2 大颗甜土豆，洗净但不要去皮
- 1 大匙橄榄油
- 1 大匙无盐黄油
- 1 小个洋葱，切块（约 1/3 杯）
- 1/2 个甜红椒，切碎（约 1/2 杯）
- 1/2 个甜青椒，切碎（约 1/2 杯）
- 1/4 杯切段智利辣椒（安祖辣椒、泽拉诺辣椒、布拉诺辣椒或魔鬼辣椒），去梗叶和去籽
- 犹太粗盐
- 红辣椒面（选用）

1. 取大号炖锅，倒入盐水煮开。将甜土豆整个放入水中，慢煮 10 分钟左右，这样能保证土豆完整硬实。沥干水（千万不要一切为二或煮更久，因为土豆会成泥）。
2. 待土豆冷却后再行处理。去皮，沿纵向切成厚片，然后再将厚片切成 0.6 厘米宽的块儿。土豆块大约能装满 3 杯。
3. 取大号平底锅，倒入橄榄油和黄油，以中火加热。倒入洋葱和所有辣椒翻炒搅拌，约 1～2 分钟，或直至熟透。倒入甜土豆翻炒，不时颠锅并翻转土豆，约 10 分钟后或直至锅内食材完美焦黄和软透即可。
4. 用犹太粗盐和红辣椒面（如有必要）调味。趁热上菜。

**本食谱可制作 4 人份**

## 熟蒜与生蒜的味道为何天差地别？

我第一次尝到大蒜浓汤（sopa de ajo）是在墨西哥，上菜时，盛在陶瓷盘子里慢炖着，上面还铺着一颗刚打入的生鸡蛋。我被那道汤迷倒了，现在依然觉得它很惊艳。我自己现在会用许多大蒜瓣烹制大蒜浓汤，经过烹调的大蒜气味温和，味道与生蒜或嫩煎大蒜味道截然不同。我想问，在水里慢煮大蒜是怎样让大蒜变得如此“驯化”的呢？

同样的事情还会发生在大蒜“不能亲吻”的表兄——洋葱身上，法式洋葱汤里的洋葱尝起来与生洋葱或煎洋葱的味道完全不同。而造就不同之处的原因在于在室温下、在湿润开水环境中以及在高温且干燥的煎炸环境中发生的化学反应不同。

直到刀刃或牙齿打破细胞之前，生蒜和生洋葱几乎没什么气味。先前相互隔离开来的酶和另一种先前就存在的化学物质（前体）此时会晤了彼此，发生化学反应，形成了那些我们熟悉的气味以及味道刺激的化合物。

但在热水中，这些名字复杂的化学物质（甲硫代亚磺酸酯，其英文为 alkylthiosulfonate，由七个音节组成）会转变为其他化合物：丙基二硫和丙基三硫以及丙烯二硫和丙基三硫噻吩类化合物。正是这些名称更为复杂的化合物丰富了大蒜和洋葱汤的味道。

煎炒时发生了什么呢？不要问，数十种其他化学物质，在高温环境中诞生了，其中尤为显著的是美拉德褐变反应——造就了许多芳香的、气味丰富、略带苦味的化合物（参见第 288 页“红烧为什么需要先将肉炒至焦黄？”）。

我们来看看在被投入到人类日益激进的烹饪方法中时，洋葱到底发生了什么（大蒜的表现基本与之相同）。

干燥的生洋葱中，大约有 37% 是糖分，8% 是蛋白质，所以其褐变原因主要是美拉德反应或是糖和氨基酸发生的反应。然而对于在平底锅里的洋葱发生的褐变反应，几乎每一位主厨都会称之为“焦糖化”。看看这种风味独特的蔬菜在烹饪中会经历的三个不同阶段，也许我们就能找到厨师们这样说的原因了：出水、金化（随后会加以说明）和翻炒。

- **出水**：将切块或切片的洋葱倒入加了少量黄油或色拉油的炒锅里翻炒，并用一圈羊皮纸或蜡纸（或是锅盖）盖在锅上，并以小火缓慢加热，这一步骤即出水。热量会蒸发掉洋葱细胞内的部分水分（洋葱中有 89% 为水分）。蒸汽压力会挤进洋葱细胞内，并释放其汁液，在这一过程中，洋葱通过慢煮蒸熟。洋葱会变软，并微微透明（细胞结构分解的另一个结果），不过此时要关掉火源，避免发生褐变。最初味道刺激的化合物已经转换为洋葱汤里才有的柔和口感。
- **金化**：如果慢煮时不盖锅盖，释放出来的细胞汁液就会迅速蒸发掉，温度就会从 212℉（100℃）升高到 300℉（149℃）左右，此刻会迅速发生美拉德褐变反应。也许是因为部分美拉德产物是甜的，从而厨师在说明这一过程时才会使用焦糖化这种与糖有关的词语。但金化实际是让洋葱变软，呈现出金褐色（焦糖的颜色），不过还是要在褐变之前关火。

我建议大家不要再把轻炒洋葱称为焦糖化了，并特此提议一个新词——金化。金化比焦糖化省了一个字，也许少了一丝“大厨范儿”，不过用词更为严谨。

- **翻炒**：完成前一个阶段后继续烹饪，美拉德先生就要走上讲坛，告诉我们什么才是地道且味道浓郁的“焦黄”的炸洋葱。

为了让洋葱的颜色变成看起来好吃的黄褐色，让味道变得甜美柔和，我们要金化洋葱。金化与焦糖化不同，在锅里加一点糖来促成颜色形成的做法才叫作焦糖化。

但愿以后不再有人用“焦糖化”来介绍炒成金黄的洋葱或其他食物，当然，糖除外。

我很清楚，在将“焦糖化”纠正为“金化”的这场“斗争”中，我势必会输。不论这位化学家说什么，那些主厨还是会认为自己在“焦糖化”会褐变的洋葱、烤肉以及他们喜欢放进锅里的食物等。好在我试过了，算是问心无愧，这位伟大的化学家（美拉德）的在天之灵会祝福我的。

## 科学边栏：蒜味有多浓？

大蒜的细胞在因刀切、挤压或咀嚼而破裂时，细胞空泡就会溢出一种酶（**蒜氨酸酶**），这种酶会与细胞其他部分中的前体（**蒜氨酸**）发生反应，形成二烯丙基硫代亚磺酸酯（**大蒜素**）和其他硫代亚硫酸盐，这种化合物是主要的香气和味道来源。直到

1993 年以前，诱烯醚和多硫化物一直被认为是负责散发香气的化合物，但经证明，这些化合物仅仅是硫代亚硫酸盐的分解产物（分析实验室使用高温法时无意发现的结果；科研原则：要始终确保分析程序不会改变正在试图研究的对象）。

因此，越切越碎的大蒜，或者再用压碎器挤压大蒜，就会有更多的空泡被打破，释放出更多的蒜氨酸酶，然后形成的硫代亚硫酸盐也会增加，气味也就愈加浓郁。

切块和切片洋葱的原理也是一样的，诱因同样是蒜氨酸酶，只不过形成的散发气味的化合物略有不同（参见第 121 页“为什么洋葱会催泪?”）。

所以有些食谱要求用压蒜器压成蒜泥，或切片或切块，其中不无道理。为了成品不出意外，大家还是要按照食谱要求操作。

## 大蒜粉为何欠缺风味?

我很喜欢吃大蒜，并会根据菜品需要以各种各样的形式发挥其味道，比如烤整头或整瓣大蒜，切块、切末，压成蒜泥或压扁。但偶尔就在几乎快要完成一道汤或炖菜，或意大利青豆时，我会为了增加一抹蒜香——撒上一些大蒜粉——再烹煮一会儿。我知道美食家都忌讳用大蒜粉，但它解了燃眉之急。你觉得大蒜粉如何呢?

我明白你对大蒜的爱。我和吃货妻子马琳初次在咖啡店约会时，她没有问我的信仰、政见、收入，而是开门见山地问我：“你觉得大蒜好吃吗?”

我毫不犹豫地回答道:“大蒜是上帝存在的最佳证明。”于是从此我们就开心地执子之手，一道下厨房了。

首先，大蒜粉不能替代新鲜的大蒜，因为在加工过程中，大蒜会经过干燥并被磨成粉，丢掉了大量挥发性味道。但正如你所说，为了解决燃眉之急嘛。悄悄告诉你，我做爆米花的时候也会撒大蒜粉。

干燥大蒜的理由同其他需要干燥的香料和香草一样：为了防止变质，储存产品。大蒜粉加工厂会先将大蒜球掰成瓣，捣碎，吹扫掉蒜皮。然后干燥赤裸的大蒜瓣，清理掉所有残余的蒜皮，再将干燥的蒜瓣打成粉。我们买到的许多大蒜粉产自印度，那里的生蒜成本以及加工所需的人工费用相对便宜。

但显而易见，加工过程中，新鲜香草身上带有的诸多魅力不见了，经干燥并打成粉末的产品，与新鲜食材相差甚远。

## 大蒜浸油存在安全问题吗?

我听说大蒜浸的油有问题，不过我从没买过这类产品。我想知道，大蒜油会危害健康的这种说法有什么依据吗?

大家必须区分大蒜油——葱属大蒜植物本身的精油，和用大蒜调味的**大蒜浸油**——一种可食用的植物油（通常是橄榄油）。

纯大蒜油实际上很糟糕，本身就不能食用。其主要成分中有一种名为双烯丙基化三硫的化合物，吞服一茶匙剂量的纯双烯丙基化三硫，要么要命，要么烧伤食管。但人终其一生吃的大蒜，可能也累积不够这一茶匙的剂量，就算你吃够了量，也不会有人知道，因为没人会靠近浑身蒜味的你。

非食用目的需要的化学纯大蒜油（抗菌、杀灭真菌和杀虫良药），其获取方式同大多数植物精油一样，是将碾碎的植物材料放入水中煮开，利用蒸汽蒸馏获得。蒸汽和挥发性精油的合成混合物经过冷凝，水油沉淀形成分层。

那么，大蒜浸油或其他植物油是否会危害健康呢？这取决于大蒜浸油的制作方式。如果随意将大蒜瓣泡入油中，无论剥皮与否，无论整头或切片放入，并让大蒜在室温条件浸泡其中数周，那毫无疑问，食用后很可能会感染肉毒杆菌。

土壤以及溪流、湖水中的沉积物等是致命的肉毒杆菌的居所。肉毒杆菌无法在极为干燥的环境或空气中繁衍，但潮湿、缺乏空气（厌氧）的环境适合其存活。闷在油中且潮湿的蒜瓣表面就是肉毒杆菌完美的生存环境。

许多资料提到，以高于 175℉（79℃）的温度加热 10 分钟即可杀灭肉毒杆菌，以及 pH 值低于 4.6 的酸性介质可抑制肉毒杆菌。对于活菌本身这些做法完全适用，但其蛰伏的细菌孢子（如果存在的话），在空气、干燥和高温等对其极为不利的环境中仍可以存活很长时间。事实上，175℉ 的温度可能只会“热震”孢子，让它们更快进入发育阶段。要杀灭细菌孢子，只能以 250℉（121℃）的温度加热数分钟之久。市面上销售的罐装食品都是以这种方法灭菌的。对于家庭而言，可以用能达到高温要求的烤箱或压力锅来灭菌，光是煮开或慢煮是不够的。

只对细菌和细菌孢子“执行死刑”远远不够，而且为时已晚，因为致命的杀手并不是细菌本身，而是肉毒杆菌在繁殖时生成的神经毒素。肉毒毒素是目前已知的一种最为致命的毒素。

几乎所有相关信息都在反复指出“烹饪加热不会破坏毒素”，但这种说法过于笼统了。毒素实际上具有热不稳定性，而不稳定性主要取决于烹煮方式。多个科学家团队在 20 世纪 70 年代进行的研究表明，不同剂量的毒素、食物、酸碱度，都会对毒素灭活带来不同程度的影响。所以审慎地说，应该是无法通过“烹煮”去除毒素。

18 世纪晚期，一些人在德国食用了受污染的香肠之后而丢掉了性命，这种香肠的拉丁名字为 botulus，肉毒杆菌引起的肉毒中毒因此得名——即 botulism（肉毒中毒）。肉毒中毒罕有发生，美国每年仅发生 10 到 30 例中毒事件，所以很难形成迅速传播的肉毒中毒瘟疫。但一头大蒜的蒜皮下很可能窝藏着一些肉毒杆菌孢子。它们在那里躲避空气，直到找到没有空气的介质，例如浸没在一片油液之中。在那样的环境中，孢子会活过来，来上一场无节制的繁殖派对，即使面对冰箱的低温。所以不要冒险以身试法，最好的做法就是不要自己制作大蒜浸油。市售的大蒜浸油产品通常用醋进行了酸化，以此抑制细菌生长。但在油中，酸化一种固体并非易事，所以不建议家庭配备大蒜浸油。

坚持要来一些大蒜浸油？硬要冒险尝试的话，可以将切碎的大蒜浸泡在橄榄油中，一次浸泡少量，放在冰箱保存，一两周内没用完就要丢掉。

## 该在刚开火还是快出锅前添加香草料？

有的食谱会要求在刚开火时就添加香料或香草，而还有些食谱只需要在长时间慢煮之后才加入香料或香草。添加的时间重要吗？如果重要，那又是为什么重要呢？

香料或香草的添加时间很重要。

香料或香草的浓郁程度，取决于其精油含量，与其总数量和重量无关。“香料或香草”在本章中出现了多次，接下来我要简称为“香草料”，感谢读者理解。磨成粉或颗粒的香草料，烹饪受热时很快就会献出体内的精油，因为磨碎后暴露的表面积变大，精油会迅速挥发。因此，细磨香草料只能在快出锅时再放，如果在烹饪刚开始时就添加，那它们的精油挥发出来，只会让厨房闻起来比盘中餐更香。而完整的香草料，例如胡椒颗粒和香叶，会缓慢地释放精华，所以应该在烹饪刚开始就放入锅内。

大多数精油都具有挥发性，香草料在精油缓慢挥发时，就会失去其功效。所以新鲜香草料的味道永远比陈料要好。即使是低温环境，也会导致精油缓慢挥发，所以香草料应储存在阴凉处。在蒸汽作用下，相较整颗香草料，磨碎的香草料损失浓度的速度要快许多。

尤其是肉豆蔻和黑胡椒，一定要选购整颗粒装，烹饪需要时再磨碎。但智利辣椒不同，干辣椒或是辣椒面都能保持其辣味，因为其含有的“热辣物质”辣椒碱不太会挥发。所以光是闻一闻，不能判定一根辣椒有多辣。

只需要不到一年，香草料就会发生很大变化，精华流失之多让人惊讶，尤其是那些磨碎了的香草料。闻一闻家里现有的香草料，回忆一下刚买回家时它们的味道，你会发觉该重新买新鲜的香草料了。买回家后，最好贴上购买时间标签，定期查看颜色鲜度。绿色叶片类香草（例如龙蒿和迷迭香）会随时间流逝褪色，红色香料（例如卡宴辣椒、匈牙利红辣椒粉和智利辣椒面）亦是如此。

香草料痴汉（食香草料狂魔）甚至会冷冻保存香草料，不过这样做没什么不妥。

**吃货字典：** 茴香——只要来上一点儿，就能让人食指大动。

## 一茶匙香草是多少？

许多食谱需要添加牛至、百里香、欧芹等新鲜香草。但有时候手边能用的只有干香草。用干香草替代新鲜香草的话，有没有可用的数量规则？

不幸的是，没有可靠的替代规则，因为香草彼此之间差异很大。但以下因素也许能给你一些提示。切记，味道取决于香草中释放味道的精油含量，而不是新鲜或干燥香草的数量多少。

草本植物的叶子中有 80% 至 90% 为水分（按重量计）。假设水分为 80%，那么 100 克的叶子应含有 20 克的干物质，所以干燥香草的效力应该是新鲜香草的 5 倍。若以干燥香草作为替代，数量按照新鲜香草重量的 20% 计算即可。若水分为 90%，那干物质就为 10 克，干燥香草的数量按照新鲜香草重量的 10% 计算即可。但上述条件均假设对新鲜香草进行干燥处理的过程中，流失的只有水分而已，精油全都保留了下来——这一假设非常不可靠。

问题是，在家庭厨房里，人们称量香草时通常并非按重量计算，而是按体积（茶匙或大匙）。新鲜和干燥香草的形态各异（整叶、枯叶、碎叶、磨成粉等），一茶匙或一大匙的体积也就会有所不同。因此，新鲜和干燥香草的体积比也是不可预测的。

当然，我们没办法把香草带到实验室分析出精油的百分比，再称量出要用的量，所以要用多少干香草来替代新鲜香草，也就没什么规则可言了。

不过，如果大家不得不用干香草来替代新鲜香草，又不想在实验室浪费 30 天等待精油分析报告，那就请按照新鲜香草四分之一到五分之一之间的数量来称量干香草；换一种计数方式，新鲜香草数量应该是干香草的 2 倍到 4 倍。照此烹饪出的菜品，大多数情况下不会相去甚远，走出南辕北辙的风格。

聪明反被聪明误，这该算是一个规则。

## 香料的保质期到底有多长?

我惊讶地发现超市售卖的大多数瓶装香料和香草都没有列明保质期。它们的平均保质期有多久？此外，这些香料被放在没有防冻措施的夏季别墅里，那里一年大部分时间都是冰点温度，甚至低于冰点，我想知道留在那里的香料还能用吗?

香料没有具体的平均保质期，不过还是要每年都查看一下它们是否变质。瓶装香草和香料已完全干燥，而大部分腐败细菌没有水分就无法生存，所以只要容器保持密封，里面的物质就能长期保存且不会变质。此外，完全干燥的物体是无法结冰的，食物中含有水分才会结冰。所以就冰点温度会不会破坏香草和香料的问题，答案是木屋寒意十足不碍事。事实上，低温减慢了香气化合物的挥发速度，反而有利于延长使用期限。

长期搁置的干香料会失去功效。未干燥的新鲜香草，其精油储存在叶片的各个位置，例如胞间腔、专用的油细胞、油道或树脂道、脂腺或茸毛处。但干燥期间，细胞结构会受到破坏，精油因而更接近表层，随时准备挥发掉。

下次夏日假期到木屋时，来一次嗅闻测试：用手指捏一点香料末，如果闻起来没有先前那么浓郁，那下次再来的时候就换一批。

## 为什么辣椒会生虫？

虫子入侵了我家里的卡宴辣椒，并且惬意地畅游其中。难以置信！肉豆蔻、匈牙利红辣椒粉或其他更温和的香料生虫了吗？没有！只有卡宴辣椒生虫了，它们怎么能忍受得了卡宴辣椒？

又是一例因生物差异而带来的冲击事件。动物物种之间有着如此无法逾越的差异鸿沟。没有理由因为人类有时有着昆虫一般的胆怯，而去臆测昆虫也同人类一样。

卡宴辣椒和其他红辣椒的“辣”都来自辣椒素（参见第325页“为什么总以热辣或辛辣形容各种香辛料？”），这种化学物质会刺激人类和其他哺乳动物的口腔黏膜层（以及随后会经过的其他部位黏膜层）。

“辣”感主要因为感知疼痛和热量的三叉神经受到了刺激。尽管我不是昆虫神经学家（有谁是？），不过我愿意以我的魔鬼辣椒打赌——昆虫没有三叉神经。而昆虫的触须却能感知到我们人类甚至想象不到的外部刺激。

有不少昆虫物种会侵袭香料和其他干燥食物。一旦在香料里发现昆虫，那务必要在这些小恶魔散播到整个厨房、跑进客厅之前，赶紧扔掉这些香料。我曾经发现一些烟草甲虫（Lasioderma serricorne）正在进口饼干盒里繁衍，清除它们简直就像做了一场噩梦。这些家伙长着翅膀，在家里到处飞，什么都吃，包括它名字中带有的烟草。它们外表为黄褐色，体长约 3 毫米，看着同大众旗下的甲壳虫汽车一模一样，千真万确。

如今许多香料在运输之前都经过紫外线照射，以杀死虫子及虫卵。但作为预防措施，我会把所有刚买来的进口香料放入冰箱冷冻保存三到四天，低温可以杀死烟草甲虫，但对其他物种可能没用，所以这一招仅供参考。

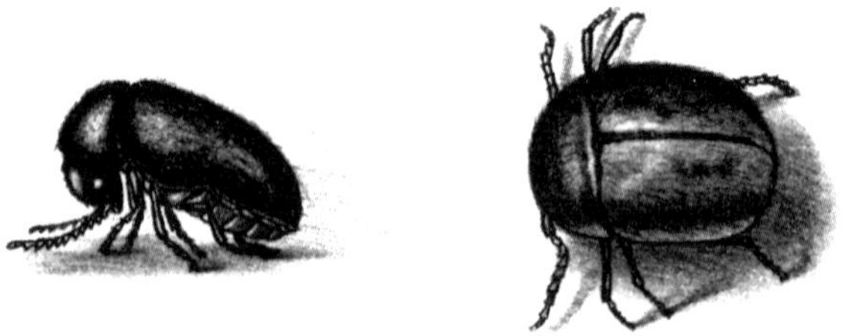

**烟草甲虫，食品储藏室里的常客。这种昆虫以干燥的烟草、书封和植物叶子为食。幼虫以谷物类食品、鲜姜、葡萄干、红枣、黑胡椒、鱼干和种子类为食。**

## 为什么烧烤酱里会有烟熏液？

家里一瓶烧烤酱的标签上写着“烟熏液”。这个名称是不是有些矛盾了？

我在喝冰水时，会放几块冰块来冰镇液体。

一杯下肚真是神清气爽！好了，现在来回答问题。

烟熏液的名称也许略显奇怪，但它是一种实用的合法产品。正因为有了烟熏液，我们才不必上山砍柴，再搭起一堆篝火来烟熏食物。

烟熏这种烹饪方法能够杀死致病菌，是古人腌制和保存鱼、肉等食物的方法之一。长久以来一直使用的保存方法还有干燥（牛肉干）、盐腌（咸鳕鱼干或盐渍鳕鱼）以及浸酸（腌黄瓜）。干燥处理去除了水分，而细菌没有水分就无法生长；盐腌处理可以让盐分吸走细菌细胞中的水分，从而让其脱水；浸酸处理则创造出一种酸性环境，细菌无法在醋一类的酸性环境中存活。烟熏则是利用了烟雾中的诸多杀菌物质。古人不断摸索经验，找到了这些烹饪方法，而直到很久之后人们才对致病菌有所知晓。

木材的烟不但能杀死细菌，吸入过多同样会置人于死地，这一点森林火警深有体会。不过，少量的烟雾会让我们喜欢木头燃烧的氛围（想象一下冬日夜晚的篝火）和气味（回想一下烟熏鳟鱼的味道）。但烟是一种混合物，由热气和极小的悬浮颗粒组成，捉一只精灵都比用瓶子圈住烟容易得多。所以食品行业发明了烟熏液，不只用它来加工食品，还装瓶向家庭消费者出售。市场上能买到寇金酒庄（Colgin）旗下的 4 盎司瓶装烟熏液，风味有美洲山核桃、牧豆树、山核桃木和苹果木。

传统熏肉店会把肉垂挂在室内天花板上，然后在屋外点燃潮湿的锯末，并让烟顺着管道吹进屋内。现在的商业烟熏食品工厂会严格控制烟雾浓度、温度和湿度，所以才会有始终如一的产品。

如今，商业化的烟熏方式有两种：食物温度不会超过 90°F

至 100°F（32℃至 38℃）的冷熏制，以及食物温度会达到 200°F（93℃）或更高且已属于半熟状态的热熏制。有些经加工的肉品采用了热熏制，因此被认为是已经过烹制（例如博洛尼亚大红肠），而一些经过冷熏制的肉则会按照生肉售卖（例如培根）。烟熏火腿是否需要进一步烹制，具体要看标签要求。

香肠才是非常难归类的食品。香肠用到的肉碎可能是新鲜的，也可能经过腌、熏加工（例如用亚硝酸盐）；其肠衣是否经过烹煮、烟熏、干燥或发酵处理不得而知。法兰克福香肠通常经过了腌熏或烹煮，意大利萨拉米香肠一般会先腌制、发酵，然后再进行干燥，都针对细菌感染采取了双重预防措施。新鲜（未经烹煮）的猪肉肠则是没经过腌制，也没进行烟熏处理。

蔬菜同样可以烟熏，烟熏蔬菜也是非常可口的。我旅经西班牙埃斯特雷马杜拉大区的拉韦拉村时，曾看到一长排屋顶很低的二层平房里正同时干燥和烟熏处理着鲜红的智利辣椒。辣椒堆放在距离混凝土地面几英尺高的木质盐台上，地面上是正在焖烧的橡木原木。经过干燥和烟熏处理后，辣椒会被磨成匈牙利红辣椒粉般的粉末，这种质地顺滑、呈砖红色的辣椒粉带有风情万种的烟熏味，就是西班牙烟熏红椒粉。根据辣椒本身的辣度，西班牙烟熏红椒粉会分为两种味道：香辣味（浓郁或热辣）和甜味（甜美或温和）。

历史小知识：在哥伦布将新大陆的辣椒带回欧洲之后，尽管辣椒受到了欧洲人民的青睐，但实际上是匈牙利人接过了接力棒，将之发扬光大。据说西班牙国王查理五世给其妹匈牙利的玛丽王后送去了一些西班牙烟熏红椒粉，玛丽王后觉得特别好吃，赞誉有加，于是匈牙利人开始使用匈牙利红辣椒粉，时至今日，竟然以此闻名全球。不过匈牙利红辣椒粉不像西班牙烟熏辣椒粉那样带有浓郁的麝香味，因为这种辣椒只经过了干燥处理，没有进行烟熏处理。

大多数商业熏肉店冒出的烟雾最终不可避免地会顺着烟囱散到外面，并污染大气。如今整个社会都在关注环保问题，会冒烟的地方都会激起众怒。所以，烟熏液成了救星！

为了制作烟熏液，首先需要燃烧潮湿的硬木块或锯末来产出真正的烟雾。潮湿能在一定程度上剥夺火需要的氧气，从而最大化烟雾量。然后烟雾会被吹进冷却的冷凝器，其中的众多化合物（木炭烟雾中已确认的各类化学物质多达数百种）经过冷凝成为褐色液体，然后经过净化剔除那些不合需要的有毒成分。最终的成品通常会混入醋酸（醋），抑或添加进烧烤酱等一类产品中。

美国食品药品监督管理局规定，除非食品直接暴露在燃烧木头产生的真烟雾中，否则不允许使用“烟熏”标签。阅读一下自己喜欢的热狗包装标签，就会发现有些热狗标着“烟熏风味”，因为它们只是涂抹了或者蘸了蘸烟熏液而已。

想必读者此时开始惦念先前提到的烟里的有毒物质，并且正担忧那些用了烟熏液的食物会不会危害健康。对此，我得说点什么吗？

噩梦般的情节假设：我在书里表示这类食品没问题。一位读者听从了我的意见，吃了一些烟熏液食品，然后犯了偏头疼。一名机会主义律师找到这位读者，对他说“你是典型案例”，然后这名律师将那家食品公司连同我一起告上了法庭，并且想尽办法把偏头疼的患者安插进陪审团，最终赢得官司，食品公司支付了

200 万美金和解金，而我这名囊中羞涩的作家也得赔上 500 美金。律师拿着 150 万美金律师费绝尘而去，追着下一辆救护车看看能不能逮住什么机会，而这位读者支付了诉讼费用后，余下的钱也只够买一瓶阿司匹林。

所以，对于这类烟熏食品的安全性我该表态吗？好吧，就让我孤注一掷冒一次险。

是的，烟熏风味食品中含有少量经净化的烟熏液，其中的烟雾化学物质不会对我们的身体造成危害。所以快去美国食品药品监督管理局投诉，找律师起诉他们吧。

但真正的气体烟雾可就另当别论了。木头在高温加热下分解的过程称为热解，会产生高度致癌的 3,4-苯并芘以及其他多环芳烃物质（PCA）。但在经过净化的市售烟熏液产品中，尚未发现含有此类物质。此外，烟熏液同其气态的源头一样，也含有杀菌和抗氧化化学物质，诸如甲酸和酚类物质，而这些物质反而有益健康。

## 这种青芥末正宗吗？

一位开了一家日本餐馆的朋友告诉我说，餐厅（包括他自己的餐厅）提供的那种绿色芥末酱并不是真正的青芥末（wasabi），都是染了淡绿色的辣根酱。他是在为自己提供冒牌货找借口吗？

如若果真如此的话，那这位朋友就是向你爆料了独家新闻。我也有一位开了日本餐馆的朋友，他也向我爆料过同样的事情。

在日本餐厅点上一份寿司，许多外国人在上菜时都能辨认出大平盘子里的配料。有一小堆腌姜片，用来清新口气，还有一团呛鼻的绿色“青芥末酱”。腌姜是真的，百分之百，但青芥末酱可能并不是真的。没在日本生活过的多数人，大概从未品尝过真正的青芥末酱。

那本地寿司店盛在盘子里的那坨绿色的酱到底是什么呢？这是一种混合了辣根、芥末、玉米淀粉以及黄色和蓝色色素的干粉包装产品，兑水后就变成浓稠的酱状。品尝时稍微多蘸一点，这种火烧火燎的食物就会冲击鼻窦，让人泪目，直想捶头。而真正的青芥末酱味道纯粹，令人惊喜。

纯正的青芥末是绿色的地下根茎，植物学界称之为山嵛菜或山葵。这种植物长相难看，细长且多纤维的根从其主干侧面冒出来，即便清洗干净了，看着也像一颗经历了一天糟糕事儿的甘薯。青芥末对生长环境很挑剔，要求很高，需要特殊的冷水环境，全世界大概只有五个种植地。1 磅青芥末批发价从 20 美元到 80 美元不等，到了零售商那里，售价大约就变成 100 美元，所以日本以外的地区鲜有售卖。

好在我有幸品尝到了真正的青芥末。

安迪·菊山（Andy Kikuyama）是匹兹堡日本菊料理餐馆的老板，他让我和马琳体验了一次“味觉对照”。安迪在桌子上摆了两小碟酱，左手边的是一小块常见的蓝绿色冒牌货，右手边的则是一块淡黄绿色的纯正青芥末。光从外表来看，很难分辨孰真孰假。

用筷子尖蘸一点左手边熟悉的冒牌青芥末，入嘴后能感觉到沙砾般的质地，像粉笔，味道当然也是十分刺激，难以描述。

再来尝尝真正的青芥末。入口感受到的质地是细细磨碎的蔬菜，略带坚果味，微甜。刺激的口感瞬时即去，而且很清爽，更像是吃了一记快拳，没有智利辣椒那种长时间的灼烧感。辛辣感退去后，就变成了舒缓温和的蔬菜味道，即使平时不吃辣，也会觉得它味道不错。

"美国人比日本人吃的'青芥末'还多。大家似乎吃的是刺激，而不在乎精细。"安迪如此评价，"菊料理为客人同时提供这两种配料，不过我们一直有提供真正的青芥末酱来搭配白刺身，就是黄尾鱼、鲷鱼和比目鱼的薄生鱼切片。如果一盘菜有多种风味，例如冷荞麦面或是用料复杂的寿司，我们就会为客人提供辣根酱，因为混入酱油后，纯正青芥末酱的细腻味道就会被淹没。"他还解释说烹煮期间从来不会用青芥末酱，因为加热会破坏它的味道。（随后我立刻补充道：青芥末中的刺激性化学物质异硫氰酸盐受热后会挥发。不过我不确定马琳和安迪是否理会了我的化学解释。）

直到几年前，真正的青芥末都是由零星几个日本种植商提供。但现在，美国一家位于俄勒冈弗洛伦斯的公司——太平洋农场（Pacific Farms）——开始种植这种作物，并出售由此制成的青芥末酱。

## 磨碎的辣根如何保持辣味？

我家的传统是由我丈夫为逾越节[①]晚宴磨好辣根（就是那种传统的苦菜）。他通常会磨很多，一边忍受着眼睛刺痛和呛鼻的味道，一边准备这些美味的佐料。但每次剩下的辣根酱都没了辣

① 犹太教节日。——编注

味，几天后味道就变得非常温和。该如何留住它们的辣味，而不用在逾越节八天期间天天都要重新切辣根呢？

磨碎辣根的精油中含有刺激性和催泪化合物，名为**异硫氰酸烯丙酯**，通常以芥末油的身份为人所知（黑色的芥末籽中同样含有这种物质）。当植物细胞被擦子破坏后，就会释放出黑芥子硫苷酸酶以及一种名为黑芥子苷的化合物，这两种物质先前均位于细胞的不同部位，彼此互不干涉，但此时，二者同时在有水的情况下得到释放并相互反应，形成异硫氰酸烯丙酯。

油形成后就会开始蒸发，将其浓郁的蒸气释放到空气中。不过蒸气并不会很稳定，10 分钟至 20 分钟后就会消散。

用密封罐封装多余的辣根碎并放入冰箱，这样可以保留蒸气，减慢其释放速度。或者可以将混合磨碎的辣根拌入鸡脂肪（确切地说是鸡油），这也是过逾越节时必备的一种食物。放入冰箱时，固化的油脂层能锁住辛辣的蒸气。

还有一个更好的方法，就是将磨碎的辣根倒入醋中，足够量的醋能抑制刺激物质，市售的辣根产品就是这样处理的。酸性物质能够去掉活化碎屑表面的黑芥子硫苷酸酶，以此来抑制形成异硫氰酸烯丙酯的反应。然而当辣根碎入嘴后，咀嚼会打破更多的细胞，让更多的酶得到释放，从而会诞生新的刺激物质（尽管诞生的不是耶稣）。

## 青芥鳄梨酱

即使买到了真正的青芥末，在实践本食谱时使用也实为可惜，因为用其他成分稀释会破坏纯正的味道。所以，在寿司店或大型连锁超市里选购一些新鲜制作的普通“青芥末”酱和腌姜片即可。可以选购罐装的青芥末粉，加水拌成酱即可，管装青芥末酱的品质参差不齐，不推荐购买。青芥末酱长期保存会丢掉风味，上菜前一小时左右再调制即可。鳄梨酱搭配油炸云吞或玉米片，上菜时，用泛亚或环太平洋口音介绍这道开胃菜。

- 1大颗熟哈斯鳄梨
- 酸橙（1颗）汁，约1½大匙
- 1茶匙青芥末酱
- 1茶匙腌姜碎（可选）
- 1小瓣蒜，压扁切碎
- 一大撮犹太粗盐
- 1根葱，葱白葱绿均留，去皮切碎
- 1大匙新鲜香草碎

1. 纵向将鳄梨切半，去核。用削皮刀将每半个鳄梨果肉切成网格状，不要切透果皮。用茶匙挖出块状果肉，放入中号碗。倒入酸橙汁。
2. 用叉子或面粉搅拌器将鳄梨捣碎，但不要完全成糊状。倒入青芥末酱、腌姜碎、大蒜和盐，搅拌均匀（注意：因为青芥末酱和鳄梨酱颜色一样，确保将食材搅拌充分。吃到没搅拌开的青芥末酱可不是一件开心的事）。
3. 品尝一下，如有需要可以再加一些青芥末酱和盐，然后拌入葱和香菜。

**本食谱可制作 1 杯酱**

## 丁香有腐蚀性吗？

我有一台小号的电磨咖啡机，用来打磨芥末籽和胡椒颗粒等干香料。但我发现一个奇怪的现象，在打磨过一些丁香粒之后，机器的塑料罩出现了一些凹痕，而且边缘出现软化。现在机器里的丁香味道也洗不掉了。难道整颗的丁香粒带有某种腐蚀性吗？

你的理解完全正确。

丁香粒可能是香料界最厉害的一种，其中气味芬芳且浓郁的刺激性精油含量高达 20%。

丁香粒起源于——毫不意外——香料群岛（现属于印度尼西亚），热带常青桃金娘科植物丁香的花苞干燥后就是丁香粒。干燥后的丁香苞还带着茎秆和花头，其英文名 clove 源自有“大头针”之意的拉丁语 clavus，正是根据其形状而来。在美国，火腿表面的凸起物就是最常见到丁香粒的地方（我讨厌咬到一口丁香，大家有什么感想？）。

意料之中，丁香粒含有丁香油，其中主要的化学成分是丁香油酚，即化学家们熟知的 2-甲氧基-4-（2-丙烯基）苯酚。大家在看牙时，牙科大夫可能都用过，它被当作止痛药和抗菌剂。

也许大家和我在雅加达和巴厘岛的体验一样，抽过几根印度尼西亚的丁香味香烟。这些烟名为“丁香烟”，其中三分之二是烟丝，三分之一是磨碎的丁香粒。印度尼西亚人对丁香烟的热衷程度，耗尽了全球一半的丁香粒。

丁香油酚是一种苯酚，苯酚具有酸性和腐蚀性。问题中提到的情况，就是苯酚侵蚀、溶解并软化了电磨机的塑料透明罩（材质可能是聚甲基丙烯酸甲酯或卢塞特丙烯树脂）。丁香粒的气味于是也就永久留在了那里。

恐怕那台电磨机得留给丁香粒专用了。购买一台新的电磨咖啡机用来打磨侵蚀性不那么强的香料，每次使用后清洗干净还可以磨咖啡豆。其他多数香料都不会留下永久的气味。

## “猪笼”盐罐有什么奥秘?

在法国布列塔尼，我看到一种陶制的盐罐，据说能让盐一直保持干燥，即便容器靠近顶部位置有一个敞口方便搁置量勺，或

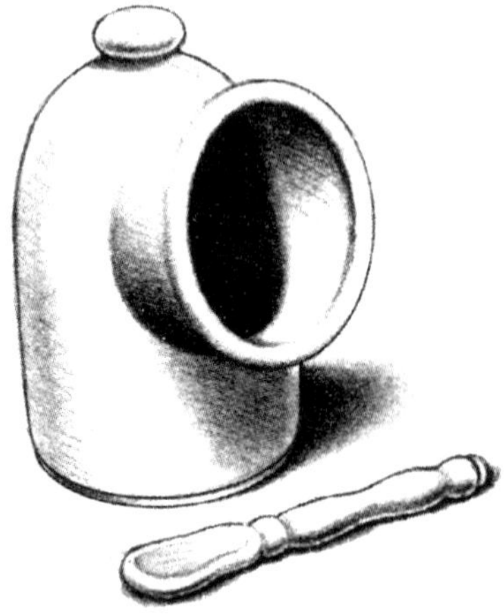

**陶制的猪笼盐罐，用来储存食盐。内里未上釉，有气孔可以吸走湿气，让食盐保持干爽。**

者直接用手捏一撮盐。我好奇它是怎么做到的？

这种盐罐在法国和英国很常见，美国的许多商店也有售，名为“猪笼盐罐”。罐子形似轮船上那种广口的进气口（有人以为那是雾笛），总体说来就是一个矮胖的立式圆柱形弯曲为直角。

猪笼盐罐由陶土或赤陶土制成，内部没有上釉，所以带有气孔。气孔有更大的表面积来吸收水蒸气。没有经过精制的法国布列塔尼海盐容易受潮，因为其中含有的少量吸湿剂——氯化钙——会吸收空气中的水分，因而尤为需要这种干燥功效。美国人常用的食盐只含有少量干燥剂，因而是“不雨则已，一雨倾盆”。

## 天然香草为何如此昂贵？

几年前在“某全国性商场”，一小瓶只装了两根香荚兰的香草精油售价 4.5 美元，现在价格涨到了 9.5 美元。在同一家商场，一瓶 8 盎司大小马达加斯加波旁天然香草提取液几年前售价为 11 美元，如今卖到了 20 美元。随着香草价格飙涨，许多人转而购买墨西哥香草。墨西哥香草产品是纯天然的还是人造的？价格如此低廉，令人怀疑是人造产品。

你的怀疑有理有据。

天然香草一直是昂贵的商品，因为夺取这一大自然产物本就是一项费时费力的活动，何况它的生长地又在远方。同可可、腰果和咖啡豆一样，作为一种商品，香草产量得看大自然的脸色，价格取决于供需定律。这四个备受人类推崇的恩惠之物都产自热带地区，那片纬度范围内的暴风雨会定期席卷作物，从而影响它们在全球的价格。

对于经济活动，我无从解释（时而认为没人能解释清），但有关天然香草的自然属性、冒牌香草与前者的本质区别以及墨西哥香草产品的成分，我还是能说上几句的。

先来说说真正的天然香草。

香荚兰并不是豆荚，而是经过发酵和干燥的荚果（果实），荚果来自两种攀缘藤本兰科植物中的一种：**塔希提香草兰**（产自太平洋海岛）或**扁叶香果兰**（产自墨西哥）。墨西哥阿兹特克人首先将香草的味道融入另一种当地植物的种子，即我们熟知的巧克力（简直天造地设！）。西班牙征服者创造了香草（vanilla）一词，意指“小刀鞘、护套或豆荚”，显然名称取自香荚兰的外形。

如今，全球大约四分之三的香草产品都取自生长在印度洋马达加斯加、科摩罗联盟、留尼汪岛的墨西哥**扁叶香果兰**变种。19世纪早期，这几个岛屿依然处于法国波旁王朝统治之下，故而来自这一地区的香草一直被称作波旁香草（与大家知道的波旁威士忌毫无关联）。

香草兰植株每次只会绽放少数几朵花，而且开花时间在早上，下午就会合拢，如果在此期间没有授粉，第二天花朵就会枯萎，从藤蔓上掉下来。也就是说，香草植株要想结出珍贵的果实，那就必须要在它早晨开花的时刻授粉。

那么，在人类出现后并尝试种植香草之前，香草植株是如何繁衍并长久存活下来的呢？在三百多年前，有人就已尝试在墨西哥之外的地区种植香草了，但一直没有成功。最终，墨西哥仅有的一种小个头无刺蜂属蜜蜂发现了香草，然后按照蜜蜂往常的习惯，默默地为它们授粉。时至今日，几乎所有生长在墨西哥和马达加斯加的香草花朵都是人工授粉。人们精准地把握了开花时间，会在适当的时候将一片薄木片完美地插在每枝花朵中。没有蜜蜂能做到如此细微（大家是不是能理解为什么香草会如此昂贵了呢？）。

香草荚果最多可长到 8 英寸，此刻就是收割正当时。白天，收割后的荚果会搁置在太阳下干燥 10 至 30 天；夜晚，就会被遮盖起来，以便出水和发酵。之后，荚果才会散发出神奇的风味和香气。

在香草气味中已确定的各类化学物质多达 170 种，大多数来自芳香酚类化合物香兰素。不知是祸是福，如今人类已能够生产出香兰素，产率比香草植株要高得多。人造香兰素利用丁香油酚（丁香油中主要的香气成分）或邻甲氧基苯酚（在热带树木树脂中发现的化学物质）合成而来。利用木本植物的结构要素木质素以及以木浆造纸时的副产品，也可以制作出香兰素，不过加工过程会污染环境，目前美国和加拿大已不再通过这两种方法生产香兰素。

合成香兰素是人造或“仿制”香草的主要成分，其成本远低于天然香草提取物。作为替代品，尽管合成香兰素缺少了天然香草的那种复杂味道，但事实上也没有那么糟糕。如果合成香兰素用于包装食品的调味剂，则必须标为合成香料（但请参见第 414 页“天然调味料真的天然吗？”）。

整根香荚兰会包装在密封容器内出售，以免风干，从而丢掉花香。这种香荚兰应呈黑色，质地柔软，如同一根甘草糖，不能过硬或像皮革一般坚韧粗糙。大多数味道都驻留在上千粒几乎用显微镜才能看到的种子里，荚果纵向扯裂就会暴露在外。可以用刀尖把这些种子刮到蛋奶沙司、酱料和糕饼面糊里。但是去籽后的果荚仍然味道浓郁，可以装入罐子里用糖腌起来，密封好盖子，静置数周。充满香草风味的糖蜜可以用在——再来一遍——蛋奶沙司、酱料和糕饼面糊里。

比起整颗荚果，香草提取液更便于使用。美国食品药品监督管理局以其无法仿效的官僚主义作风，将纯香草提取液界定为“可从香荚兰中提取味道和气味成分的乙醇水溶液”。根据这一标准，香草提取液中的酒精提取物必须至少达到35%（按体积计，酒精提取物的浓度越高，香草的香气越细腻），且每加仑液体中的香荚兰含量不得少于13.35盎司（管理局的规定容不得大家质疑）。香草提取液可能含有糖以及甘油和丙二醇等其他成分，以增加顺滑度，但如果其中添加了合成香兰素，那就必须标明“仿香草味香精”。

最后来说说墨西哥香草产品。

1910年，墨西哥人发动了一场革命，破坏了其海湾沿岸的大部分香草种植园，此后，这个国家就不再是主要的香草产地。但墨西哥在香草业界依然保有名声，此外墨产“香草提取液”随处可见。由于墨西哥并没有像美国那样严格执行相关的标签法律规定，所以墨产“香草提取液”很可能就是用了香兰素的仿香草味香精。

更糟的是，墨西哥和加勒比海地区的香草产品可能含有香豆素（1,2-苯并吡喃酮），这种物质提取自种子外形酷似豆子的香豆树属树木——香二翅豆（西班牙语为cumaru）。香豆素带有浓烈的香草般气味，但是这种物质有毒，把名字换成“华法林”，它就成了灭鼠药，能稀释血液，老鼠摄入后会因内出血不止而死。香豆素的医药用途是做抗凝血，主要用于治疗心脏病。

1954 年，美国食品药品监督管理局全面禁止在食品中添加香豆素。

警示的底线：谨慎使用产自墨西哥和加勒比海的“香草”液剂。这两个地区的产品很可能是使用了合成香兰素的仿制香草香精，甚至可能含有香豆素。

## 第九章

# 厨房用具

家里或餐厅的厨房、轮船的炊事间、火车餐车、马车队的伙食车，或是只要能搭起雨棚的任何一处户外露天厨房，都承担着为所有人——小到个人，大到整支军队——准备食物的重要任务。最基本的必需品包括几个陶制或金属锅具、热源和水源，也许还有一把刀。剩下都属于非必需品。

现代人的厨房，真可谓应有尽有！

家家户户有冰箱，通上了天然气，购置了电炉、感应器，对流烤箱、微波炉、搅拌器、搅拌机、不粘锅。仔细瞅瞅家里的厨房，很容易就能找到幸福感。现代社会真是取得了长足进步。

各类形状的炊具要处理的食物有所不同，因而我们必须先了解这些工具本身是如何使用的。正所谓知己知彼方能百战百胜。

洗碗机吞噬了铝制器皿？冰箱冒出一股不请自来的香味？盛放黄油的容器却让黄油变质了？烤箱烘焙时间或快或慢，总是不符合食谱要求的时间？烤出来的比萨松软无力，蛋糕总是黏糊糊？

所有问题都出在使用这些设备的方法，包括与之配套的所有仪表、装置、用具、挡位、配件和器皿之上。带着理解和尊重来对待它们，正如爱默生那句名言，“如果你不能正确使用工具，那工具就会反过来使用你”。

用梭罗的话来讲，就是你成了工具的工具。

**吃货字典：**微波——微微的波动。

## 小苏打真的可以消除冰箱异味吗?

我的冰箱里一直放着一盒打开的小苏打，用来吸附异味。但我在超市发现一种新款小苏打盒，据说除味效果更好，但从标签上看，除了纯苏打并无其他成分。小苏打是怎么吸附异味的呢，这种新设计的小苏打盒又是如何做到效果更好的呢?

与千万个家庭一样，我也一直虔诚地在冰箱里摆着一盒阿尔姆与汉默公司（Arm & Hammer）出品的小苏打盒（还有其他选择吗?），而且我见证了它的功效，因为我从来没有闻到异味。想必这种小苏打产品也能击退猛虎，我在家里从没见过老虎，就是因为冰箱里有小苏打。

没见过老虎可能是因为我住在远离孟加拉国的地方，而冰箱从没出现过异味，是因为我会一丝不苟地清理冰箱? 非也非也! 根据切迟杜威（Church & Dwight Co., Inc.）子品牌阿尔姆与汉默以及不少专家的说法，家家户户必须配上小苏打，对于小苏打吸附异味的能力，他们十分坚定（对于老虎，他们只字未提）。

有什么确凿证据能证明小苏打至少在吸附异味方面是有效的呢? 据我所知，没有一项证据。不过，下面我们可以进行一番理论分析。

小苏打别名苏打粉，成分是纯碳酸氢钠（$NaHCO_3$），与酸、碱（酸性和碱性化学物质）都能发生反应（碳酸氢钠离子具有酸碱两性）。但与酸性物质发生反应时，其效率是与碱性物质反应的 20 倍。这就构成了小苏打能够吞噬异味的理论依据。任何一个正在游离的酸性、异味分子落在小苏打表面时，都会被中和变成盐（仿若罗得的妻子[①]！），并且永远被困在那里，千真万确。如果针对小苏打会狼吞虎咽地吞噬酸性物质这一事实来一场辩论，没有人会提出异议。但总有这样那样的问题，我们该如何让酸性物质落到小苏打上面呢，还有为什么我们想困住这些酸性物质呢？

首先，为什么酸性物质是发出异味的嫌疑人？因为酸性物质的主要来源是变质的牛奶。过去，冰箱并不像现代设备那么可靠，而且当时巴氏杀菌处理法尚未出现，牛奶很快就会变质，不单单因为细菌滋生，其乳脂也会分解变为脂肪酸，主要是丁酸、己酸和辛酸。丁酸是变质乳脂的主要异味来源；己酸和辛酸的名字则源于其气味。（己酸英文名为 caproic acid，辛酸英文名为 caprylic acids，而 caper 在拉丁语中意为“山羊”，读者能体会到其中的形象吗？）

所以，如果总是把买回家足有一个月的牛奶放进冰箱后忘了喝，而且一放就是几周，那下次再拿出来的时候，许多脂肪酸分子可能已经找到出路，并顺着小苏打盒上的敞口，落在上面完成了中和反应。

---

① 《圣经·创世纪》十九章的记载，罗得不愿离开所多玛城，天使把罗得一家四人领出城外，并且嘱咐：“逃命吧！不可回头看。”但罗得的妻子因好奇而回头看了一眼，然后变成了一根盐柱。——译注

但不是所有污染冰箱空气的异味分子都是酸性物质，或是能发生反应的碱性物质。从化学角度来看，任何物质都可以变成污染源，小苏打能吸附常见“异味”的说法，纯属夸大了事实。

气味就是你闻到的弥漫在空气中的一缕气体分子。各类分子都有其独特的化学身份，并且与其他化学物质发生的一组反应也是独有的。对于任何气体物质发生的反应，或是去活化任何气体物质，任何其他化学物质（包括碳酸氢钠）都无法剥夺其碰巧会产生异味的权利。

尽管酸味物质是碳酸氢盐的主要猎物，但冰箱里随机摆放的小苏打盒可供异味分子使用的落脚面积大约只有 7 平方英寸（盒子顶部的表面积），而冰箱的内部空间为 20 立方英尺（3.5 万立方英寸）。捕捉异味分子的系统并不能有效运转。正如许多人认为的那样，小苏打盒并不能“吸引”异味，它敞开的胸怀并不具有魅惑力。

超市售卖的新款小苏打装置是阿尔姆与汉默公司新设计的“让新鲜空气流动起来的冰箱净化器”，小苏打盒的标准重量为 1 磅，带有可移动的侧边，以期让更多气体分子都有机会通过“流进”多孔内封纸落在小苏打表面上。听起来是一个不错的主意，但这款盒子“能够暴露更多小苏打的专业设计”仅仅多开发出了 7 平方英寸的小苏打表面。此外，冰箱里的空气无论如何也不会“流进”包装盒里，因为没有风扇或其他外力能让空气从盒子的一侧进去，再从另一侧出来。不过，广告确实做得不错。

总之，阿尔姆与汉默公司网站上的标语倒是总结到位：“阿尔姆与汉默小苏打，传奇般的去味能力！”

我同意，确实只是一个传奇。

还有那些小苏打无法吸收的异味分子呢？只有一种常见的物质可以不加区分地将异味分子一网打尽，即活性炭。活性炭并不会以化学方式解决问题，而是利用了物理黏附，后者正是化学的盲区。一旦气体进入其庞大的内部微孔网络，就会因吸附作用黏住，分子黏附在表面的力，就是化学家所谓的凡得瓦力。

在无氧环境中（以免物质实际燃烧）加热硬木、坚果壳、椰壳、动物骨头或其他含碳物质，碳以外的物质都会被驱散，然后再经过极高温的蒸气“活化”处理，去除掉所有残留非碳物质，这个流程还能让炭屑的微结构带有非常多的气孔。这就是活性炭的制作流程。每克活性炭（1 盎司活性炭的二十八分之一）的内表面积可高达 2,000 平方米（1.8 万平方英尺）。

大家也许会发现，药店、五金店、电器行或宠物店均有售卖活性炭（椰子壳制成的活性炭最好）。在烤盘的每一面都涂抹上活性炭，然后放入味道奇怪的冰箱中静置数天。不要选购碳球状的产品，因为这类产品包含煤炭、锯末和其他物质，而且其中的碳不是粉末状，甚至不是活性炭，所以也不会有效。

让冰箱味道清新的稳操胜券的方法只有一种，简而言之就是三个词：防范、防范、防范。放入冰箱的食物都要装进密封容器密封好，尤其是味道浓郁的食物，例如洋葱等。要勤查看“变质信号”，对那些容易变质的“嫌疑犯”围追堵截，一旦确定“罪行”，严惩不贷，立即扔掉；要立即清理撒在密封容器外边的食物；彻底打扫冰箱内部。我理解大家此刻的心情，但不得不经常这样做。

此外，如果家里停电，而你还在外度假，冰箱里所有食物都变质了，那大概从机场回家的路上就能闻到那股讨厌的异味了。

对此我深表同情。对于这种情况，无论是小苏打还是活性炭，抑或咒骂电力公司，都已经无力回天了。

## 黄油该放在哪里保存?

我会把黄油棒放在带盖子的玻璃黄油盘内，再放在冰箱门内的黄油专用隔层。尽管如此，黄油表层还是会变成深黄色，并略带酸味。有什么方法能保持黄油持久新鲜吗?

提问者大概认为自己的保存措施很完美。第一个糟糕的措施是将黄油放在黄油盘里，第二个更糟糕的措施就是将黄油盘放在冰箱里的“黄油专用隔层”。

黄油盘的设计是为了方便上菜，而不是为了保存。这种器皿并不密封，所以暴露在空气下的黄油表面会被氧化并且变酸。

黄油专用隔层应该被禁用。这种隔层大多都带有一个“暖心肠”，能让其内部温度略高于冰箱其他位置，以便取出黄油时可以立即涂抹使用。但“温暖”会加速油脂氧化。

我会把黄油放在冷冻室，用保鲜膜紧紧裹住。取出时的确是坚如磐石，但用锋利一点儿的刀就能轻松切下一块，而且黄油软化的速度很快，不用等很长时间就能用了。

## 食物为什么会变质?

为什么有些食物即使放在冰箱里也会很快坏掉，而有些食物即便不放冰箱里，却能够一直保持新鲜。例如打开的芥末酱和番茄酱，不放在冰箱里也能搁置数周，而乳酪、蜂蜜和花生酱，在室温条件下甚至能保存更久。有什么通用方法来判断食物能保存多久吗?

但愿生活能如此简单！可惜我们并没有一个单一的规律来套用在所有食品上。人类的杂食组合，几乎由无数组上千种不同蛋白质、碳水化合物、脂肪和矿物质构成。“变坏”可以是细菌、霉菌和酵母造成的结果，也可以是因为食物暴露于空气而被氧化，或由食物本身含有的酶所造成。例如水果中含有酶，就是加速果实熟化和最终腐烂的特定原因。

然而，变质、腐烂、分解、变酸或不可食用，甚至最终消亡，是任何食物都无法避免的结局。尘归尘，土归土，这是万物都要遵循的自然规律。蛋白质腐坏后变得湿软，发出腐臭味道，颜色会变绿；碳水化合物会发酵变酸；脂肪则会带有腐败的哈喇味。番茄酱和芥末酱之所以会保存得久一些，是因为其中含有抑制微生物生长的酸性物质（醋），而且零脂肪、零活性酶。

为了防止食物变质，人类穷尽所能，对食物进行烹制、烟熏、风干、酸化、盐腌或糖腌——此外，还要由衷感谢克拉伦斯·伯宰（Clarence Birdseye，这是他的真名）这位美国发明家，让我们在近几十年学会了冷冻食品。

在加拿大拉布拉多从事毛皮贸易期间，伯宰看到当地人会把鱼和肉冷冻起来，以供后期食用。他发现，相较于温暖时节缓慢冷冻的食品，冬天快速冷冻起来的食品解冻后的味道、质地和颜色均更佳。

1925年，伯宰推出了他的“快速冷冻机”，自此冷冻食品行业走上了人类舞台。时至今日，鸟眼食品公司（Birds Eye Foods）

自称是美国最大的冷冻蔬菜加工商。那座“快乐的绿巨人”雕像（美国食品品牌）可不是这个行业的尖兵。

冷冻保存食品的奥秘在于腐败微生物在冷冻的水（冰）环境中无法生长。而冷藏不同于冷冻，前者是减缓腐败微生物的生长速度，所以保存时间有限。一般家用冰箱的内部温度环境下，只需要几天时间，1 万个细菌就会滋长为 100 亿。

下面来说说防腐剂。这种添加在预制食品中的化学物质能够延长食品的保质期，人们吃下这些没有变质的食品，从而延长自己的生命。防腐剂是化学物质，也是添加剂，因为很明显它们是被添加到食品中的（盐、糖、香料、维生素等都是添加剂）。显然，没有防腐剂，大多数食物都会变质。有些食品包装上一本正经地标着“不含添加剂或防腐剂”，以此暗示自己比其他食品更健康，大众也一直青睐于此。希望有一天这类标签不得不换一个说法：“一买回家就会变质”。

防腐剂都是哪些化学物质呢？它们主要分为四大类：

- **抗菌剂**能够抑制细菌、霉菌和酵母滋生。主要包括：二氧化硫和亚硫酸盐，用于水果、果汁、醋和红酒；山梨酸，用于乳酪；丙酸钙和其他丙酸盐，用于抑制面包和其他烘焙食品中的霉菌；钠和苯酸盐，用于预防饮料、果干、乳酪、腌黄瓜等其他产品滋生真菌。蔓越莓天然含有苯酸盐，草莓、苹果和乳酪自带丙酸盐。
- **抗氧化剂**能够抑制空气让脂肪（尤其是不饱和脂肪酸）变腐臭的氧化作用。主要包括亚硫酸盐（还是抗菌剂）、丁基羟基茴香醚（BHA）、二丁基羟基甲苯（BHT）、特丁基对苯二酚（TBHQ）、抗坏血酸（维生素 C）和没食子酸丙酯。这些化学物质用于薯片、坚果、麦片和饼干。

- **酶抑制剂**能够通过酶在食物中引起反应来减慢食物变质的速度。亚硫酸盐（同是抗菌剂、抗氧化剂）能够抑制葡萄干和杏干等果干中的酶降解反应。抗坏血酸和柠檬汁中的柠檬酸等酸性物质能使酶失去活性，正是后者让切块苹果和土豆淀粉出现褐变。
- **螯合剂**（别名络合剂）能够吞并催化（加速）氧化反应并引起变色的铁、铜等痕量金属原子。乙二胺四乙酸（EDTA）是目前最常用的螯合剂。多磷酸盐和柠檬酸也属于螯合剂。

这些化学名称念起来很拗口，而且上述介绍与某些人的意见相左，让这些化学物质脱离了魔鬼的化身。这些添加剂在食物中的量都很少，符合美国食品药品监督管理局的规定，吃再多含有添加剂的食物，也吃不够一满勺。

不想摄入含有防腐剂的食物，那就得每天拜访农产品市场购买新鲜的肉和果蔬。诸如奶油、果干、腌黄瓜、乳酪、红酒、薯片、麦片和橄榄油等食物都含有防腐剂，为了避开它们，以后得自己制作这些食物，而且务必要在变质之前吃光。

另外，欢迎回到防腐剂还没出现的 18 世纪。

## 机场安检 X 射线能杀菌吗?

从国外旅游回到美国时，海关不允许游客携带危害公共健康的植物或食品，但在机场通过 X 射线安全检查设备时，这些物品不是都被灭菌了吗?

机场安检 X 射线的强度不足以杀死昆虫、寄生虫等。用于灭菌和保存食物的射线强度是机场 X 射线设备的数百万倍。

## 洗碗机是否适合清洁铝制器皿?

铝制炊具和器皿为什么就像是被洗碗机腐蚀了一样，有些褪色? 铝制的金属滤网尤为明显，难道是因为皂液或水是酸性的?

皂液或水并非酸性，而是酸性的反面——碱性，其化学英文名为 base。

大多数洗碗机用洗涤剂不同于手洗用洗洁精，其中都含有强碱性化合物碳酸钠，即原先人们使用的洗用碱（并非小苏打——碳酸氢钠）。

洗碗机会用碱性化学物质，是因为后者能够吞噬油脂，并将其转换为肥皂。肥皂就是当碱遇到油脂后发生反应所形成的一种化合物。另一方面，洗涤剂是一种更为现代的合成化合物，专用于替代肥皂清理家务。而许多人并没有注意到这点不同之处，在他们眼里家用洗涤剂仍然是肥皂。

回归正题。

人们往往认为一种会侵蚀、溶解金属的化学物质必须是酸性的。通常情况下，这个想法没问题，浓度够高的强酸足以吞掉一辆悍马汽车，只给车主留下四个轮胎。但就这方面而言，铝是一种不寻常的金属，酸碱通吃（即**酸碱两性**）。所以洗碗机用洗涤剂中的碱性的碳酸钠，确实会侵蚀铝金属，至少会侵蚀到足够深的地方，形成铝化合物，从而让表面黯淡无光，呈现出青灰色。出于这一原因，大多数合格的铝制器皿生产商都不建议将其产品放入洗碗机内清洗。

更糟糕的是，一些洗碗机用洗涤剂含有氢氧化钾或氢氧化钠，碱性强度高过碳酸钠，确实可以说它们会吃掉铝制器皿。这可能就是将金属滤网变为篮球网的原因。如果坚持要用洗碗机清洗铝制器皿，那在超市选购洗涤剂的时候，要查看商品标签，选择不含氢氧化钾或氢氧化钠，甚至不含碳酸钠的产品。市场上有出售此类产品。

洗碗机会持续侵蚀铝金属还有一个原因，就是铝制器皿碰巧与其他金属器皿（最有可能的是不锈钢材质）发生磕碰。任何两个不同金属材质的器皿（在本案例中是金属铝，另外一个基本上可以肯定是铁），当浸入某种导电液体并发生接触时，其表面就会发生电化反应（更准确地说是**电解反应**），最终导致表面黯淡无光。所以，如果仍然坚持用洗碗机清洗铝制器皿，那就得确保它们不会与其他金属器皿相遇。

---

## 科学边栏：住手，你这个小偷！

出于某些不为人类所知的复杂原因，铁原子会比铝原子更紧地抓住自己的电子（据说是因为铁的**电负性**更强）。因此，如果两种金属碰巧在导电液体中发生了接触，那铁原子就会偷走铝原子的电子。这种电子转移会构成一股电流，而电解液就是电路。

因与铁金属接触而被偷走了电子的铝原子（铝离子）想要通过与有电子可贡献的物质发生反应，以此补给电子，重归正常。铝金属表面因此就会与溶液中的负离子（阴离子）发生反应，形成失色的铝化合物（通常是氧化铝）。

## 什么是乳化?

对于“乳化”我一直很迷惑，有些食谱上说需要乳化某种成分，但实际上仅仅是搅拌均匀而已，是不是我误解了其中的含义?

你没有误解，对于你的无奈我感同身受。“乳化”这个词被频繁滥用，被当作搅拌或搅稠的同义词，但二者完全不是一个概念。餐厅菜单会把所有浓稠的酱料命名为一种乳剂，但它们根本不是一回事。厨师在用油面酱拌入某种酱汁时，会说自己正在“进行乳化”，完全是乱用。

许多物质都能让汤、蛋奶沙司、果酱、肉汁或酱汁等液体变稠，包括面粉、玉米淀粉、明胶、果胶、秋葵、鸡蛋，甚至香蕉泥也可以。但这些物质并不能乳化任何食物。乳化是两种通常不会混合在一起的液体以非常特殊的方式混合在了一起——其中一种液体以微小液滴的形式悬浮在另一种液体中。

日常烹饪中，典型的乳化示例是蛋黄酱，其中水火不容的油脂和水分（醋或柠檬汁和蛋清中的水分）因为两件事而克服了彼此间的深仇大恨：一是受到了强力搅打，二是特殊化学成分乳化剂形成的反应。只有这两股物理和化学力量相结合，才能让油、水以乳化形式混合在一起。

就像我们有时经历的糟糕相亲一样，水分子和油分子之间不会产生火花。所以即使用力摇动瓶子里的植物油和醋，直到它们相互结合，形成一种均质液体，随后不久它们也会再次分离，变成两层。失败而归。

用力摇动顶多能做成一瓶胶态悬浮液，其中油脂已经分解为许多个细小的微液滴或小珠滴，在四面八方的水分子的持续撞击下，这些微液滴或小珠滴会在醋液中保持悬浮状态。但这对“夫妻”注定会以离婚收场。再强壮的肌肉施加再大力量来摇动油醋液，即使施瓦辛格也来助阵，油珠滴最终还是会邂逅，重新团结在一起，然后油和醋又会变回两层。又是一次失败的尝试。

我们可以添加一种秘密成分——乳化剂——来搅乱油珠滴的重结合步伐。乳化剂的分子形态宛若一条蛇，而蛇身很长，蛇尾喜欢油脂（亲脂），蛇头喜欢水（亲水）。它们的亲脂蛇尾钻入油珠滴中，亲水蛇头露在外面，就像缀在火腿上的若干丁香粒。这些“丁香粒”会引来一层水分子，组成一件斗篷，因为它们带有阳电荷和阴电荷，会把水分子略带阴电荷和阳电荷的部分吸过来（水分子是偶极子）。形成的水分子斗篷会将油珠滴伪装成亲水物质，并防止其他油珠滴试图与之重新结合。乳化剂会用这种方式对付所有油珠滴，即使油珠滴二次邂逅，也认不出彼此来再次结合，此后它们会一直单独悬浮在水分子中。这次乳化成功了。

那要从哪里获取这种秘密武器呢？最好用的乳化剂是卵磷脂，这种含磷的、油脂般的化学物质（磷脂）就在鸡蛋黄里。卵磷脂分子的磷端亲水，其他端亲油。蛋黄酱之所以是永久稳定的均质酱料，是因为卵磷脂乳化了油脂和醋。

蛋黄酱配料只用少量的醋或柠檬汁（水分）混合了大量（大约是前者的 8 倍）油脂，这么少的水分中能塞进那么多的油脂，实在令人费解。因此很多人认为蛋黄酱的形态是水珠滴悬浮在油脂中，而非油珠滴悬浮在水中。但有许多油珠滴实际上并没有真正地悬浮在醋中，而是披上了一层非常薄的水膜外衣，就像一桶湿豌豆由于水的表面张力而趋向粘在一起。

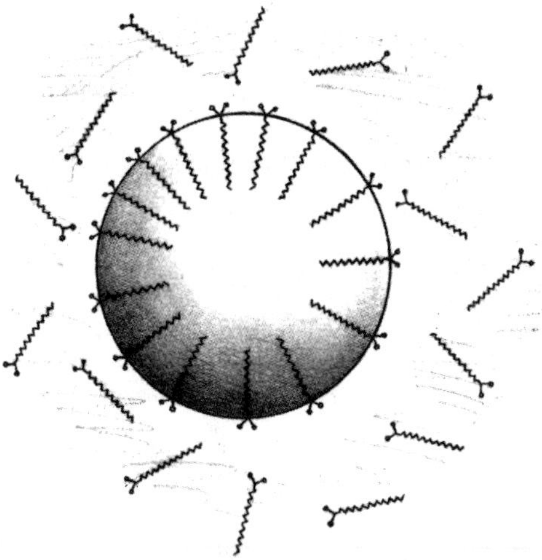

**乳化剂分子让油、水兼容的图例。锯齿形线条部分代表乳化剂分子的亲脂蛇尾，穿透油珠滴，而留在外面的亲水蛇头正瞪着“眼睛”，从而让油珠滴表面亲水。**

小水珠滴悬浮于油液是一种与蛋黄酱相反的形态，也是一种乳化液。天然和人造黄油就是典型的油包水（水珠滴悬浮在油液中）乳化液。

用搅打器制作蛋黄酱时，必须非常缓慢地在醋蛋混合液中滴入油脂，从而确保每一滴油脂都能迅速变成胶粒大小的珠滴。如果油滴太大，就无法悬浮，浮到水液表面时就会聚结在一起，又变成失败的油水分离形态。稍后即可加速滴入油滴，因为相对较大的油滴很快就会被数百万已由乳化剂包裹的胶体珠滴包围，后者会“孤立”每一个新进来的油滴，让它们彼此暂时相隔，直到它们也垮掉变成胶粒大小为止。

若换成搅拌机来制作蛋黄酱，就可以直接往醋蛋混合液中倒入少量油脂，然后打开机器开关即可。搅拌机叶片的转速要比搅打器快得多，搅得油珠滴猝不及防，根本来不及聚结就变成了胶粒大小。

市售沙拉酱等食品为了让碳水化合物、脂肪、蛋白质以及水分等多种物质的混合物稳定地相互兼容，都添加有多种乳化剂。在这些食品成分标签中常见的乳化剂有单、双甘油脂肪酸酯，聚甘油脂肪酸酯，丙二醇脂肪酸酯和脂肪酸蔗糖酯，当然还有卵磷脂。

通常，能够增稠食物的物质有明胶、淀粉和树胶等，包括琼脂、阿拉伯树胶、叶黄素、卡拉胶，但增稠剂并不是乳化剂。增稠剂能让液体部分变黏稠，即使是相对较大的油滴也无法浮到液体表面聚结形成油层。

至于那些让食物保持均质的老把戏，只会让你品尝到油乎乎的水洼混合着水汪汪的糊状物。

**吃货字典：**荷兰蛋黄奶油酸辣酱——听起来味道丰富极了。

## 科学边栏：混合

厨师总会遇到要混合和搅拌的食材，而混合方式多种多样，乳化只是其中之一。

在面粉里加入盐和胡椒，或混在一起的多种干香料，都属于固体颗粒混合物，只是简单地进行了物理混合。一旦牵扯到液体，混合物的形式就会变得多样化。

- **溶液**：均质化最高的液体是溶液，其中一种物质的所有分子或离子（带电的一个原子或一组原子）会紧挨着彼此，在其他物质中分散开。例如溶于水的酒精或糖，后两者的分子紧凑地混入水分子之中，如果这些分子有脸蛋和下巴的话，那它们彼此肯定是脸贴脸、下巴对下巴。另一个例子是番茄中会溶解于油的红色化合物——番茄红素（用油炒番茄时，可以留意一下油是如何变成红色的。红色正是来自溶解的番茄红素）。

- **胶体悬浮液**：还有许多混合的食物呈胶体，或是胶体悬浮液。在这种液体中，一种物质的隐形微颗粒（普遍大于分子）悬浮在另一种物质（通常是液体）的每一处。液体中的颗粒可谓四面楚歌，它们四散在液体里，并持续受到液体分子的侵扰，在重力的牵引下悬浮半空。例如植物和动物细胞中的液体，就是胶体蛋白质颗粒悬浮在水基溶液中。

- **乳化液**：乳化液类似于胶体悬浮液，是在乳化剂的作用下形成的，略大于胶体的液体珠滴悬浮于另一种液体之中，而这两种液体通常不会混合在一起。烹饪时会遇到的典型示例有蛋黄酱和荷兰蛋黄奶油酸辣酱。

## 烟熏大蒜蛋黄酱

西班牙烟熏甜椒粉能为大蒜蛋黄酱带来一丝木柴的韵味。这款酱搭配海鲜饭（参见第252页）堪称经典，搭配炒贻贝（参见第249页）也是不错的选择。当蘸料可以搭配新鲜蔬菜，或作为清蒸鱼（尤其是新鲜的鳕鱼）的配料。如果觉得味道太过浓郁，将橄榄油和花生油的用量减半，即可制作出清淡款的烟熏大蒜蛋黄酱。

想要让蛋黄酱带上香草味，则可在步骤 2 翻炒大蒜时加入 ½ 杯新鲜香草（西芹、细香葱、峨参、龙蒿）。在乳化液中搅拌香草时最好选用搅拌机。

- 1 大颗鸡蛋
- 1 茶匙西班牙烟熏甜椒粉
- ½ 茶匙干芥末粉
- ½ 茶匙盐
- 2 大匙苹果西打、雪莉酒醋或葡萄酒醋
- 1 杯淡味特级初榨橄榄油
- 1 大瓣蒜（粗切）

1. 将鸡蛋打入搅拌机，再倒入西班牙烟熏甜椒粉、芥末粉、盐和醋。倒入 ½ 杯橄榄油。盖上搅拌机的盖子，打开机器以低速搅拌。
2. 立即揭开盖子，以细流均匀缓慢地倒入剩余的 ½ 杯橄榄油。当所有橄榄油已经融合，再倒入大蒜（以及香草）。继续搅拌 1 分钟，或直到搅拌均匀。
3. 将蛋黄酱放入冰箱静置至少 1 小时再食用，以便让食材的味道融入并变得柔和。冷藏可保存 4 天。请勿冷食，低温不利于橄榄油释放味道。

**本食谱可制作 $1^1/_4$ 杯酱**

# 炉灶的温度有没有行业标准?

烤箱的温度很容易控制，刻度盘上标有实际温度。但炉灶怎么控制温度呢？我家的厨房配了一台四眼瓦斯炉灶，控制面板上只标着“高”“中”“低”。其中两个灶眼的燃烧温度较另外两个要高，前两个调成“中”后的温度就高于后两个调到“高”的温度。我曾经有一个电子炉灶，上面的标志也是一样，但是它们的烹煮速度却与现在这个瓦斯炉灶完全不同。燃气炉的温度有没有什么行业标准?

就这一点而言，炉灶行业没有标准可供参考。我所了解的唯一标准大概是“高”代表“大火”,“低”代表“小火”。我家里的炉灶在“高”与“低”之间有一串数字——2 到 9，但这些数字与温度毫无关系。标志“高”和“低”、数字“2”到“9”不是指代温度，而是代表着灶头的产热功率。

就烹饪而言，人们极易混淆热能和温度的概念。热能是一种能量，不同于重力能、电能、动能（运动产生的能量）或核能，热能实际上是能量的最终形式，所有此类形式的能量最终都会衰减变成热能（参见第 380 页“科学边栏：能量税”）。

烹饪利用热能来引起物理和化学变化，而厨师也寄期望于这一流程来让食物变得柔软、易于消化且美味可口。某样食物（或任何物质）吸收热能，意味着其温度会升高，吃的时候就会顺理成章地“烫嘴”。那么温度呢？温度是抽象概念，是人类发明的一组数字（即华氏度和摄氏度，参见第 379 页“℉ 和℃”），用以指明物质带有多少热能。烹饪中的食物在达到特定温度时，即当食物获得的热能相对于其体积已经足够，就会发生特定的变化。我们也可以说温度是量化热能的工具。

所以，对于烹饪而言，食物的温度至关重要，而非加热锅具的燃烧气体或电炉的温度。炉灶的作用在于向食物输送热能，其本身温度对于烹饪来说无关紧要。一根炙热的拨火棍也能加热煎锅，但加热效率铁定低得出奇。

人们常常会说，某个灶头在设定条件下要比另一个“更热”，这种说法未免有些不严谨。不过这样的表达并非真的暗示某个灶头的温度更高，只是在说炉灶输送热能的速度比另一台设备更快而已，因此前者升高食物温度的速度和烹饪速度也就更快。炉灶上的“高”和“低”应该改成“快”和“慢”才对。

无论是燃气炉还是电炉，不同炉灶的热能输出功率各有差异。通常，测得的热输出功率以 Btu/ 小时为单位。Btu 表示热量，就像卡路里一样是一个单位（营养学中的 1 大卡差不多等于 4Btu）。对于炉灶，我们需要关注每分钟或每小时可以输出多少热量或卡路里。要判断灶头加热或烹熟食物的所需时间，每小时输出的热量是一项关键指标。例如一根蜡烛在数小时期间释放的总热量约为 5 000Btu，但要用它来快速烹熟食物实在困难，因为其每小时的热输出功率低得可怜。

包括一些厨具设备零售商和烹饪书籍作者在内，有很多人懒得讲明“Btu/ 小时”这种概念，或是压根不了解其中的差别，所以提起 Btu，他们只会解释这是一种加热速度的测量措施（正如问题所述）。在此借用美剧《黑道家族》男主角托尼·瑟普拉诺（Tony Soprano）的那句口头禅来问问大家，“你咋弄？”

家庭燃气炉或电炉灶头在最佳情况下，每小时输出的热量大概在 9 000 到 1.5 万 Btu 之间。查看炉灶的说明书或联系一下生产商问清楚炉灶的功率，就可得知哪一个灶头更热了（我是指更快）。

就烹饪而言，决定性的因素是食物温度升至最佳烹饪温度的速度，以及在灶头的各设定条件下能保持的稳定程度。可惜灶头的设定条件只能作为大致的参考，因为无论其热输出功率达到多高，其生成的大多数热能都会释放到整个厨房中。

平时总结炉灶的使用经验，有助于自己估摸出灶头在什么样的设定条件下才能发挥最佳水平。但一位好厨子只会始终关注烹饪中的食物本身，会不停地根据实际需要的热能来调节火力。

漫漫人生路，我们需要不断摸索。

## °F 和℃

1714 年，德国一位从事吹制玻璃制品工作的业余物理学爱好者——华伦海特（Gabriel Fahrenheit，1686—1736）发明了一种能够显示物体冷热度的装置。该装置是一根装有细长水银柱的玻璃管，水银柱会随着物体温度的变化扩张收缩，温度高就向上升，温度低就向下降。华伦海特将水的结冰点和沸点之间的温差确定为 180“度”，从而在装置上标上了这些数字。之后他调配了一批他能制作出的温度最低的混合液——冰和氯化铵的混合液——并将该温度数值确定为 0。当他把自己的装置放入冰水中时，发现水银升到 32，高出了 0；而沸水温度数值本确定为 180，结果也远远高出这一数值，变成了 212。于是就有了高出预期的结冰点和沸点温度——32 华氏度和 212 华氏度。

在华伦海特自己的体温降到室温（逝世）后的第六年，瑞典天文学家安德斯·摄尔修斯（Anders Celsius，1701—1744）认为，如果将水的结冰点和沸点之间的温差设定为100“度”更为便利，于是他将结冰点数值设定为0，沸点数值设定为100。自此，测量温度时就有了摄氏度。

只要抓住机会，我就会向读者普及下列更为简便的温度转换公式（我的其他书中都提到了这一公式，我会一直科普下去，直到所有人都知道为止），忘掉在学校学到的那些复杂公式吧！[你是在乘以（或除以）5/9之前（或之后）加（或减）32吗？还是9/5？]

我推荐以下三步法，更为简便：

（1）在你先转换的温度数值上加40（华氏度或摄氏度均可）；

（2）用上一步得出的数值乘以或除以1.8；

（3）再减去40。

如此简单，只需要记住同等温度条件下，华氏度始终大于摄氏度，所以从摄氏度转换为华摄氏度时要乘以1.8，反过来转换时除以1.8即可。

示例：212（℉）+ 40 = 252

252 ÷ 1.8 = 140

140 − 40 = 100（℃）

这就是大家能够立刻掌握的温度换算法。

## 科学边栏：能量税

热能——烹饪时会用到的能量——是最常见的能量形式。所有其他能量形式——化学能、动能、电能、核能——最终都会衰变为热能，可以说，热能是所有能量的最后一搏。化学反应释放出能量，物体运动减速，灯将电能转换为光，铀原子将质量转换为放射能和热能，而这些转换永远都不会完全。低效看起来是宇宙固有的特质。一些丢掉的或已转换的能量，势必不可避免地被“浪费掉”，即转换为热能。大家可以把热能视为能量转换时收取的税费，就像兑换货币时收取的费用。

大多数能量形式始终会循规蹈矩。例如一辆卡车沿着高速公路直行，就是表现得体的动能在发挥作用；电子流动由电路支配，即表示电能中规中矩；核能来自原子裂变，而后者受到非常严格的控制。相较于上述能量，热能反而是一种表现极端不佳且无序的能量形式，因为它由不受管教且随意的原子和分子运动组成。

热力学学科已发现任何形式的能量，例如卡车柴油燃料或核反应堆铀燃料中的化学能，在转换为另一种形式时，其系统的无序或随机性（**熵**）必定会增加。这就是热力学第二定律。而整个宇宙也正丢失能量并创建新的无序，从而不可阻挡地逐渐收缩。一切皆混沌。

所以，当一种形式的能量被耗光或转换为另一种能量，势必会形成一种更为混沌、熵值更高的无序能量形式，也就是热能。

如欲进一步了解，那就去请教身边和蔼可亲的热力学家吧。

## 如何炙烤出一道美味菜肴？

我一直没弄明白炙烤功能。众多厨房设备中，炙烤烤箱可能是功能最不一致的设备。我搬过几次家，用过许多台炙烤烤箱，

*其中一台可以烤出色香俱全的牛排，而另一台把食物烤焦黄之前需要先进行烘蒸。使用炙烤功能时，食物的摆放位置到底应该保持多低？燃气炙烤烤箱和电炙烤烤箱有什么区别？是否需要预热？烤箱门要不要关？*

面对炙烤功能产生疑惑再正常不过了。在六个基本烹饪方法中，炙烤算是最难操控的方法。

不知道六个基本方法？好吧，它们分别是：（1）浸入热水或高汤中（高温水煮、低温水煮、炖）；（2）暴露在热水蒸气中（蒸）；（3）浸入热油中（油炸）；（4）接触高温金属（煎、翻炒、灼烤、明火烧烤）；（5）暴露于热空气之中（烘焙、烤箱烘烤）；（6）暴露于红外辐射下。最后一种方法即所谓的炙烤（勉强把吸收微波也算上吧）。

大家可能会认为自己炙烤食物时并没有用到红外辐射。实则不然，任何发热物质的分子，例如火焰或炙烤烤箱的加热元件，都会释放红外辐射。红外辐射是一种电磁能，吸收了这种能量的其他分子都会变热。路过一些发热的物质——例如赤红的炉子或是忘了关火的厨房炉灶——你就能感受到脸部的分子正在变得温暖。只要是涉及热源的烹饪方法（哪种烹饪方法不会涉及呢？好吧，除了微波），那么食物就至少有一部分是由释放出来的红外辐射烹熟的。

炙烤几乎完全利用红外辐射来烹熟食物。炙烤烹饪中，赤红的电子元件或是一排燃气火焰释放出的热源都不会直接接触食物。食物的顶表面吸收强烈的红外辐射，温度会升高到 600°F 至 700°F（316℃至 371℃），迅速被灼烤至焦黄。翻面后，先前的底面也会有同样的经历。

将电烤箱设定为“炙烤”，则只有烤箱顶部的加热元件会变热，因而放置在下方的食物应靠近加热元件。一些燃气烤箱的加热元件可能位于烤箱底部，同时还肩负着加热烤箱的职能，而炙烤食物的摆放位置甚至还要更靠下，通常该位置是一个抽屉式布局。

可是，上学时老师告诉我们“热会向上升”，那为什么要把食物放在热源下方？请不要介意我如此直接地反驳，热不会向上升。发热物体产生的热量会向四面八方飘，目标方向是它所能触及的温度较低的物体。老师所说的“热会向上升”实际是指热气在向上升。加热后的空气开始膨胀且密度降低，会像水里的气泡一样向上飘，穿过密度更高、温度较低的空气。

更为讲究的烧烤方法——也就是明火烧烤——会将食物放在火红的木炭或燃气火焰上方，这种方法同样属于炙烤，因为烹熟食物的并不是向上升的热气，而是红外辐射。不过，在这种炙烤方法中，木炭会释放烟雾，且滴落在热表面的食物汁液会汽化，因而会带来截然不同的味道，这是“封闭式”炙烤所不能及的。

软化红肉、禽肉和鱼肉，炙烤是不错的选择，因为炙烤属于骤时高温的干式烹饪方法。较生硬的红肉一般需要长时间的湿煮来分解结缔组织中的胶原蛋白，牛排等红肉类非常适合炙烤，炙烤猪肉、鸡肉和鱼肉时要谨防烤过头变成肉干。

用炙烤烹饪时，面对的最大问题是肉该放到距离加热元件或燃气火焰多近的地方，因为略高或略低位置上的温度都有所不同。高低选择取决于肉的类型和厚度、其脂肪含量，此外最重要的就是炙烤烤箱本身的特异性。不知大家是否曾注意过家里的炙烤烤箱与妈妈家里或邻居家里的都不一样。尽管它们各不相同，但还是有通用的原则：肉的顶表面应距离热源 3 英寸至 6 英寸，薄片肉可以相对更高一些，厚片肉则应更低，以防没等熟透表面就烤焦了。

烤箱门是否应该敞开？电烤箱通常应该敞开烤箱门，以免过热，且方便让烟雾散离。对于位于炉灶底部的燃气烤箱，放置食物的抽屉应该关合，因为火焰会消耗烟雾，而且打开抽屉油脂会四溅，弄脏厨房地板。

是否需要预热烤箱？通常不需要预热，不过建议“始终预热”以及“绝不要预热”的人数平分秋色。最佳做法——也是唯一可取的做法——是严格遵循烤箱说明书中的炙烤设置图示。生产商需要花费很大精力才能确定设备炙烤不同肉类时的最佳条件。许多人会扔掉说明书，如果你也是其中一员，或是你的说明书找不到了（在厨房的“杂物”抽屉里翻翻，也许就在那），通常都可以向生产商再免费索要一份。

不要妄想用尺寸不同的旧烤盘来替代烤箱附带的吸油炙烤烤盘，设备相互配套很关键。我使用推荐的炙烤烤盘，并按照要求没有进行预热并半开烤箱门，在电烤箱中以推荐的烤箱架高度和时间炙烤出的鸡肉非常完美，尽管在我看来，鸡肉离加热元件太近、烤箱门开得太大。制造商最了解自己的产品，消费者凭空猜测产品用法不可取。

## 菜量加倍，微波加热的时间需要加倍吗？

家里微波炉的说明书标出了二次加热各类食物的时间。但有时我需要一次加热好几份同款食物，所以如果我要二次加热 x 份食物，是不是应该将计时器设为某份食物推荐时长的 x 倍？

不对。对于同一种食物而言，加热两份所需的时间并不需要单份所需加热时间乘以二。

各类食物的微波吸收量有所差异。水和脂肪能够有效吸收微波，而蛋白质和碳水化合物的吸收量就不会太多，因而用微波炉加热或烹饪食物所需的时间也就各不相同。此外，微波炉炉腔内“加载”的吸收物质（即食物）的大小也会影响微波发生器（磁控管）的输出。

下面让我们来简单地分析一下上述问题。首先，假设特定食物会吸收特定比例的磁控管输出的微波，并能够将之转换为热能；当把两份食物放入微波炉内时，任何一份食物都无法暴露于磁控管的全部微波输出，每一份食物只会获得另一份未吸收的“剩菜”。加热两份食物自然也就需要更久的时间。

对于问题中提到的算数，在此不多做评论。正确的算法是，假设一份食物吸收了所触及的微波的 40%，那么加热两份食物需要的时间要只比加热一份食物的时间多出 25%。增加的时间不会始终为 25%，主要取决于食物“胃口的好坏”（能吸收多少微波）。

我用家里的“智能”微波炉对上述观点进行了一番验证。这台微波炉针对各类常见的食物加热和烹饪任务，带有预编程的运行程序，例如我想“加热饮料”，微波炉首先会要求我按下按钮，输入待加热的液体体积，然后开始预编程的加热程序。我计算了加热周期，以下是计算结果：0.5 杯液体需要 30 秒，1 杯液体需要 50 秒，1.5 杯液体需要 70 秒，2 杯液体需要 90 秒。半杯液体需要加热 30 秒，但每增加半杯液体，需要额外增加 20 秒加热时间。2 杯液体的加热时间是 1 杯液体加热时间的 1.8 倍。

还有一个示例：如果我想“烘焙土豆”（微波炉并不能真正地“烘焙”，不过在此就不斤斤计较了），微波炉烹饪一个土豆需要 4 分 30 秒，那么每增加一个土豆时间就要多出 3 分 10 秒。换言之，就是两个土豆的烘焙时间是一个土豆烘焙时间的 1.7 倍，以此类推三个土豆是 2.4 倍，四个土豆就是 3.1 倍。

家里的微波炉不是这种“智能款”，没有针对各类常见食物类型和数量的预编程序，那就需要推测出一个时间表。例如要加热两份食物，那应该先推测所需时间——要在加热一份食物的时间上增加 ¼ 到 ¾ 倍。将加热时间加倍很可能会热过头，也许会让食物飞溅或干透。有时墨守成规不是坏事，因为总能留出一些余地继续发挥。

## 科学边栏：说些什么呢？

微波炉这种设备非常复杂，恐怕只有电气工程设计师才真正了解其设计的设备是怎么一回事。上述分析仅以每一部分食物吸收微波能量的恒定比例为基础，因而过于简化。不过想必大家也无意了解诸如负载阻抗、空腔共振和损耗常数之类的概念。我亦无意向大家说明，因为我也是个门外汉。

## 用砖炉烤出的比萨更好吃吗？

我家附近最近新开了一家比萨餐厅，从家具到砖炉，店里所有物品都来自意大利，包括店主罗伯托也是一位意大利人，他在那不勒斯学习制作比萨，并获得了毕业证书。他认为自己做出的比萨之所以如此美味，主要归功于店里的砖炉。此外，我认识的一些家庭厨师也都夸赞自己烘焙比萨和硬皮面包的比萨石。砖炉和比萨石确实重要吗？如果的确如此，那这些砖和石头有什么特别之处吗？

砖炉和比萨石确实重要。在石头表面上制作比萨或面包的生面团，例如在砖炉的底板或某种炻瓷制成的平坦烤箱用器皿（也就是比萨石）上烘焙，的确会让面团外表酥脆焦黄，并且比在金属烘烤板或烤盘上的烘焙效果更好。如果烤炉壁也由石头或砖砌成，烘焙出的比萨或面包口感会更好。早先的烘焙师必须取天然材料（例如石头和黏土砖）来砌出自己的烤炉，如今社会已“进步”，我们会在技术成熟的钢制烤箱中烘焙面包。讽刺的是，这些“进步”名不副实。

砖炉和石板盘之所以能出色完成烘焙任务，原因在于其自身的两个特性：高热容量和高辐射率。

热容量是一个技术名词，指容纳热能的体量。热容量高的物质能够吸收很多热能，而且无须自身温度升高很多。这种对温度变化的抵抗是双向的，既适用于加热，也适用于冷却。一旦物质自身温度升高，就不会那么轻易放弃加热的念头转而冷却下来，所以能在相对长的时间里保持一定的温度。

相较于金属，石板和砖炉的热容量更高。厚度相同的情况下，用耐火黏土制成的烤炉底板热容量是铁制底板热容量的 2 倍，是铜制底板的 2.5 倍。所以一旦升到预期温度（需要较长一段时间），黏土底板就能保持温度不变，让整体温度均匀，并能抵御任何温度变化（例如放上一块温度相对低的面团）。此外，材料质量越大，其热容量也就更高，就像大号水壶能盛下更多水一样。所以底板和炉壁厚实的庞大砖炉会受到重视。换成个头较小的厨具也是同理——厚底煎锅相较薄底煎锅“保持热度”的能力更强。

砖炉、黏土底板和石板优于金属材质烘焙用厨具的另一个原因是它们具有极高的辐射率。

高温炉子中的红外（泛称为“热能”）辐射会被受其烘烤的食材分子所吸收，后者随后会瞬间再发射其吸收到的大部分辐射，而另一些物质（尤其是金属）吸收到的辐射，大多数在再发射之前就已消失殆尽。只有一小部分吸收到的辐射（不锈钢炉壁的吸收比例为 16%）会立刻还回其所在环境，即炉子中的空气（用专业语言来讲，就是不锈钢表面的辐射率为 0.16）。就食物而言，剩下那部分被留在炉壁中的热能无法被利用，它们只会缓慢且低效地回到空气中。

甚至在相同温度条件下，石板所释放的红外辐射也比金属板的高。此外，由于红外辐射无法穿透食材，不能触及内部，更多可用的红外辐射会让面团表面愈发焦黄、口感更加酥脆。

所以，无论是二次加热外卖比萨，还是从头制作一张比萨，或烘焙一条独创的面包，都要用预热过的比萨石。没有上釉的石板带有气孔，这种石板还有一项优势，就是能够吸收面团底部表面释放的蒸气，保持面团干燥，让比萨或面包口感更加酥脆。

## 科学边栏：热容量和辐射率

• **热容量**：以我们平日最常见的物质——水——作为示例，而且水的热容量相对较高。

当我们加热水时，就会向水输送热量，水的温度随之也会升高。温度可以衡量分子移动的速度有多快。由于水分子彼此之间的关系相当牢固（利用**取向力**和**氢键作用力**），所以水分子相对呆笨，想让它们快速动起来较为困难。为了让 1 千克（1 升）水的温度升高 1℃，必须用上 1 卡路里（营养学中的卡路里）的热量，即水的比热为 1 大卡 /（千克·摄氏度）。反过来，当水冷却时，为了让温度降低 1℃，它需要丢掉大量热量——同样是每千克 1 卡路里（营养学中的卡路里）。

这两种情况的相应结果如下：（1）烧开一壶水的时间，仿佛有“一辈子”那么久；（2）大型湖泊或海洋等水体，会拒绝像陆地那样轻易升温或降温，从而调节周围的气候。

• **辐射率**：在所有温度高于绝对零度的环境中（包括所有环境在内），空间内都穿梭着红外辐射。红外线会攻击物体表面，而表面的分子会吸收部分红外线，之后它们就像一群忘了吃药的多动症儿童般激动地扭曲、旋转、翻跟头，这些表现就是它们获得了更多能量的证明。每一种分子都有自己独特的“旋转”和“翻跟头”的方式，与其能够吸收的独特能量相对应（也就是说不同的分子有着不同的红外吸收光谱）。

兴奋的分子会通过再发射部分吸收到的辐射能量来让自己

“冷静”。有些分子几乎会将所有吸收能量都发射出去，而其他分子则会保留一部分，将之转换为不同的能量形式。如果一种物质会100%再发射其吸收到的能量，其辐射率即为1.00（从专业角度来形容，该物质就像一个**黑体辐射计**）。

通常而言，金属的辐射率极低，因为它们松散的电子会像海绵一样吸收能量。例如铝，再发射与之碰撞的红外辐射只有5%，而铜只有2%。相较之下，石头和砖等材料几乎能再发射所有吸收到的红外辐射，黑石砖可再发射90%的红外辐射，大理石可再发射93%，瓷砖可再发射97%，换言之就是它们的辐射率分别为0.90、0.93、0.97。这是因为此类物质的分子牢牢固定在一个位置上，故而不会通过“抖动”和“翻跟头”这种行为来保留能量。石头和砖等材料浪费的红外能量极少，几乎所有碰撞到石材一类表面的红外辐射都会被再发射到食物表面。

## 玻璃烤盘和金属烤盘的烘焙时间为什么不一样？

为什么糕点混合配料包装盒上都会标示如果用玻璃蛋糕烤盘代替金属烤盘的话，要将烤箱温度调低25℉（14℃）？

并非所有糕点混合配料包装盒都有这样的标示。我家附近超市的糕点混合配料货架大有排山倒海之势（大概占据的空间仅次于早餐麦片），我在货架前仔细读了读这些包装盒上的标示，毫不意外地发现各类烘焙用法均针对各类烤盘尺寸、形状和材料，指明了不同的烘焙时间和温度，但偏偏没有顾及高海拔居民面对的窘境，从时间、温度到面粉和水的比例，这些客户都得重新调整。

针对各类烘焙用具形状和尺寸调整时间和温度的必要性一目了然，主要涉及表面积与体积之比。将体积相同的糕点面糊铺在一个宽烤盘中，暴露在烤箱热能下的面积就更大（表面积与体积比也就越大），例如薄蛋糕的烘焙速度会更快，但把蛋糕面糊灌入蛋糕烤盘，暴露于热空气下的面积相对较小，烘焙速度也就会降低。

但烘焙烤盘的材质也是一项考虑因素。我在附近超市查看了一番糕点混合配料包装盒后发现，如果使用锃亮的标准铝盘，几乎所有包装盒上都要求先预热烤箱到 350℉（177℃）。如果使用深色烘焙烤盘，许多包装盒指明需要将温度降到 325℉（163℃）。许多包装盒指定使用玻璃烤盘的烤箱温度应为 325℉，但还有一些包装盒针对玻璃或金属烤盘指定的温度也是 325℉，对深色烘焙烤盘只字未提。有一种糕点混合配料产品居然乐观地标示“350℉（适用任何类型的烘焙烤盘）”，但愿它还能在市场中存活下去。

面对这些无头绪的说明，我们该怎么做呢？

开始之前，我得提醒读者，这些建议实际并不重要（这样做简直犯了说明文和教学写作的大忌），但还是希望大家耐着性子看完它们背后的科学缘由。

- **烘焙烤盘的颜色**：很明显，相对锃亮的铝制或不锈钢制蛋糕烤盘反射的可见光会多于经过阳极电镀的深色烤盘或不粘烤盘。因为照射在物体上的所有光线最终或被反射，或被吸收。也就是说，相较于表面锃亮的烤盘，深色烤盘会吸收更多的光线。而深色烤盘吸收到的这部分多余光线能量，就会让自身比锃亮的烤盘更热一些，即使烤箱温度条件相同也是如此（同理，人类为了调节体温会在夏天穿上颜色较浅的衣服，在冬天换上深色的衣服）。

漆黑一片的烤箱里怎么会有光线呢？那是红外辐射。许多人会把红外辐射理解成“红外光”，但实际红外辐射对人眼并不可见。深色表面相较浅色表面或亮面会吸收更多这种辐射。这一过程会带来显著的温差，因为物体吸收红外辐射后就会变暖，而且温度大幅高于吸收可见光之后升高的温度。因此，使用深色烤盘烘焙蛋糕速度就会更快，所以大家常会听到降低烤箱温度（抵消吸收到的红外辐射）的建议。

- **烘焙烤盘的材质：**无论什么颜色，薄底金属蛋糕烤盘都能有效地将烤箱热能传递给烤盘内的面糊。相较于金属，玻璃烤盘导热性能极差，对于向烤盘内面糊传递热能的任务，玻璃烤盘可谓相当懈怠。如果使用玻璃烤盘，那么在以高温快速烘焙或以低温慢烘焙的给定选择中，我们得选择后者，因为烤箱的热能需要较长时间才能穿过玻璃触及面糊。但玻璃烤盘懒惰作风的影响并不是太大，所以相对略微降低烤箱温度或略微延长烘焙时间即可（有些糕点混合配料包装盒上已具体指明）。

如前所述，这些原理真的一点儿也不重要。因为家用烤箱的工作原理比不上贝蒂妙厨（Betty Crocker）或邓肯海恩斯（Duncan Hines )[1] 实验厨房中极其精细的设备。这两家食品公司的实验室里有着大批专业人员，他们正煞费苦心地探究烘制其糕点产品的最佳条件，以便让那些用了这些产品的家庭厨师烹制出家人赞不绝口的美味，他们自然还会再来购买产品。然而现实情况是，家用烤箱的设定温度可能会有 ±25℉（14℃）或更大的温差，对于大多数条件而言，无论是设为 350℉ 还是设为 325℉，实则没什么意义。

所以用什么烤盘都可以，当然还要将烤箱拨到推荐的温度数值上，但就是不要跟人打包票你的饼干肯定美味。毕竟，我查看过的每一款糕点混合配料包装盒，在指示了烤盘材质、烤箱温度和烘焙时间之后，都会来上一句：当蛋糕表面看起来已熟，且插入一根牙签拔出时不会粘带任何面糊，即说明蛋糕已完成。

这倒是实话实说。

## 科学边栏：烤箱的烘焙原理

对于烤箱温度，大家总会把它当作决定蛋糕或任何食物烘焙速度的主要变量。温度的确是一项主要因素，但仅仅是其中一项而已。即使烤箱温度完全相同，一种食物实际接收并吸收的热能也不会相同。

提及烤箱温度时，我们实际上是在谈论可通过设备调节器控制的密闭环境内部空气温度，而且在这个内部空间中，始终有三种方式能将空气热量传递给食物——热传导、热对流和红外辐射。

① 美国烘焙食品品牌。——译注

• **热传导**：当温度不同的两个物质接触时，例如烤箱中的高温空气接触到食物表面，热量会从高温空气传递到低温食物，这个流程即为热传导。就像水始终会往低处流一样，热能同样会始终“往低（低温物质）处走”。空气传导到食物的热能会通过直接分子碰撞穿透食物的界面。也就是说，高温空气分子比低温食物分子的移动速度更快（实际上温度的含义就是分子的平均运动能量，即**动能**），而且当它们与食物分子相碰撞时，会激惹后者加速运动（升温），就像一堆撞球被白球击散了一样。

但热传导的效率很低，因为空气分子彼此分散，有着星际般的间距，相对而言，热空气分子能够撞击到蛋糕烤盘或烤架的概率很低。但对于两个互相接触的固体物质，热传导就相当高效，例如没有热空气和任何其他东西阻隔的双手和煎锅把手。大家可以试着大胆地将手放入200°F（93℃）烤箱中保持数秒钟，因为热空气向皮肤传输热能的速度非常缓慢，但千万别用手去碰200°F的水。水分子较空气分子更为紧密，因而水的热传导效率也就高得多。

为什么所有物质中金属的热传导性能最佳？

除金属之外，几乎所有其他物质里原子中的电子都属于各个分子的组成部分，但金属中的电子实际上属于所有原子。形象地说，就是金属原子嵌入了一大群或成片的共享电子之中，如同电子款布丁中的葡萄干。当金属遇到不安定的高温物质分子时，这些电子群就会迅速向金属的其余部分转移不安因素——热量。这就是热传导机制。

不过，烤箱中还存在另外两个传输机制——热对流和红外辐射，相较而言，这两种机制要比热传导更重要。

• **热对流**：烤箱内部存在许多变量因素，例如各个位置的温度无法保持均衡，温度更高的“一块”空气会上升，而温度低的“那块”空气会下沉，从而促成空气流动，创建了一种循环机制，即为热对流（或对流）。这种流通增加了空气和食物之间的接触机会，从而有利于提升二者之间的热能传递效率。对流烤箱带有风扇一类的装置，能够循环烤箱内部的空气，或是将一些外部加热的空气吹进烤箱内部，所以这类烤箱的热传递效率更高，烹饪速度也更快。人们使用对流烤箱时常会将温度相应调低25°F（14℃）也正因如此。

• **红外辐射**：吸收红外辐射是食物在烤箱中受热的第三种机制。烤箱的加热元件或火焰以及烤箱壁或底板都会发热——正是它们散发出热空气，而热的物质都会释放红外辐射。事实上所有物质，无论温度高低，都会散发出一些红外辐射形式的能量（参见第390页“玻璃烤盘和金属烤盘的烘焙时间为什么不一样?”）。

对于给定物体，温度越高，其释放的红外辐射越多。高温烤箱壁释放的红外辐射和热空气开始撞击食物时，食物分子就会吸收红外辐射，并随着增加的能量开始移动——它们开始变热了。

大家在其他书籍中也肯定读到过，红外辐射并不是热能，它像无线电、雷达和微波一样，都是电磁辐射。但它的波长刚刚合适，能够被大多数分子吸收，而吸收了波长的分子会充满能量、温度升高。在我看来，红外辐射就是一种“转运中的热量”，因为从发热物质那儿出发后，红外辐射会穿过空间，但在其他物质吸收之前并不会变成热能。

## 硅胶烤盘安全吗?

我发现刮刀和糕饼刷等厨房小器具正日渐变成硅胶材质，甚至连烤盘和松饼模具的材质也变成了硅胶，这种材质外表和质感如同橡胶，据说可以经得住高达500°F（260℃）的烤箱温度。硅胶如何做到耐高温的呢?

如果是恺撒大帝，他会告诉你奥秘在于所有的橡胶分为三个部分。[①] 换用现代语言来解释，就是我们要加以区分，因为有两种橡胶并不会用于烘焙。

不绕弯子了。橡胶大致可分为三种，产自三种不同类型的工厂，分别是：利用热带植物巴西橡胶树的汁液制成的天然橡胶、产自化学工厂的合成橡胶以及产自另一种化学工厂的硅胶。后两种橡胶是化学家在取天然橡胶之精华并去其糟粕时创造的产物。

合成橡胶名为氯丁橡胶，最先由美国杜邦公司生产，1931年便已面市，而一系列硅胶产品则在1940年由通用电气和道康宁公司推出。这两种人造产品的英文名称都取用了天然乳胶（natural rubber）中有“橡皮擦”之意的rubber一词，英国一位化学家兼牧师——约瑟夫·普里斯特利（Joseph Priestley）——在1770年发现了天然橡胶可以擦掉铅笔印记（尽管不能擦掉人类的罪行），于是给它起名“橡皮擦”。

然而在最近一段时期，硅胶成了一种植入物，在公众眼中，可以说硅胶只剩下一种用途——整形填充物。实则不然，硅胶化

① 恺撒大帝曾与庞培、克拉苏三分天下。——编注

合物家族是多面手，有上百种用途。在烹饪器具中，法国玻璃纤维增强硅胶烘焙烤盘内衬——硅胶垫——自打1982年问世以来，就一直是一款专业的厨房用具。但直到近期，经美国食品药品监督管理局批准后，硅胶才以各式各样的厨具形式，进入了美国人的家庭厨房。如今，不只烤盘内衬由硅胶制成，而是通体都是硅胶材质。

在继续深入这一话题之前，此处必须先向大家解释一下两个常被误用的术语：硅和硅胶。

硅（只有一个字）是一种化学元素，也是地球上第二丰富的元素（仅次于氧），质地极其坚硬但易碎。用这种灰色物质制作出来的蛋糕烤盘肯定最难用，更不用说用作整容填充物了。硅元素可用作半导体，因此对于计算机芯片或微处理器以及众多其他电子设备而言，硅显得十分珍贵，而美国加州圣何塞附近从事高科技产业的区域也因此得名硅谷（这个硅谷可不是那个素有“硅胶谷”之称的洛杉矶，区别一目了然）。

而硅胶是一种化合物，同天然和合成乳胶一样，都属于高分子聚合物，即它们的分子包括由数千个紧贴在一起的更小的分子组成的长分子链。硅胶分子带有刺，由硅和氧中含有的原子交替组成，附着各类碳原子和氢原子组。硅胶形态万变，有液体（用于制动液和防水喷雾）、胶体（用作乳房植入物）、油脂形态（润滑剂和唇膏）和弹性体（橡胶般的材质，用于橡皮泥、超级弹跳球、冰箱门封条以及如今流行的厨房器皿），具体要取决于其分子链的长度以及随附原子组的同一性。

硅胶烘焙器皿具有一组显著的实用特性。首先，材质本身呈透明状，是一种真正能够千变万化的材质，因为硅胶产品可以融入各种鲜亮的颜色（例如厨房小设备产品线：红色或蓝色的松饼烤盘、面包烤盘和蛋糕烤盘等）。硅胶烤盘遇高温不会熔化（分子不会流动，彼此分离）的原因在于分子结构就像加了胶水酱（Glue Sauce）后隔夜冷却的意面，很长且彼此紧密缠绕。所以刚从烤箱取出的硅胶烤盘可以直接放入冰箱冷冻，或反过来冷冻后可以直接放入烤箱，而且不会炸裂。每个弹性分子都坚守在自己相应的位置，所以硅胶才会在遇到不同的温度条件时不会明显膨胀或收缩。

硅胶不会吸收微波，但同其他所有微波专用器皿一样，在微波炉中，它们会因接触受热食物而升温。由于在化学方面硅胶具有惰性，所以硅胶材质的器皿可以用洗碗机清洗，苛性碱类的洗涤剂无法腐蚀它们。此外，硅胶的惰性或多或少也让它们成为不粘材料，大多数情况下都可以轻松从硅胶烤盘中取出蛋糕和松饼——可以从柔软的硅胶烤盘中顶出蛋糕和松饼。但千万不要用它们做果冻或肉冻，原因是硅胶隔热，把硅胶模放在热水浴里无法形成明胶。

硅胶有什么缺点吗？作为带有弹性的隔热材料（在其他应用中，这是硅胶最重要的优势之一），硅胶易于产生静电，放在储藏柜待用的硅胶器皿很容易会沾染灰尘；而且操作时也需要格外小心，例如要将装满面糊的烤盘放入烤箱时，硅胶却像扶不上墙的泥巴般松松垮垮，让人烦恼。可以将烤盘放在烘烤板上，托着烘烤板将烤盘放入烤箱中，然后再抽离烘烤板。

“谨慎购买”提示：硅胶器皿琳琅满目，质量也分三六九等，会有高低之分。大家需谨记，“硅胶”不是一种单一的化学材料。道康宁公司向硅胶产品制造商出售数十种特性不同的硅胶配方，而有些配方的耐热性会差一些，所以购买时一定要查看产品标签上适用的最高温度范围。硅胶锅垫可耐受的高温大概从 450°F（232℃）到 675°F（357℃）不等。

## 为什么遵照食谱的烘焙时长操作总是烤不熟？

食谱中经常会要求以特定温度和特定时间烘烤食物，可最后还是需要厨师亲自确定是否完成了。根据我的经验来看，按照要求的温度和时间操作下来，几乎都需要继续烹饪才算完工。这些食谱创作者是不是应该延长一下烹饪时间？

以不讨喜的方式迅速回答这个问题：不需要。因为烹饪过程中有太多不确定的因素。

生活总是很无情，比如食谱中“以 ×× 温度烹煮 ×× 小时”的要求只能作为一种指南，时间和温度都是根据经验推测得出的，并不精确。也许只有那些检验食谱的圣诞精灵才能在大多数情况下完全做到食谱要求，我们这些凡夫俗子只能作罢了。不过让人遗憾的是，世上甚至都没有圣诞老人（一直在等这样一个机会昭告所有小朋友），又何来圣诞精灵？

除了食品研究实验室以外，大概没有任何一个厨房能完全按照食谱要求，在标准烤箱里的标准位置上，支起标准的烤架，放上标准的烤盘，以严格控制的烤箱温度标准地烘烤食物。而上述因素都会存在差异，即使所有其他因素都相同，这些差异也会造就不同的烹饪结果。此外，正如“沃尔克普遍悖理定律”所言：“所有其他因素永远不会一致。”

所以，千万不能随意告诫别人以多高的温度、多长的时间来烘烤各种肉。即便我的定律并不适用，你奇迹般地按照标准完成了所有要求，但有一项变量肯定出乎你的意料（也是最重要的一项）：烤肉的形状。食物能有多大面积暴露在烤箱高温下的决定因素不是重量，而在于形状。热量只能经由肉的表面进入内部，所以烤肉相对于自身重量的受热面积越大，烤熟的速度越快。

下面来举例说明。

假设两块重量相同的烤肉——即体积相同——一块形状为立方体，另一块呈球形，从表面积来看，立方体较球形多出了 24%。这是几何学依据。大家可以亲自计算一探究竟。我的结论是：

平生素未遇到过立方牛

亦无意谋面

但我有意相告

烧烤烹煮

立方体牛肉用时少（比球形能节约 24% 的时间）。

另一个示例：将这块立方体烤肉表面平行地对半切开，其表面积就增加了 33%。相较于原先的一整块肉，切成两半的肉烧烤时间应大约能缩短 33%。

所以，亲爱的读者们，世上不但没有圣诞老人，甚至连一个称职的仙女都没有，即使“沃尔克普遍悖理定律”被排除了，也没人能来帮忙称量出各种形状不规则的肋骨肉或火鸡肉，然后精准地计算出每磅肉的烘烤时间。

## 相较高温快煮，低温慢煮能耗更低吗？

用烤箱烤肉时，如果把 375°F（191℃）烘烤 3 小时，或 250°F（121℃）烘烤 6 小时改成以 180°F（82℃）持续烘烤 24 小时，是否能节约天然气和电能？

美食专家兼作家葆拉·沃尔弗特（Paula Wolfert）在着手创作她的著作《慢条斯理的地中海厨房——送给热衷烹饪之人的食谱》（*The Slow Mediterranean Kitchen: Recipes for the Passionate Cook*）期间，也曾向我提出过同样的古怪问题。她认为长时间慢煮可以让肉类变得柔软、多汁且味道丰富，较高温度烹煮无法达到这种效果。她的这一想法是对的，就像平时她书里的那些食谱一样。

只将烹煮时间和烹煮温度视为反比关系——即高温短时烹煮和低温长时间烹煮出的食物味道是一样的，或者起码是差不多的——过于草率（除非时间和温度受限），因为烹饪不只是向食物中输入一定热量那么简单。借用一首爵士乐的歌词："不在于你做什么，重要的是你怎么做。"

近来，全世界陷入了周期性能源危机，葆拉担忧相较于高温短时间烘烤，长时间低温烘烤是否会消耗更多能源。我为之动容了，于是立刻抓住机会，投入到解答疑惑中。做这个实验需要在数天期间关掉家里除电烤箱之外的所有家用电器，并记录电表读数；数了数会用到电的设备之后，我发现数量多得惊人，于是改用理论方法，试着用数学来解决问题。下面就和大家具体来说说结论。

烤肉时有两个能源消耗阶段：预热烤箱至烘烤温度，以及在烘烤期间维持该温度。

显而易见，两个温度选择中，将烤箱预热至较高的那个温度会消耗更多的能量（实际能耗差异取决于具体设备）。但无论选择哪一个温度，预热时间都要比总烘烤时间短，所以不同预热温度之间的差异基本可以忽略不计。不过，选择低温必然可以节省能源。

在烘烤期间，烤箱总会向四周散热，以此来降低自身温度，但只要烤箱内部降到特定温度，烤箱的自动温控设备就会打开天然气或电能阀门，从而补齐损失的热量。因此，烘烤完成之前，输入的总能量应等于因降温而损失的总能量。之后就能通过计算降温时的能量损耗率，得出两个烘烤条件下的能源消耗量。用平均降温速度（以卡路里 / 小时或 Btu/ 小时为单位）乘以烘烤时长（小时）就能得出能量消耗总量。

计算过程用到了牛顿冷却定律（就是那位艾萨克·牛顿的定律）——高温物体的冷却速率与该物体及其周围之间的温差成正比。在本计算中，定律中的“物体”就是烤箱中的空气，“周围”即厨房中的空气（介于二者之间的烤箱壁能够降低热量转移速度，但不会改变最终转移的热量总量）。

由于各情况中的热量转移参数有所不同，故而此处无法计算能量损耗的绝对值。但根据牛顿冷却定律，计得了损益平衡时间：慢烤小时数，在此期间的能量消耗等于快烤的能量消耗。如果低温慢烤时长超出计算中的小时数，那其消耗的能源就会大于高温快烤。

以下是计算结果（渴求更多数学细节的读者参见第 403 页“科学边栏：高能预警——大波计算来袭”）。

问题中提到的“以 180°F 慢烤”的能源损益平衡时间是 9 小

时左右。因此,“以 180℉ 持续烘烤 24 小时”所消耗的能源大幅超出了“以 375℉ 烘烤 3 小时”消耗的能源。不过,无论怎么看,“以 180℉ 持续烘烤 24 小时”都是非常极端的慢烤选择。

问题中“以 250℉ 烘烤 6 小时”的能源损益平衡时间是 5 小时左右,接近“6 小时”。所以按照这个温度和时间完全可以,“能源节约组织”肯定会为你贴上一枚小红花!

此外我还发现,长时间的慢烤消耗的能源不会超过高温快烤,但前提是慢烤的温度不能太低。最低限度大概在 225℉ 至 250℉(107℃至 121℃)之间。但如果你并不在意能耗问题,那烘烤时就可以毫无顾虑地调到任何高于 165℉(74℃)的温度(165℉ 以上的温度足以杀死肉类表面附着的大多数细菌)。抑或按照葆拉在《慢条斯理的地中海厨房——送给热衷烹饪之人的食谱》中给出的建议:先用强劲的热流炙烤肉块表面,以便在调低烤箱温度之前处理掉表面的所有细菌。

## 科学边栏:高能预警——大波计算来袭

为了对比快速烘烤($f$)和慢速烘烤($s$)一块肉至特定熟度的损益平衡时间,需要对比烤箱快烤期间在 $h_f$ 小时、$T_f$ 温度下的降温总量与慢烤期间 $h_s$ 小时、$T_s$ 温度下的降温总量。

为了得出在两个能耗均等条件下的慢烤时长,我们假设两个降温速率相等,并计算 $h_s$,慢烤的能量损益平衡时间。

在本计算中,牛顿冷却定律为:

$$-dT/dt = k(T - T_{room})$$

其中 $T$ 代表烤箱温度，$t$ 代表时间，$T_{\text{room}}$ 代表室温。常量 $k$ 取决于特定烤箱，此处假设 $k$ 在两种烘烤方法中相等。

如果相较于烤箱温度本身，烤箱内温度波动较小，且相较烘烤时长，连续降温时间较短，则可用温差除以冷却时间来估算冷却的差异率。此外，我还假设两组条件下的冷却到再加热循环的时间总量至少具有可比性。尽管低温慢烤持续时间较长，但由于冷却速率放慢，故而再加热循环次数也变少，鉴于这一点，上述假设在一定程度上具有合理性。

根据上述假设可得出：

$$h_s = h_f\,(T_f - T_{room})\,/\,(T_s - T_{room})$$

即能耗与快烤相等的慢烤小时数等于快烤小时数乘以快烤方法中高出室温的度数，再除以慢烤方法中高出室温的度数。计算仅涉及温度差，所以温度单位可以是华氏度也可以是摄氏度。

套入“以 375°F 烘烤 3 小时”，即 $h_f$=3，$T_f$ = 375，则在 $T_s$ = 180 的情况下进行慢烤，能量损益平衡时间 $h_s$ = 8.6 小时，若在 $T_s$ = 250 的情况下慢烤，则能量损益平衡时间 $h_s$ = 5.1 小时。

我觉得葆拉应该在她的书里带上这些计算公式。

## 葆拉·沃尔弗特的慢烤羔羊腿（配料：石榴糖浆和红洋葱欧芹酱汁）

低温方法能让烤肉带有入口即化的口感，并保持三分熟的鲜嫩。首先要在高温烤箱中灼烤羔羊肉至褐变，然后将温度调至 225°F（107℃），持续烘烤，直到内里温度达到 130°F 至 135°F

（54℃至57℃）。切块之前，务必要先静置一段时间，因为温度会缓慢升至135℉至140℉（57℃至60℃），烤出鲜嫩多汁的肉块。

切块时，先从小腿端开始，顺着主骨的方向切片。为了让口感柔软，一定要逆纹切肉。这份土耳其风格的烤羔羊腿，上菜时要搭配传统的红洋葱欧芹酱汁。

- 1根羔羊腿（带骨，2 300～2 700克）
- 2大匙石榴浓缩汁或石榴糖浆
- ⅓杯水
- 1½大匙特级初榨橄榄油
- ½杯洋葱碎
- 4大瓣蒜（压成蒜泥）
- 2茶匙番茄酱
- 1茶匙红辣椒面（优选阿勒颇辣椒或土耳其辣椒）
- 一撮糖
- 盐和现磨黑胡椒
- 1杯鸡汤或蔬菜高汤
- 1到2大匙无盐黄油
- 红洋葱欧芹酱汁（制作方法附后）

1. 准备食用这道烤羊腿肉之前的5～6小时，切掉羊腿上多余的脂肪，只留大约0.6厘米的脂肪层。取大号深碗，用清水稀释石榴浓缩汁或石榴糖浆，拌入橄榄油、洋葱、大蒜、番茄酱、红辣椒面和糖。在酱汁中放入羔羊腿，均匀浸渍。室温下静置2～3小时（不要超过3小时），其间翻面一两次。

2. 上菜前三小时，在距烤箱底部⅓处的高度位置支起烤架，预热烤箱至230℃。
3. 将羔羊腿带脂肪层那一面朝上，放入涂过油的烘焙用浅盘，撒上盐和黑胡椒调味，然后放在烤箱中的烤架上。随后立刻将烤箱温度调低至120℃。持续烘烤羔羊腿1小时45分钟，其间不时将烤盘中的油脂刷在烤肉表面。关掉烤箱，继续烘烤刷油30分钟左右，或直到羔羊腿内里的温度达到57℃至60℃。
4. 取出烤肉，放在砧板上，裹上锡箔纸，不要太紧，静置15～20分钟（在此期间温度会升到57℃至60℃）。等待期间，撇去烤盘里的油脂部分。倒入高汤，用中火加热烤盘，搅拌并刮起粘在烤盘底部的焦屑。煮沸高汤，收汁调味，但要保持温度。
5. 羔羊腿切片，并搭配酱汁和配料红洋葱欧芹酱汁一同上菜。

**本食谱可制作8人份**

## 红洋葱欧芹酱汁

- 2个红洋葱，切薄片
- 1茶匙粗盐
- ½杯新鲜的平叶欧芹（切碎）
- 1茶匙苏模碎*

在洋葱上均匀倒入粗盐，用盐揉搓洋葱切片，并静置5分钟。用流水（冷水）洗掉洋葱上的盐并沥干。拌入欧芹和苏模。应在30分钟内上菜食用。

**本食谱可制作 1 杯酱汁**

* 苏模是一种红色浆果，无毒，能为菜品带来独特且浓郁的柠檬味。苏模碎在香料专卖店均有售。如果店内供应有多个档次的苏模碎，则应选购约旦出产的苏模，这种风味最佳。苏模应冷冻储存，以保持风味。

# 第十章

# 小知识馈赠
# ——送给永无止境的求索之心

以这样那样的形式为他人奉上“额外小礼物”的习俗已经成了一种流行趋势。

在餐馆用餐后、招呼了出租车到达目的地后，买单付完款，西方社会还习惯再添上一份小费。一些企业（并非所有企业）不时会给员工“补贴”一些款项，并美其名曰“奖金”（发工资的时候补上一句：“哦，这是额外发的一笔钱”），而我却一直没能掌握这类行为的要领。

在超市流行之前，到烘焙店里买上一打（12 个）面包，实际能拿到手 13 个面包。尽管满腹怀疑的人会认为“13 个一打”在数量上增加了 8.33%，那价格肯定也是隐形地增加了 8.33%，但利用顾客对“一打”这个量词根深蒂固的认知来销售更多面包的主意确实绝妙。买了一打面包却拿到 13 个，对于顾客而言，这不是 12 和 13 的数字区别，而是买十二送一。我认为这是“偷梁换柱的一打”。不过毫无疑问，顾客愿意买单。

此外，一些餐厅习惯为顾客奉上一些出乎意料的、菜单和账单上都没有体现的小馈赠（lagniappe，西班牙语 la ñapa 的克里奥尔语[①]拼法，意指“额外的东西”）。每次在餐厅用餐收到这些馈赠时，我对这种行为嗤之以鼻的态度瞬间就收敛起来，转而赞叹“真不错！”

按照这一世俗传统，我也在结尾（而且再找不出更合适之处来安插）为读者奉上一些与语言、烹饪和科学有关的杂糅信息，以此作为 lagniappe 向读者摘帽致敬，结束这场作家期待读者已纵情于其中的知识盛宴。

既然以“来杯喝的”作为开篇，那餐毕就以两款巧克力甜点作为结束。正如莎莉公司（Sara Lee）[②]那句著名的广告语——“没人不喜欢巧克力”，希望这两款甜点能为读者的求索之心留下一段回味无穷的愉快记忆。

## 熔化和溶解的区别是什么？

*亲爱的沃尔克老师：你能写写有关食品专业词汇误用的问题吗？*

我很乐意发表相关意见。一本食品科学书大谈特谈语言略显不合时宜，所以感谢给了我这样的机会。作为一名来自英语世界的作家，母语英语可算是最珍贵的宝藏之一了，对于问题中的请求，我喜闻乐见，并愿意纠正一些错误。

我有一个癖好，餐厅服务员递上菜单后，我通常会先扫视其中有没有拼写错误，然后再开始点菜。不过本节内容不会揪住拼

---

① 定居在美洲的西班牙后裔克里奥尔人使用的语言。——译注
② 美国知名集团公司。——译注

写错误不放，即便前几天我在某家餐厅的菜单上看到了“柏油吞拿”（菜单误写为“tuna tar tar”，英文原应为“tuna tartar”，意为鞑靼吞拿）这种可笑的错误！谁都有可能因手滑多按了一下空格键而拼错字母。

有关拼写错误，在此只发一次牢骚——“餐厅老板”的英文为 restaurateur，拼写中不带 n。回到 18 世纪的法国，当时这个词尚未被用来指代餐饮店经营者，而是指代沿路经营马匹休息处所（也许还提供一些粮草）的店家。这些处所会提供能量补给（例如一碗浓汤）或设有餐厅，负责熬汤的主厨通常也是店家本人，于是过往旅客就荣称这些提供补给的人为“餐厅老板”。

还有一个容易出错的单词，不过事不过三。香菇的英文名为 shiitake，拼写中带有两个 i，且并没有以古英语四字母单词开头。

现在来看看那些被误用的词汇。我深知在此处较真儿并不能让错误得到纠正，但对于自己敬爱的语言，我不得不尽职责来说明以下区别：

- **高热量：**厨师说起“更高的热量”，通常实际上是指“更高的温度”，这种图一时口头方便是可以理解的。主厨说道“调高（或调低）热量加热这些那些食物”，实际主题是“温度拨盘的高低设定”，最终目标是让食物中的温度升高或降低。不过，还是请大家注意一下这些错误的用法吧。黄油会在低温下就熔化，但不是在低热量下。

下面就来说说热量和温度的用法差别：一锅热汤可能已经达到特定温度，也就是说每盎司热汤的热量已达到了特定水平。从锅里舀出一勺汤，汤勺中汤的温度与锅内其余汤的温度是一样的，但汤勺中的热量大大减少，因为舀出的汤只有一勺。

- **融（熔）化**[①]：有人在下雨天外出不带伞并为自己辩护道“我又不会融化”，还有在咖啡里加上糖就说“糖在热咖啡中熔化了”，都用错了地方！

熔化是指固体因受热而变为液态的转变过程。茶和咖啡的热量几乎不足以让糖熔化。每个固体都有其熔点，达到这一温度值，固体就会转为液态。盐（氯化钠）的熔点为 1474℉（801℃）；制作焦糖、薄片花生糖等糖果时，需要把糖（蔗糖）倒入炖锅并加热至 350℉（177℃）才能让糖熔化。把糖倒入温度最高不过 212℉（100℃）的热水中，并不能说是在熔化糖。

- **溶解**：倒入咖啡的糖和炖肉里的盐并没有熔化，只是溶解了而已。溶解的英文 dissolving 源自拉丁语 dissolvere，意为瓦解、崩溃。固体糖和盐的晶体结构确实会分解并形成更细小的碎块（分子或离子），后者得到了释放，自在地在水分子中畅游。糖和盐在水里就像受热被液化了一样，不会变成熔融的块状物，而是变成了不可见的溶解状态。

有人可能会搬出词典里“melt”的定义：1. 从固体变为液体

① 原文为 melting。——编注

状态，通常是在受热之后；2. 溶解；分解。词典汇编需要与时俱进，反映出词语当下的用法，所以编撰者更在意语言的演变，而不是去规范词语的对错。我这样循规蹈矩之人也就必须承担起规范词语用法的责任。

- **淋溶**：烹煮时食物中的营养或调味化合物在水中溶解，对于这种现象，很可能有人会称之为“淋溶”。实际上化合物只是溶解于水中了而已。“淋溶”是一种非常特殊的溶解方式，烹饪时并不会经常发生。

淋溶实际上是液体穿过多孔的固体物质，并沿途萃取出其中的可溶解物。例如往放入锥形滤纸的一小堆咖啡粉中倒热水，当水穿过咖啡粉时，就会浸取出一众水溶化合物；下雨时，雨水会渗入土壤，从而淋溶土壤中的矿物质；地下溪流流经岩石缝隙，就会淋溶岩石中的钙，所以水质就会很硬。

此外，用一锅水慢煮菠菜，菜叶中的维生素 C 就会充分溶解于水中，但是水仅仅是萃取了或溶解了菜叶中的维生素，这个过程并不是淋溶。

总之就是先前大家对溶解和淋溶都存有误解。

- **融合**：与熔化相似但又存在一些差别。烹饪书籍上说“将食材拌在一起（例如酱汁、蘸料或沙拉酱）并冷藏数小时，味道就会充分融合”。真的会发生融合吗？

**融合**是一个合并词——就是将两个词语拼在一起形成的词

语，刘易斯·卡罗尔（Lewis Carroll）在其小说《爱丽丝镜中奇遇记》（*Through the Looking Glass*）中谱写的诗作《炸脖龙》（“Jabberwocky”）[①]便是合并词的完美示例[②]。

“融合”英文为meld，词语本身就是融合了melt（熔化）和weld（熔接）的词意，带有“混合、合并”或“结合”之意，但没有“熔化”的意思。融合可以作为溶解的同义词，因为溶解实际上就是一种物质（溶解物）与另一种物质（溶剂）的结合。

在电脑上输入“meld”，能检索出84.3万个出现过这个词汇的网页，其中8 000个结果搭配“风味”一词。例如：“再烹煮几分钟，直到风味融合（meld）。”（融合的时候庆祝的铃声响起了吗？）

毫无疑问，在多数情况下，静置或搅拌中的食物味道都会发生变化。例如众所周知隔夜烩菜味道更棒，还有红酒熟化需要陈年。

食材X和Y混合在一起形成了新味道，可能是因为X中的化学物质A与Y中的化学物质B发生了反应，从而形成了散发不同味道的产物C，而为了找出这些反应的根源，可能需要化学家搭上一辈子的时间。要是根据烹饪经验，发现某种做法能让整体味道有所提升，那可要好好发挥这个新发现。“融合”是一个褒义词，不过有些浪漫的美食作家总喜欢用“婚姻”来形容味道的融合。

---

① 根据赵元任先生的翻译版本改为“炸脖龙”；原译名第三个字并非“龙”，而是赵先生为配合原文而自创的生字。——译注

② 此处略去原文诗歌“'Twas brillig, and the slithy toves/Did gyre and gimble in the wabe...”；推荐参考赵元任先生译版。——译注

最终，在咀嚼食物时感受到的丰富味道、气味和口感的真正结合，都是由大脑神经产生的。食物的每个分子都会影响我们的味觉和嗅觉器官，然后这些器官再向大脑皮层传达信息。大脑皮层将汇总口腔神经发来的质地和口感信号，然后我们就会由衷地感叹：“真是美味啊！”

这才是真正的融合。

## 天然调味料真的天然吗?

很多包装食品的配料表上都标有“天然调味料”，可是营养表中却没有具体说明。生产商都添加了什么成分？为什么不标明？是盐、酶还是其他成分？作为一个形容词，“天然”丝毫没有启发性，正如我的化学教授所言，“地球上的万事万物都是天然的”。

我与这位化学教授意见一致。如果万事万物不是天然的，那又该是什么？难不成该称之为“超天然”？

翻看英文词典中的“natural（天然的、自然的）”一词，你会发现从“亲生的”（指非领养儿童）到“本位音”（用于音符），这个单词共列有 14 项含义。所以产生疑惑很——也只能说“很”自然。

许多消费者似乎把“天然”看作是“好”和“健康”的近义词，与之相反的是任何人造或人为事物。但大自然在人类的食物里埋藏了许多显然并不友好的化学物质。许多赋予食物风味的痕量化学物质在达到一定数量时都会产生剧毒，美国食品药品监督管理局绝不会准许这种物质被用作添加剂。

就拿扁桃苷来说，这种化学物质就是杏仁和桃核含有的一种天然糖苷，会与胃里的一种酶发生反应，形成氢氰酸（氰化氢），执行死刑时用的就是这种致命气体。扁桃苷有一种类似的化学衍生物名为苦杏仁苷，一些另类医疗诊所将这种物质用于癌症治疗。不过美国癌症医疗协会已将这种疗法定性为“江湖骗术”，但还是有很多美国人前往墨西哥寻求“治疗”。

木薯（树薯）块茎、丝兰和木薯根茎中也含有氢氰酸，因此这些植物磨碎后必须经过彻底清洗去除毒素，才能制成面粉等其他产品。有一次，我在委内瑞拉一个在路边摆摊的孩童那儿买了一块直径 18 英寸的干丝兰扁面包，吃了之后我怀疑那孩子没有彻底洗净食材，担心自己会中毒，不过是我多心了，因为我还活着。

为避免商家随意在产品包装上使用“天然”二字，美国食品药品监督管理局对这个词语下了一番定义，至少定义是符合调味添加剂背景的。从化妆品到马桶清洁剂，各类生产商为了兜售产品，滥用纯天然的概念（天哪！没人愿意购买合成马桶清洁剂，是不是？），大概相关机构也没办法管控这种情况，因为生产商可以随意定义产品标注的“天然”二字，即使产品中不含任何的天然成分。

美国食品药品监督管理局对天然调味料的官方定义发表于《美国联邦法规》（第 21 编第 101 部分第 22 节），定义以百余字细致地补足了所有能想到的漏洞，即使律师们知道定义中“水解物”和“酶解作用”所指何意，也足以不时在他们的脑海中翻起骇浪。

简单而言，天然调味料是指直接从动植物本身或经过烘烤、加热或发酵之后的动植物物质中，以提取、蒸馏或其他方式获得的物质。而定义中包括的“动物物质”揭露的事实，会让素食主义者甚至连胡萝卜根都感到厌恶，让那些严守犹太教教规、坚持肉食和乳制品隔开的信徒冲到拉比跟前聆听教诲。但动物和植物一样是纯天然的，不是吗？还要注意，天然调味料并不是一定来自其发挥调味作用的食物，例如，从鸡肉提取的天然调味化学物质不一定要用于尝起来是鸡肉味的食品，也会用在牛肉饺子里。

另一方面，美国食品药品监督管理局将人工调味料定义为不适用于天然调味料定义的所有物质，直截了当。讽刺的是，尽管这类合成调味化合物毫不掩饰自己的非天然性，反而那些素食者、犹太教信徒等所有严格控制饮食的群体欢迎这类合成调味化合物，因为这类物质并非取自动物（当然也不是来自植物）。在任何哲学或宗教禁令中，肯定找不到一项反对使用 2,6-二甲基吡嗪（巧克力中常见的人工调味化学物质）的规定。此外，不论是人工调味料还是天然调味料，其中大多数化合物都无法被人体消化系统识别和代谢，因而这些含量也微乎其微的非营养物质也就不会在营养成分表中有所体现。

所有天然或人工调味添加剂的生产者都是人，人们常会忽略这一事实。为了仿制出某种天然的味道，人工调味料实验室的香味化学师（调香师）必须找出适当的化合物并确定适当的调配比例。天然调味料的实验室或工厂必须有人来萃取、蒸馏或浓缩植物或动物物质中带有味道的化合物。

许多人工调味化学物质同天然调味化学物质是一样的，更很少有人注意到这一点。例如，香蕉含有的主要味道化合物之一是乙酸异戊酯，这种物质可以人工合成，一些香蕉风味的产品就是添加了这种物质（味道相当差）。

不过大多数天然调味料确实更复杂，杧果中已确定的味道化合物多达 37 种，咖啡的香气化合物则有 800 多种。调香师必须混合十多种化合物，才能模拟出这些天然调味料的味道，任何单一化合物都无法独揽大局、一蹴而就。

香荚兰就是最佳例子。香荚兰的大部分天然风味来自其中只有 2% 的香兰素 —— 化学家所熟知的昵称是 3-甲氧基-4-羟基苯甲醛。含有用酒精萃取的香兰素及其他天然香草调味料的产品，可以标注为纯香草提取物，即属于一种“天然”风味；而含有通过多个流程合成的香兰素的产品，则必须贴上“仿香草风味”的标签。

请注意：除了实验室混合各种化学物质的合成方式以外，利用细菌发酵阿魏酸（从玉米或大米提取的一种化学物质）也可以获取香兰素。这种香兰素可能会因为所谓“天然”的发酵流程而标为“天然香草调味料”，实际却与实验室里制成的香兰素完全一样。

基本所有厨师都会问：“人工香草调味料的味道能比肩天然香草调味料吗？”《厨师图鉴》（*Cook's Illustrated*）杂志在过去几年一直有召集品尝小组进行调研，结果仿香草味产品的受欢迎程度盖过了天然香草产品。惊讶吧！

## 为什么盒子里的牛奶永远倒不干净？

我发现一个有趣的现象，每当我倒完牛奶和橙汁包装盒里最后几滴液体，过后再来试着倒，却还会流出一些液体。这是怎么回事呢？

你也注意到这个现象了！每当你要“清空”任何容器（包括调酒壶和红酒瓶），就会发生这种倒不尽的情况。就这一现象，我本来没有多考虑，但是你的问题提起了我想要弄明白的兴趣。

毫无疑问，在你“清空”容器时，有一些液体在容器内壁碰到了微小的粗糙斑点或不可湿润的污渍。这些斑点会阻止小液滴，只要容器处于翻转状态，这些液滴就会卡在那里。然而遇到阻碍前的道路是顺畅的，所以一旦把容器翻正，液滴就会流回容器底部，汇聚成一股液体，重量也随即变大，再次翻转容器时，这股液体就会冲过先前的障碍。

希望液滴的不畏艰难能带给大家乐观的生活态度。反正我更加积极向上了。

## 棉花糖是什么做成的?

我一直觉得棉花糖很神秘。还在孩提时代，我就好奇这种名字和口感都很奇怪的香甜蓬松物质是怎么发明的。它是一种非常古老的食物吗?

现代版的棉花糖只有大约百年历史，但人类利用药蜀葵的历史已有千年。

口感神奇的棉花糖的英文名为 marshmallow，借用了药蜀葵的英文名 marsh mallow。药蜀葵的根部含有一种甜味黏液，在过去四千年来一直被当成一种甜食且被视为具有药用价值。

19 世纪末期，糖果制造商发现药蜀葵供不应求，于是就利用白糖、淀粉和明胶调制了一种仿冒品棉花糖来满足人们与日俱增的需求。现在多数棉花糖的配料都是玉米糖浆、白糖、改性淀粉（一种为便于生产而经过化学和物理处理来提升性能的淀粉，例如让其能够与冷水混合并增稠冷水）和明胶。

棉花糖最取悦人心之处在于其柔软、蓬松的口感，其他食物都无法与之比拟。为了制造出这种口感，玉米糖浆、白糖、水和明胶会在高温下混合，经过剧烈搅拌形成轻薄的泡沫，体积会变为先前的两倍到三倍。然后混合物经过冷却，明胶稳定下来，便将无限个极小的气泡困在其中。这块固体泡沫的密度只有水的35% 至 45%。

专业来讲，泡沫是悬浮在液体之中的气泡。气泡小到（呈胶粒大小）根本无法升到液体表面，只能悬在液体中。不过同棉花糖一样，聚苯乙烯泡沫（商标为“聚苯乙烯”的泡沫塑料）以及经烘焙的蛋白酥，在液体固化或干燥后，我们也会称之为“泡沫”。加入乳化剂（例如肥皂和某种蛋白质）可以让泡沫稳定下来，即气泡无法互相结合形成更大的气泡。食品加工行业的蛋白质稳定剂首选是明胶，打发奶油中的酪蛋白以及蛋白霜中的白蛋白都能胜任这项任务。

美国较为出名的棉花糖品牌有营火（Campfire）和卡夫牌。这两款产品形状都是小小的圆柱体，直径和长度都约为 1 英寸。为什么是这个形状呢？因为棉花糖工厂冷却棉花糖时，会用直径 1 英寸的管子输送液体泡沫，从管子里冒出的棉花糖像绳子一般，每冒出 1 英寸左右就会被切断（相较卡夫的棉花糖，营火牌的棉花糖直径宽了 ⅛ 英寸，但长度也少了 ⅛ 英寸）。

经过仔细测量和称重（好吧，我承认我是一个书呆子），我计算出营火棉花糖的蓬松度高出卡夫棉花糖 23%（即前者密度更低）；此外，美国人每年消费 9 000 万磅棉花糖，能垒出一个和华盛顿纪念碑一样高、直径 27 米的巨型棉花糖。

棉花糖工厂会通过调整成分的特性以及打发程度来把控棉花糖的口感，有半流体状的棉花糖酱（例如 Marshmallow Fluff 品牌），还有更具弹性、口感饱满并且可以直立以便浇上一层巧克力外衣的棉花糖（所以带有巧克力外层的棉花糖无法达到你期待的那般柔软）。

读到这里，大家肯定已经联想到了烤棉花糖。明火的热量会熔化明胶并焦化糖分，让棉花糖变成一种焦糖味儿的高温黏稠物质，热量和糖分就像八卦的阴阳一样，会为你带来不一样的口感。不过，同所有烹饪方法一样，烤棉花糖也有技巧。

错误的做法：将棉花糖直接接触火焰，并让它燃烧，直到形成黑色的外壳。毋庸置疑，黑色外壳是难消化的碳，配着无疑会致癌的苦味焦油。

正确的做法：等到火苗熄灭，只剩下炽热的木炭块，然后将棉花糖悬空于炭块上方，翻转烘烤，直到逐渐均匀焦化（一定要有耐心）。如果棉花糖着火，要立刻吹灭，冷却数秒后再继续烤。

参加童子军时，我学会了辨别能够点燃的长树枝，并掌握了砍树枝的方法。但如今市面上能买到包装好的烤棉花糖专用木炭（约 30 英寸长），根据这类木炭的网站介绍（Smorstix 品牌），木炭是 100% 未经处理的白桦木，无任何添加物、泥土或煤尘。有了这些木炭，大家就可以安心地烤棉花糖了，而不用担心自己搜刮烤棉花糖用的木条时破坏了环境——践踏灌木丛，破坏了树木和森林（借用 Smorstix 品牌的广告语）。

真是怀念那些不为政治正确而活的简单日子啊！

女性读者可能知道 Smorstix 品牌名称的含义。为了多吃一点儿，女童子军传统的篝火甜点是用格雷厄姆全麦粉饼干夹上两块好时牌硬巧克力（Hershey bar），再往中间插入两个烤好的棉花糖（参考 1927 年女童子军手册中的食谱）。热乎乎的黏软棉花糖用自己的温度熔化了巧克力，从而让饼干里的夹心更黏。

要是你跟马琳一样没有在户外点燃篝火的经验，那就请了解一下我自己写的室内版快烤棉花糖（代替明火烤棉花糖）。

---

## 快烤棉花糖

这些美味的焦化棉花糖外焦里嫩，不只是大饱口福，烹制时观看它们的变化也充满了乐趣。你会对着妈妈喊道：快看哪！妈妈，多神奇！

- 6 大块棉花糖（不要小块的）
- 约 2 大匙糖粉

1. 取微波炉专用盘，在盘子上以阵列依次排开棉花糖，保持直立并彼此间隔分开。
2. 在微波炉中以高温快烤棉花糖，棉花糖会膨胀数倍，这时要透过微波炉玻璃门观察情况。大约 1 分 30 秒之后，棉花糖顶部会开始焦化，变成火山顶一样的坑，此时停下微波炉（具体时间取决于微波炉功率）。
3. 小心地取出盘子（会烫手），放在橱柜上直到完全冷却，此时棉花糖会瘪下来变平。

4. 挨个拎起棉花糖（黏性十足），让其底部沾上糖粉，再放在餐盘或平盘中。外层和蛋白酥一样酥脆，内里嚼劲十足，而中间是焦糖层，仿若火是从内里烤出来的棉花糖。

尽管外表粗糙，但内里很温柔，我敢肯定吃完你会想要再来几个。

## 科学边栏：快烤棉花糖是怎么快烤出来的？

微波炉的能量会将棉花糖内部水分转换为蒸气，让棉花糖膨胀。当膨胀超出明胶的弹性限值，蒸气就会在顶部找到出口喷发。

同时，糖分在热能作用下开始焦化。焦糖化所涉及的一系列化学反应十分复杂，脱水只是其中第一步，而首先变成焦糖的是内部脱水后的糖分。棉花糖的外部会始终处于蒸气饱和状态，除非加热时长超出快烤食谱要求的时间，否则不会焦糖化。当棉花糖冷却后，蒸气凝结，泡沫也就随之塌陷了。

## 如何看懂巧克力包装上的成分标示？

近来有许多优质食品商店在售卖来自世界各地的巧克力棒，品类繁多。我的一些朋友会讨论对比这些巧克力棒各自的优势，反倒让这些巧克力棒成了红酒一样。他们很多人会聊起“比例”。不过是什么比例？还有，我发现包装上的成分表也很令人困惑。

能否针对这些巧克力棒说下看法？我好能跟上朋友们挑剔的节奏。

美国人貌似在几年前才发现巧克力不是只有好时和惠特曼（Whitman Samplers）两种硬巧克力，他们发现，真正的巧克力棒不是什么糖果棒，而是会推开全新味觉世界大门之物。市场上随后出现了数十款黑巧克力棒，有的是美国本地产品，有的则来自外国厂商。在“吃货界”，巧克力品鉴会已几近取代红酒品鉴会，成为时兴的具有教育意义的娱乐活动。

包装纸上的成分表确实令人费解，因为大多数成分用的都是化名。所以让我们一探究竟，看看真正的黑巧克力棒都含些什么成分。

先从可可豆开始，是豆子，不是可可粉。可可豆是热带植物可可树（学名 *Theobroma*，字面意义为“上帝的食物”，明显是那些着迷于巧克力的分类学家起的名字）的水果种子。可可豆略微发苦，本来一直是玛雅人和阿兹特克人的香料，到了欧洲之后，欧洲人才开始用糖来增甜。

包装纸上的比例意味着巧克力棒中可可豆的实际比重，即货真价实的可可豆含量。天然可可豆中油脂占比 54%（按重量计算），另外 46% 是坚硬的固体植物成分。所以，包装纸上的比例是指其含有的可可脂及其固体物的总量。

巧克力棒的其余部分几乎全是糖，也就是说，标为“75%”的巧克力棒，含有 25% 的糖分。因此，包装纸上标注的比例越高，尝起来不会那么甜，反而更苦，味道也就更复杂。其他成分更少，通常含量不到 1%，包括香草或香兰素（人工调味料）和卵磷脂（一种提取自大豆的乳化剂，用来增强巧克力的顺滑和乳脂状口感）。

下面来看看优质巧克力棒的三个主要部分及其化名。我个人首选的名称以加粗字体显示（且我希望人类能统一用一个标准化名称或译名）。

- **巧克力浆**、可可、可可膏、可可酱或可可浆：以此为名的巧克力食品属于巧克力“原材料”，即磨成粉的可可豆。研磨机的摩擦力或研磨力熔化了浓密的油脂，流出闪着褐色光芒的糊状物，所以被归为酱或浆。巧克力棒上标注的巧克力浆比例就代表了真正的巧克力成分含量。
- **可可脂**或可可黄油：是指巧克力豆的油脂。看到“黄油”和“油脂”，自然会觉得黄油会高级一些，但“可可黄油”跟奶牛（即使是棕色的奶牛）可丝毫没有关系。
- **可可粉**、可可固形物：可可豆褐色的固形物部分磨成粉后就是可可粉。

全体阵容中就只有这三个主角：整块巧克力、其中的油脂部分和固形物部分。可可脂和可可固形物可以分别按不同比例加入糖，制成各类不同的巧克力。

无糖巧克力或烘焙用巧克力其实就是倒入模具、冷却固化后的巧克力浆。根据美国食品药品监督管理局规定，这类巧克力的油脂含量在50%到58%之间，与54%的天然可可豆油脂含量偏差不超过4%。

除了54%的油脂含量之外，巧克力浆还含有碳水化合物（17%）、蛋白质（11%）、单宁酸（6%）以及类似咖啡因但更温和的可可碱（1.5%），还有一种类似安非他明（就是体育竞技领域熟知的兴奋剂）的强效兴奋剂苯乙胺，但含量不足1%；其他少量成分包括多酚、抑制有害自由基的抗氧化剂以及四氢大麻酚（THC，大麻中的活性成分）的近亲大麻素，不过这些会在生理和精神方面起作用的活性化学物质数量都很少。此外，这类物质促成的“嗨”的感觉不会持久，而且也不会让你非常“嗨”。

一批已熔化的巧克力被倒入巧克力棒模具之前，通常还会进行一番精炼：巧克力精炼机（英文名为conch，有“贝壳”之意，因为早期精炼机使用的叶片是贝壳形状）会在加热的罐子里揉捏和“按摩”这些熔化的巧克力两到六天，其间会发生许多化学变化；味道得到强化，水分和不良口感（例如醋酸蒸气）被剔除，糖颗粒也被揉捏得更小了，巧克力的口感从而更加顺滑。

巧克力工厂会挤出整颗可可豆的油脂，以便分离油脂和固形物。去油脂的固形物通常会以可可粉（恰如其名）的名字上市售卖。通常情况下，生产商会在巧克力棒混合物中添加一些分离出来的油脂，以此来调整成品的顺滑度和熔炼特性。由于额外添加的可可脂改变了天然可可豆中油脂和固形物的比例（54∶46），所以成分表中会分别以“添加物”的身份予以列明。包装纸上的比例数值也包括这部分添加的油脂。

大家可能已经发现，在其他成分中，我并未提及牛奶、牛奶固体物或去脂牛奶，因为（肯定会为此受到抨击）我本人不认为牛奶巧克力属于正宗的巧克力。牛奶巧克力属于糖果，因为其中含有太多牛奶和糖分，可可含量大概只有10%，刚好触及美国食品药品监督管理局针对使用“巧克力”名称产品的最低要求。好时牛奶巧克力大约只含11%的可可，而正宗的黑巧克力的可可含量则介于 65% 至 85%。

巧克力的顺滑口感取决于油脂含量，而不同地区对顺滑程度的偏好也不同。在欧洲大陆，口感越顺滑越受欢迎，巧克力中的糖颗粒不能大于 2 微米；而英国人则偏爱略微粗一点的口感，他们可以接受 10 微米大小的糖颗粒。基本上没有哪个地区的人喜欢粗粒大小超 15 微米的巧克力口感。

2003 年，欧盟为了平息比利时、英格兰、法国和德国之间的争论，以及瑞士一直以来的焦虑不安，规定巧克力中高达 5% 的可可脂可以其他植物油替代。所以许多来自欧洲的上成黑巧克力势必得炫耀自家产品中的高可可含量 —— 在包装纸上以显眼的字体印上这些比例。

如果你真的有兴趣提升自己的“挑剔指数”，那见到正宗的黑巧克力就一定要买回家品尝一番（当然前提是能承担得起，这些黑巧克力价格不菲）。只需要以巧克力浆比例作为初始指标来判断你有多喜欢这款巧克力的甜或苦，然后再品尝一些在这个比例范围内的其他巧克力，确定自己偏爱的脆度、味道和口感。选择几款巧克力棒，了解一下其可可比例和原产国家，一有机会就用在红酒杂志中学到的专业术语（例如芬芳、果香、余韵等）来聊聊巧克力，要经常提可可豆（不要提可可粉），很快你就能融入挑剔巧克力的朋友们当中了。

## 对巧克力调温如何会改变其性质？

我是一名糕点师，我了解所有处理巧克力的方法，来避免巧克力结粒或失温，或入模、装裱时过硬、过软等问题。根据平时的培训和经验，我能准确掌控温度等条件，但我想知道这背后的原理是什么？

巧克力成分复杂，其中大多数都是些各种不同的油脂，所以实际上它是一种很难应付的食材。

供应商运送到厨房时，巧克力还呈板状或片状，由细小的可可颗粒以及遍及整个固态油脂或可可脂之中的糖分组成。油脂就是让巧克力如此难应付的原因，其中至少含有六种不同的化合物（不同的油脂有着不同的结晶温度），处理巧克力时我们不得不想办法让这其他五种化合物都避免晶化，以此实现我们期待的唯一一种晶化体。这种控制温度的把戏称为调温。第 428 页表 7 列举了成为巧克力专家所必备的信息。

表 7 列明了六种不同类型的可可脂结晶温度，自下而上依次递增。结晶温度是指什么呢？以水为例，将水冷却至 32℉（0℃），水就会结晶成冰；但将水加热至 32℉（0℃），结晶体就会融化为液体。32℉（0℃）既是水的结晶温度也是水的融化温度，多么神奇。

同理，表中所列结晶温度是近似温度值，低于该温度，油脂就会形成独有的晶体形式，高出该温度，晶体就会熔化变成液体。在这六种晶体形式（多晶型物）中，只有Ⅴ型完全符合我们期待中的巧克力特性：外表光滑；在固体形态下，口感酥脆利索；入口即化（因为人体体温 37℃，略高于巧克力 34℃的晶化或熔化温度）。

问题是，如何才能避免形成其他几种预期之外的晶化体？首先（参见第 429 页图），我们将巧克力加热至 120℉（49℃）左右，此时六种类型的晶体都处于熔化状态；然后再冷却至 80℉（27℃），此时会进入Ⅳ型，再往上的类型就会开始结晶；随后，慢慢地将温度升至 90℉（32℃），Ⅳ型结晶体此时会熔化，进入Ⅴ型或Ⅵ型结晶体。但Ⅵ型需要数天或数周时间来结晶，所以Ⅵ型不可取。唯一得到理想晶化结果的就是第Ⅴ型。经过调温的巧克力已被驯化，进入理想状态，随时可供糕点师利用。

对于费尽周折调好温的巧克力因加热或冷却过头而失温（同时你也因此烦躁不堪），没别的法子，只能从头来过，重新调温。

在用巧克力烹饪时（不是装裱）会遇到数不清的障碍，最让人苦恼的莫过于结块，原本顺滑、黏稠的巧克力液突然变成了表面粗糙的泥块。许多因素都会促成巧克力结块，最常见的原因是“水分太少”。大量水或水性液体（例如奶油）反而不会让巧克力结粒，这似乎有悖常理。巧克力和水性液体居然能完美地融合在一起。

**表 7　可可脂的六种晶体类型**

| 类型 | 结晶温度 | 特征 |
| --- | --- | --- |
| Ⅵ | 97℉（36℃） | 最高结晶温度<br>稳定性最佳<br>成形慢（数周）<br>密度高，质地硬 |
| Ⅴ | 94℉（34℃） | 最可取的类型<br>表面光泽，脆硬 |
| Ⅳ | 82℉（28℃） | 中间性状 |
| Ⅲ | 78℉（26℃） | 中间性状 |
| Ⅱ | 70℉（21℃） | 中间性状 |
| Ⅰ | 63℉（17℃） | 最低结晶温度<br>稳定性最差<br>密度低，易碎<br>质地软，不脆 |

下面来看看原因。

把经过调温的巧克力当作数千万个悬浮于一片油脂海洋中的细小可可颗粒（如果是半甜巧克力，那就还有糖颗粒）。可可颗粒和糖颗粒都不是亲脂物质，相较之下它们更具亲水性。即使只滴入几滴水，颗粒物也会吸附这些水分并且湿润，从而聚集在一起，形成一个泥球。只消那么一点点的水，就可以湿润大量颗粒物，悄悄潜入它们形成一层薄膜，并借毛细管引力将它们聚集在一起。

搅拌熔化的巧克力，几乎会让一锅巧克力液凝结成一团厚厚

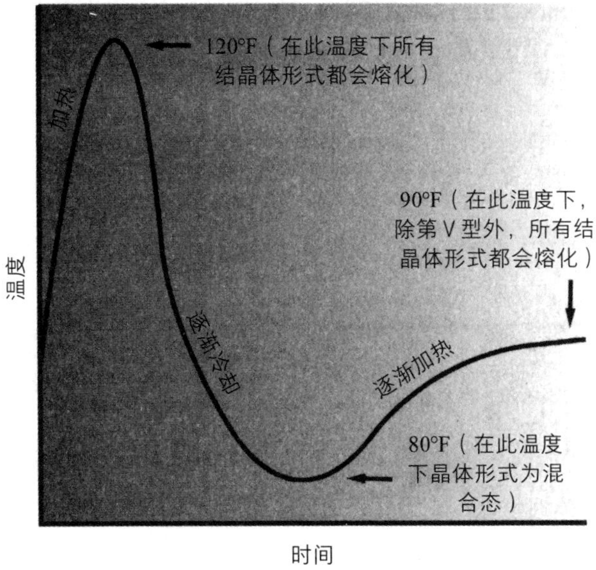


**巧克力调温。首先将巧克力加热至120°F（49℃），此时所有类型的晶体都会熔化；然后逐渐冷却至80°F（27℃），并再次加热至90°F（32℃），此时除了V型之外，所有结晶体都会熔化（参见第428页表7，温度值仅为近似值）。**

的泥巴——除非为了制作光亮的巧克力糖霜，否则千万别这么做。所以熔化后的巧克力一定不能接触细小的水分——例如双层蒸锅里的冷凝水蒸气，如今许多糕点师都会用微波炉熔化巧克力，以此避免接触到冷凝水。

在沙滩上垒过沙堡的人都知道，要在沙子里加一点儿水，才能让沙子固在一起，垒出想要的形状；但一波海水流过来，只会冲散沙子，破坏造型。但巧克力不同，大量水性液体反而不会让巧克力结粒。

所以在按照第433页的食谱制作甘纳许时，大胆地倒入整杯奶油来熔化巧克力，巧克力是不会结粒的。打发用重奶油中约38%的油脂成分不会带来坏影响。

### 蛋糕装裱小技巧

用裱花袋在蛋糕上装裱熔化的巧克力或把巧克力液挤在一张羊皮纸上以供后续剥离时，大家肯定希望它们坚硬地固定在那里，而不是软塌塌地四处流动。装裱之前，可以刻意加一些水，让熔化的巧克力微微结粒。加水时务必谨慎，一定要一滴一滴地加，并且要不停搅动，直到巧克力液变稠。只要水量适当，挤出来的巧克力浆就会迅速变硬，放入冰箱3至5分钟效果更佳。

## 结霜的巧克力还能吃吗？

我打开一盒搁置了数月的什锦巧克力，发现裹着黑巧克力的糖果覆盖了一层白膜，而裹着牛奶巧克力的糖果都安然无恙。这些白膜是因为黑巧克力里含有特殊的化学成分吗？

搁置了数月？我家任何一盒巧克力不会超过一周就会被消灭光。

白膜名为“白霜花”，因温度过高或变温引起。不当的储存方式让巧克力白白浪费了。

这层白膜并非霉菌，完全无害，只是影响了巧克力的外观并多少会有损口感。通常，牛奶巧克力中大约有 70% 是奶粉和糖，巧克力浆只占 12%，而黑巧克力中的巧克力浆高达 75%，所以前者没那么容易长出白霜花。

巧克力白霜花分三种：油脂霜、糖霜和陈霜。

温度过热时，部分液态脂成分会移居表面，形成较大块的反光晶体，这就是油脂霜。巧克力的理想储存温度是 63°F（17℃），不应超过 80°F（27℃）。

糖霜系因受潮引起。水分会溶出巧克力表面的部分糖分，而后水分蒸发，剩下固态晶体，就是糖霜。

陈霜常见于久置的巧克力。假以时日，Ⅵ型（参见第 426 页“对巧克力调温如何会改变其性质？”）的油脂晶体就会有机会缓慢形成。陈霜是大块的粗粒晶体，影响巧克力均匀的质地，甚至让巧克力变成碎屑。要是一板巧克力掉到车后座的缝隙里，它被遗忘了，直到两年后，有意出售这辆车之前，你打算彻底清理一下——你会看到难以描述的惨状！光是想象都让人难以忍受。

避免巧克力结霜的最佳办法是尽快吃掉它们。我家就是采用了这种办法。

## 角豆属于巧克力吗？

健康食品店出售角豆种子制成的巧克力棒，想必这种产品不含常规巧克力中的油脂和咖啡因。那么，角豆又是什么？

从一个极端到另一个极端，伟大与荒谬也只有一步之遥。

首先，许多人都存有误解，巧克力的咖啡因含量并不多。一块（1 盎司）无糖烘焙用巧克力，平均含有 23 毫克咖啡因，而一杯咖啡的咖啡因含量超过了 100 毫克。但是，1 盎司无糖巧克力含有 376 毫克可可碱，这是一种高度类似咖啡因的物质，不过让人兴奋的力度没有那么强。

豆科植物角豆树，自圣经时代起就被称为刺槐树（locust bean tree），生长在相对干旱的亚热带地区（例如加利福尼亚、佛罗里达和东地中海地区）。而刺槐的英文 locust 也有“蝗虫”之意，在《圣经》中亦被多次提及（钦定版《圣经》中“locust”一词出现了 29 次），还被称为“圣徒约翰的面包”；根据《圣经》记载，约翰这位施洗者全靠“蝗虫（locust）和野蜜”撑过了荒野生活，不过圣徒约翰更像是依靠刺槐豆存活下来的，怎么看都不该是蝗虫。

大家会发现，许多食品成分表中都含有刺槐豆胶，这是一种无味黏液质多糖增稠剂，取自角豆种子，用于稠化冷冻甜点，发酵乳制品、奶油奶酪等食品。刺槐豆胶能与其他植物胶叶黄素和卡拉胶发生反应形成稳固的凝胶，故而很少单独使用。

角豆巧克力又从何而来？角豆树会长出纤长且可食用的豆荚，干燥后可研磨成粉。由于角豆粉呈褐色，口味发甜（糖分约

40%），并且几乎不含油脂，于是有人就灵机一动想出了一个馊主意——用它来代替真正的巧克力。不幸的是，由于缺少可可脂，角豆粉制成的巧克力满满的沙砾感，巧克力原本的风味荡然无存。

角豆就像是偷走了巧克力的鬼精灵格林奇①。这种巧克力不吃也罢。

此刻，知识盛宴已进入尾声，该上甜点了。让我们用两份美味——一份经典款和一份另类甜品来结束本书。

经典款食谱选用了甘纳许，混合了两种最华丽的食材：巧克力和打发奶油。甘纳许融合了可可脂和黄油脂两种油脂，不过菜单上可不会出现甘纳许，不然昂贵的价格会吓退客人。菜单上通常不会直接体现甘纳许这个名称，因为它一般用作蛋糕糖霜或蛋糕层间的馅料，抑或松露巧克力的夹心。无论用在何处，甘纳许都是最棒的巧克力 crème（奶油的法语）。众人皆知，用法语拼写的奶油，那必定是最棒的。

另外一款另类甜品是烤巧克力三明治。你没看错，是一款三明治，要用到面包。想要在可可的世界里找到一份慰心小吃，那烤巧克力三明治就是最好的选择。

服务员上菜时会说上一句“慢用”，这句话总会让我很焦急。

不过还是来上一句——慢用！

---

### 甘纳许

甘纳许就是将熔化后的巧克力和加热后的打发用重奶油均匀

---

① 格林奇是美国儿童文学作家苏斯博士笔下的人物，他在书中计划偷走胡谷小镇所有居民的圣诞节。——编注

地混合在一起。两种成分的比例不同，制作出的甘纳许味道也不同。不过均等的比例也能做出非常棒的味道，而且不用劳神去记住比例数值。通常甘纳许会经过冷却，然后塑形成球状再填入松露巧克力中，形成柔软的夹心。而我们这款微温的甘纳许适合浇在蛋糕上，为它上一层美味丝滑的巧克力奶油釉。

8 英寸至 9 英寸的一层圆形蛋糕需要一杯甘纳许。剩下的甘纳许可以用作煮梨、冰激凌或其他甜点的酱料。装入封装容器放在冰箱里，能保存两个月之久——当然，前提是你忍得住诱惑不吃光。

❍ 227 克半甜巧克力或微苦巧克力（切碎）

❍ 1 杯重奶油

1. 将切碎的巧克力放入中号耐热碗。
2. 取小号煮锅，将奶油煮沸。将热奶油倒入巧克力中，并轻轻搅拌，直到巧克力完全融合并顺滑。冷却至温热。
3. 在冷藏的 8 英寸至 9 英寸蛋糕层下面垫上烤盘或一张锡箔纸，并放在烤架上。将温热的甘纳许浇在蛋糕上，并用金属冰铲抹匀蛋糕顶部和侧边。冰镇蛋糕食用前要先静置 1 小时。

**本食谱可制作 $1^1/_2$ 杯甘纳许**

## 烤巧克力三明治

这款美味的三明治能让宾客出乎意料，适合作为下午甜点或来一顿放纵的早餐。如果可以，请选择让横越大西洋的表亲牵手——选用美式烤芝士三明治和法式巧克力面包。长方形的酥饼包裹着巧克力棒，法式巧克力面包不愧是法式蛋糕的经典款。

我和罗伯特都推荐使用黑巧克力，当然也可以选用自己制作的牛奶巧克力。

- 2 茶匙无盐黄油（保持室温）
- 2 片白面包或酸面包，每片约 1.3 厘米厚（或更薄）
- 28 克微苦巧克力（粗切）

1. 分别将 1 茶匙软化的黄油抹在每片面包的单面。黄油面朝下，将一片面包放在未加热的小号长柄不粘煎锅里。小心地把巧克力撒在面包表面，距面包边缘 0.6 厘米处要留空。将另一片面包盖在上面，黄油面朝上，三明治即成形。
2. 开中大火加热煎锅。在三明治顶部放一个平盘之类的器皿，给它均匀地施加一定重量。煎烤 2～3 分钟，或直到贴锅的面包片略微焦黄。此时巧克力应几乎完全熔化，并从侧边流出。将三明治翻面，再煎烤 2 分钟或更久，或直到此面焦黄。
3. 取出三明治，盛入盘中，切成四等份，趁热食用。

**本食谱可供 1 到 2 人享用**

---

**请注意**：本书从未用过“极大数量”这种词。

本书简体中文版由银杏树下（上海）图书有限责任公司出版。
著作权合同登记号 图字：22-2023-116

图书在版编目（CIP）数据

厨房实验室：怎么煮最美味，如何吃更健康 / (英)罗伯特·L.沃尔克著；刘晓懿译. -- 贵阳：贵州人民出版社, 2024.12

书名原文: What Einstein Told His Cook2:Further Adventures in Kitchen science

ISBN 978-7-221-17933-3

Ⅰ. ①厨… Ⅱ. ①罗… ②刘… Ⅲ. ①饮食营养学 Ⅳ. ①R151.4

中国国家版本馆CIP数据核字(2023)第187495号

CHUFANG SHIYANSHI: ZENME ZHU ZUI MEIWEI, RUHE CHI GENG JIANKANG

厨房实验室：怎么煮最美味，如何吃更健康

[英] 罗伯特·L.沃尔克（Robert L. Wolke）著
刘晓懿　译

出 版 人：朱文迅
选题策划：后浪出版公司
出版统筹：吴兴元
编辑统筹：王　頔
策划编辑：周湖越　王潇潇
特约编辑：余椹婷
责任编辑：刘　妮
装帧设计：墨白空间·黄怡祯
责任印制：常会杰
出版发行：贵州出版集团　贵州人民出版社
地　　址：贵阳市观山湖区会展东路SOHO办公区A座
印　　刷：嘉业印刷（天津）有限公司
经　　销：全国新华书店
版　　次：2024年12月第1版
印　　次：2024年12月第1次印刷
开　　本：889毫米 × 1194毫米　1/32
印　　张：14.25
字　　数：330千字
书　　号：ISBN 978-7-221-17933-3
定　　价：60.00元